托幼机构卫生保健工作指南

王洪建　编著

山东大学出版社

图书在版编目(CIP)数据

托幼机构卫生保健工作指南/王洪建编著. —济南：山东大学出版社，2018.12

ISBN 978-7-5607-6254-8

Ⅰ.①托… Ⅱ.①王… Ⅲ.①托儿所—卫生保健—指南 Ⅳ.①R175-62

中国版本图书馆 CIP 数据核字(2018)第 283882 号

责任编辑：毕文霞
封面设计：张 荔

出版发行：山东大学出版社
社 址 山东省济南市山大南路 20 号
邮 编 250100
电 话 市场部(0531)88363008
经 销：新华书店
印 刷：济南巨丰印刷有限公司
规 格：720 毫米×1000 毫米 1/16
25 印张 460 千字
版 次：2018 年 12 月第 1 版
印 次：2018 年 12 月第 1 次印刷
定 价：78.00 元

前　言

为贯彻落实《托儿所幼儿园卫生保健管理办法》，加强托儿所、幼儿园卫生保健工作，切实提高托幼机构卫生保健工作质量，笔者根据《托儿所幼儿园卫生保健工作规范》具体要求，通过大量的实践工作并结合本地区托幼机构评估情况撰写此书，以供各类托幼机构园长、托幼机构卫生保健分管园长作为本园卫生保健管理参考，也为托幼机构卫生保健员、保育员及炊事员从事本职工作提供一定的指导作用。

托幼机构卫生保健工作的主要任务是贯彻“预防为主，保教结合”的工作方针，为集体儿童创造良好的生活环境，预防控制传染病，降低常见病的发病率，培养健康的生活习惯，保障儿童的身心健康。本书围绕托幼机构卫生保健工作的主要任务对托幼机构卫生保健法律法规、制度建设、托幼机构的基本要求、卫生保健相关设施及要求、托幼机构卫生保健人员专业技能、保育工作相关规范、儿童营养和膳食等作了较为详尽的阐述，可作为托幼机构新进人员、保健员、保育员及炊事员的培训教材。

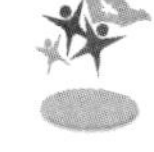

王洪建

2018 年 9 月 9 日

目　录

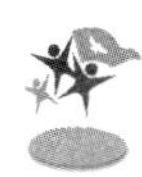

目 录

第一章　托幼机构卫生保健制度及相关管理要求

一、托幼机构卫生保健制度

托幼机构卫生保健制度分为一日生活制度、健康检查制度、膳食管理制度、卫生与消毒制度、传染病预防与管理制度、伤害预防制度、健康教育制度、体格锻炼制度、常见疾病预防与管理制度、保健资料管理制度和特殊体质幼儿管理制度。

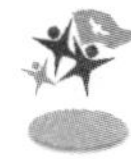

（一）一日生活制度

(1)合理安排幼儿一日生活，有利于幼儿神经系统的正常发育，保护幼儿消化系统的功能，培养幼儿良好的生活习惯。

(2)根据园所内幼儿年龄特点、季节变化情况，制订幼儿一日生活安排计划。

(3)每周应对各班执行的幼儿一日生活安排计划进行有目的的检查、考核，及时发现问题并予以纠正。在执行生活安排计划时，必须岗位职责分工明确，各尽其责。

(4)合理掌握幼儿一日生活安排原则。将幼儿一日生活的主要内容，如睡眠、进餐活动、游戏和作业等各个生活环节的时间、顺序、次数和间隔给予科学合理的安排，并结合季节变换特点，考虑家长的工作时间和需要。两餐间隔 3 小时，就餐时间 20～30 分钟。餐后散步 15～20 分钟。

(5)寓教于一日生活，注意动静结合、室内外活动结合。每日户外活动要充分利用阳光和空气，日托不少于 2 小时，全托不少于 3 小时，体育活动不少于 1 小时。

(6)由分管园长、保健人员、保教人员共同制订幼儿一日生活安排计划，严格遵照执行，不得随意变更，以免扰乱幼儿的生物钟。午睡时间安排 2 小时，夏季可增加半小时。

(7)取得家长的配合，保证幼儿的出勤率。一般情况下，不允许幼儿迟入园、早离园或带食物到园内来吃，以免扰乱班级的生活常规。

(8)安排幼儿上、下午饮水。

(9)幼儿一日生活安排(供参考)：

7:00～8:30	入园。
8:00～9:00	户外活动锻炼。
9:00～9:10	如厕、洗手。
9:10～9:30	上午点心。
9:30～10:30	上午课、兴趣活动、游戏。
10:30～11:00	餐前管理、洗手。
11:00～11:40	餐时管理。幼儿进餐时间 20～30 分钟。
11:40～12:00	餐后散步。散步 15～20 分钟。
12:00～12:20	如厕、睡前准备。
12:20～14:30	午睡。午睡时间 2 小时，托班延长半小时。
14:30～14:45	起床穿衣。
14:45～15:00	如厕、洗手。
15:00～15:30	下午点心。
15:30～16:30	下午课、兴趣活动、游戏。
16:30 以后	离园。

(二)健康检查制度

健康检查分为儿童入园健康检查、定期健康检查(“六一”体检)、晨检及全日健康观察和工作人员健康检查。

1. 儿童入园健康检查

(1)儿童在入园所前须到医疗机构进行体格检查，体检结果 3 个月内有效，体检率达 100%。

(2)体检内容：测量身高、体重，全身健康检查，视力、听力、血色素检查等。健康者方可入园。

(3)幼儿离开园所 3 个月以上，返回时须重新体检。体检中特别要注意传染病的询问和检查。如转园所，幼儿需开具转园所证明，证明由原所在园所开具。如无转园证明，可让家长提供保健手册，上面有入园健康检查记录也可以。

(4)患有传染病的儿童不得入园所，须治疗痊愈脱离传染期后方可入园所。

2. 定期健康体检(“六一”体检)

(1)1 岁以内儿童每季度体检一次,1～2 岁儿童每半年体检一次,3 岁以上儿童每年体检一次(“六一”体检),体检率须达 100%。

(2)托幼机构为儿童进行身高(身长)测量每年两次,体重测量每年两次。

(3)3 岁以上儿童视力检查每年一次。

(4)血色素检查每年一次。

(5)对检查出来的可矫治疾病,制订矫治计划,算出矫治率,直至痊愈。对患病儿童做好专案管理,做好登记、统计工作。

3. 晨检及全日健康观察

(1)保健人员应每日做好晨间检查工作,对中午回家吃饭但入园午睡的儿童还需做好午检工作。晨午间检查须做到一问、二看、三摸、四查、五登记。

(2)接受家长的喂药委托,收下药品,按药品名称、幼儿姓名、班级、服药剂量、服药时间等做好记录,并请家长签字或提供就医病历。

(3)做好全日观察工作。全日观察分为班级和保健室全日观察两种。幼儿经过晨检后由保健老师将要观察的幼儿名单填入班级全日观察表中,然后保健老师将全日观察表交给班上老师。

(4)保教人员根据表上的内容进行观察,对于特殊症状的幼儿根据症状观察,如对咳嗽的幼儿重点观察白天咳嗽情况,对哮喘的幼儿重点观察其气喘情况等,一般每日上午、午餐后、下午起床后各填写记录一次。在一日生活中,保教人员要仔细观察这部分幼儿精神状态、生活饮食、大小便情况。保健老师在中午必须去班上巡视,下午幼儿离园前,保健老师须再去班上巡视,并收回观察表。

(5)对于在保健室里接受观察的患儿,保健老师要注意观察幼儿一日的精神、食欲、睡眠、活动、大小便情况。遇有发热的幼儿,上午和下午均要测量体温并及时记录,医务人员要观察幼儿的呼吸,随时注意幼儿的心率及肺部情况。如幼儿出现精神差、体温高的情况,可给对症处理,并随时记录病情或及时联系家长予以就医。要安抚幼儿,减少幼儿的恐惧心理。要及时通知家长或送医院诊治。

4. 工作人员健康检查

(1)托幼机构工作人员须在上岗前到卫生行政部门指定的医疗机构进行健康检查,并取得合格健康证明方可上岗。

(2)食堂人员按《学校食堂与学生集体用餐卫生管理规定》执行,到指定地点体检。

(3)有精神病史者不得在托幼机构工作。患有传染病者须治疗痊愈脱离传染期后方可上岗。

(4)托幼机构工作人员除上岗体检外,每年还须进行健康检查。

(三)膳食管理制度

(1)托幼机构要为入园幼儿配备食堂,为幼儿提供在园期间的膳食。

(2)托幼机构食堂必须严格执行《中华人民共和国食品安全法》,食堂必须取得餐饮服务许可。

(3)炊事人员须有健康证明方可上岗,在上岗前必须经过儿童营养及烹饪知识的专业培训,取得培训合格证,并每年参加新知识培训注册。

(4)根据儿童的营养需要、年龄、季节、膳食费用以及带量食谱的要求选购食物。

(5)餐饮人员应做好食堂卫生工作,养成个人良好卫生习惯,各项操作符合要求。

(6)严格执行园内的生活制度,保证幼儿的餐饮供应。每餐间隔时间3～4小时。

(7)为幼儿提供安全的生活饮用水,保证幼儿每日上、下午各饮水100～150 mL。

(8)为幼儿提供符合国家膳食指南标准的食物,早餐热量达到30%,午餐热量达到40%,晚餐热量达到30%。

(四)卫生与消毒制度

(1)建立室内外环境清扫检查制度。

(2)清洁消毒工作包括:①日常清洁卫生;②预防性清洁消毒;③传染病发生后清洁消毒。

(3)做好托幼机构消毒工作:①空气消毒;②物体表面清洁消毒;③各类物品清洁消毒;④手清洁消毒,防止二次污染。

(4)培养良好的儿童卫生习惯及工作人员卫生习惯。

(5)发生传染病后要严格按照《中华人民共和国传染病防治法》的要求实施管理措施。

(6)做好每日的清洁卫生消毒工作,开窗通风,使空气流通。

(7)做好各类物品的清洗、消毒、保洁工作,为幼儿提供符合卫生要求的用品。

(8)消灭蚊、蝇、老鼠、蟑螂。

(五)传染病预防与管理制度

(1)做好托幼机构传染病防控工作,开展健康教育活动,重视室内外环境卫生打扫、物品清洁消毒。

(2)做好儿童的计划免疫接种工作。

(3)配合当地疾病预防控制机构做好传染病上报,并实施消毒工作。

(4)加强晨检及全日观察工作,如发现疑似症状儿童或工作人员,要设立临时隔离室,并做好患病儿童班级其他儿童的医学观察工作。

(5)医学观察期间,不开展大型集体活动,不办理入园或转园手续。

(6)隔离患传染病儿童或工作人员须达到国家规定的隔离期限,并有医疗机构证明方可入园。

(六)伤害预防制度

(1)安全组织机构:托幼机构应成立安全检查委员会(简称“安委会”),负责督促检查园所内的安全工作。安委会每月召开安全工作会议一次,针对存在的问题进行讨论整改。安委会的工作由园长或分管园长负责,每次会议均要有记录,并有专人督促整改的结果。加强对儿童和工作人员的安全教育。

(2)安全措施:为杜绝事故隐患,托幼机构必须做好防范措施,针对存在的问题加以重视,加强房屋设施、环境场地、家具、玩具、电器用品、药物以及餐饮、盥洗、睡眠等环节中的安全保护。确保房屋、家具无危险因素存在,除了安全牢固外,还应无毒、无放射源、不掉色、不开裂、不脱钩、无钩刺、不带钉,高度尺寸适宜儿童。如有安全隐患,应有防护措施,有专人定期检查。

(3)幼儿园突发事件的处理:集体机构中难免会发生突发事件,如幼儿走失、意外伤害、食物中毒等。当事件发生时,当事人或发现人应在第一时间通知园领导,由园领导向上一级主管部门汇报,同时通知家长,不漏报瞒报。发生事故后,首先保持镇定,安排主要人员参与突发事件的处理,保证其他班级和幼儿的正常生活秩序。

(4)保教人员工作时要坚守岗位、全神贯注,不聊天,不串班,不干私活。要态度和蔼、动作轻柔,严禁威胁恐吓、强行拉扯、体罚或变相体罚幼儿,不准用被子蒙盖啼哭幼儿的头部。不留长指甲,不戴戒指。

(5)各种物品应放在固定、安全的位置。一般内服药必须有明显标签,妥善保管热水瓶、开水壶,放在幼儿拿不到的地方。外用、消毒药品及可能伤害幼儿的物品进班后要放到安全的地方。

(6)严格执行交接班制度。交接班时要清点幼儿人数。

(7)骑自行车的工作人员进出大门时要下车推行,将车放在安全的指定位置,汽车一律不得入园。

（七）健康教育制度

（1）托幼机构要开展多种形式的健康教育工作，利用板报、网络、讲座、游戏、故事等向幼儿、教师和家长开展健康教育宣传。

（2）有针对幼儿的形式多样、有趣易懂的健康教育课程，从小培养幼儿良好的心理素质和健康意识。

（3）利用新知识、新理念向家长、教师宣传防病知识、幼儿心理卫生和行为规范知识。

（4）园内及班级内均要配备适合幼儿的健康教育教材，教材应有两种以上，有完整的健康教育资料如讲课稿、图书、音像制品、玩教具等。幼儿课程中可贯穿有关生活、卫生保健的游戏化课程。

（5）开展家园互动活动，建立家长联系制度。每学期对家长开展讲座 1 次，对保教人员开展讲座 2 次。

（6）学期结束有健康教育总结，并有记录。每学期均有健康教育计划。定期评估健康教育效果。

（八）体格锻炼制度

（1）根据园所内儿童年龄分布，结合季节变化，保健人员参与制订儿童体格锻炼计划，并按各年龄组儿童设计不同方式的锻炼内容。

（2）保健人员要根据儿童的生理特点，负责对体格锻炼的内容、运动量、用具、室内外环境条件提出相应的卫生要求。

（3）每班有专人负责督促、检查儿童体格锻炼的执行情况，并进行医学监护。仔细观察儿童对锻炼的反应，及时采取措施，预防运动创伤。

（4）体格锻炼应坚持不懈、持之以恒、循序渐进、由简到繁、由易到难，时间从短到长，逐渐提高锻炼强度，并根据儿童的个体差异情况给予区别对待和照顾。

（5）对不同年龄、性别和不同健康状况的儿童，注意个别对待，选择锻炼的方法应有所不同，活动中注意对患病儿童的特殊照顾（活动量、衣着、持续时间）。

（6）体格锻炼要有充足营养、良好护理、合理生活制度的保证。保证儿童有充足的休息及睡眠以消除疲劳。每日户外活动，日托不得少于 2 小时，全托不得少于 3 小时。

（7）儿童体格锻炼的效果评估：每学期根据体格锻炼计划评估儿童的体格发育情况，如身高、体重、血色素等。观察儿童体格锻炼后饮食、睡眠的改变状况。

（九）常见疾病预防与管理制度

（1）托幼机构应按管理要求，落实各项措施，积累正确资料，掌握每个患病儿童的情况，提高管理的工作质量。

(2)常见疾病包括：营养性缺铁性贫血、生长发育迟缓、轻度营养不良、反复感染(呼吸道和消化道感染)、哮喘、肾炎、糖尿病、先天性心脏病、肥胖病等。

(3)患病儿童的班级教室要空气流通，阳光充足，环境整洁，便于开展室内活动。患病儿童的活动应轻松愉快，避免剧烈活动。保证一定的户外活动时间，以增强患病儿童的抵抗力。

(4)保教、保健人员要全面关心患病儿童的生活、保健、护理、治疗和教养工作，按要求定期学习有关业务知识，做好患病儿童的全日观察工作。

(5)建立并认真做好患病儿童个案记录，每月至少记录一次，发现症状及时记录，每月统计分析一次，营养不良儿童和肥胖儿童每月测量身高、体重一次，对贫血儿童每月查血色素一次。

(6)定期开展儿童眼、耳、口腔保健及心理卫生保健工作。

(十)保健资料管理制度

(1)托幼机构的保健资料是反映卫生保健工作的重要指标，保健人员应对各种保健项目分类管理，做好详细记录。卫生保健资料包括常规记录和健康档案。

(2)常规记录包括：儿童出勤、儿童膳食、晨检及全日观察、卫生消毒、儿童常见疾病预防矫治、儿童传染病、儿童意外伤害、健康教育等。

(3)健康档案包括：儿童入园健康检查表、儿童定期体检手册、工作人员健康证明、疾病专案管理等。

(4)做好台账记录，每日、每周、每月记录，记录规范，不错记、漏记、随意涂改，字迹清晰。

(5)做好各种率的统计换算工作，及时上报上一级卫生管理部门，以获取有用的信息。

(6)除保健台账外，还可建立各种有关保健信息的记录，如消毒措施记录、药品出入记录、器械消毒记录、特殊幼儿情况记录(过敏史、惊厥史、癫痫史)等。

(7)使用计算机管理，会操作体格发育、营养计算等卫生保健软件。

(十一)特殊体质幼儿管理制度

所谓“特殊体质”，是指幼儿体质状况不同于其他人，有先天性心脏病、癫痫、哮喘、伤残、多动症及其他严重疾病。这些孩子在有诱因的情况下极易发病，发病具有不可预测性和突发性的特点。幼儿年龄小，不能像成人一样进行自我预防，一旦发病，也不能准确表达自己的感受和诉求，加之此类病症的特殊性，这些都给幼儿园卫生保健工作的管理带来诸多困难。为了做到科学管理，有效预防，积极应对，托幼机构应建立一系列特殊体质幼儿管理的长效机制，为孩子的健康保驾护航。

1.家园互动,把好入园知情关

(1)新生报到时,通过观察孩子,了解孩子是否能正常参与幼儿园的各项活动,并仔细询问孩子的身体状况,有无先天性心脏病、癫痫、哮喘、伤残、多动症及其他严重疾病等。

(2)新生报到时,向家长发放《幼儿入园登记表》,将特殊体质幼儿列入重要的内容进行调查,并强调对特殊体质幼儿的家长在幼儿入园时有告知幼儿园孩子真实情况的义务,如因隐瞒病情发生意外,家长负全部责任,家长需要确认签字。

(3)查验健康证。新生入园时,必须持健康证方能入园。保健医对幼儿的健康证进行仔细核对,详细了解每位幼儿的健康状况,重点是筛查特殊体质幼儿,并进行统计造册,为后期管理工作做好准备。

2.建立特殊体质幼儿健康管理档案

开学初,根据查验健康证情况,积极与家长取得联系,并进行沟通交流,对特殊体质幼儿的相关情况进行详细记录。健康档案内容涉及幼儿在家、在园期间的病发史,包括发病时间、发病诱因、发病周期、发病时的症状、预防措施、应对策略等。这些记录经家长签字确认后,成为幼儿园特殊体质幼儿健康管理档案的重要内容,使幼儿园特殊体质幼儿管理的科学预防和有效应对做到有据可依,有理可循。

3.建立特殊体质幼儿疾病预防及处理预案

(1)开学初,要求班级教师根据幼儿情况,在一周内把班内孩子的健康状况,尤其是特殊体质孩子的健康状况牢记于心,在平时的生活、学习中多关心、多留意这些孩子,对他们的健康状况做到心细如发。

(2)有针对性地根据幼儿特殊体质情况制订出翔实、科学、可行的预防及处理预案,并要求教师、保育员及保健医生对预案做到烂熟于心,以便在真正的危险来临时能够灵活、及时地进行处理。

4.认真做好晨午检

幼儿园建立教师与保健医两级晨午检制度。幼儿早晨入园时,班级教师认真进行晨检,记录幼儿身体情况,如有服药幼儿,需家长和教师双方签字,中午服药时需要两名教师签字。在午睡时,值班教师填写午睡点检表,并在起床后,进行第二次检查。保健医在幼儿起床后,巡视各班级,班级老师及时与保健医汇报交流检查情况。检查中,对特殊体质的孩子多加询问。如发现异常,及时采取措施,杜绝病情的进一步发展。

幼儿卫生保健工作是幼儿园工作中的重要内容,而特殊体质幼儿的保健管理工作更是重中之重。作为幼儿园,必须把特殊体质幼儿的管理放进幼儿安全工作重要日程，把此项工作做细、做实，且不可麻痹大意，更不可抱有任何侥幸心理，真正做到为特殊体质幼儿的健康和安全保驾护航。

二、托幼机构卫生保健相关管理要求

(一)安全卫生

(1)园内安全要有专人负责，加强保教人员的责任心。为防止幼儿丢失，防止生人接走幼儿，每日晨检结束即关闭大门，16:00后开大门。

(2)定期检查园内设施是否有油漆剥脱现象，桌椅是否带钉，是否有木刺、棱角、裂缝，是否绊脚，地面是否过滑，台阶是否过高，大型玩具连接处是否松动等。

(3)定期检查园内和班级内有无安全隐患，如开水瓶、过烫的饭菜、刀剪、图钉、锁扣、消毒液、电源插座、暖气、药品等。

(4)园内要成立安全委员会，每月召开安全卫生会议一次，定期向家长、保教人员和幼儿进行安全知识教育，取得家长配合。

(5)注意室内外环境卫生，每天小扫一次，每周大扫一次。每日入园、离园时，要进行卫生打扫，湿扫湿抹。消灭四害，保持园内无蚊蝇、蟑螂、老鼠，厕所无异味、无污水、无黄垢。

(6)不让幼儿搬运过大、过重的物品。不随便支派幼儿去操作有危险的物品。

(7)严格执行《中华人民共和国食品安全法》的规定，严防食物中毒。食堂、库房防止闲人进入，不带幼儿进食堂、锅炉房、开水间。

(8)园内要有安全通道。每日下班后，要有专人检查门窗、电源、火源、水源是否关闭。

(9)工作人员工作时间注意力集中，不干私活，不会亲访友，防止幼儿发生意外事故。建立健全门卫制度。

(10)工作人员的摩托车或非机动车在教学区域要推行，摆放在不显眼的安全地带。后勤运输食物、煤气瓶等有专用通道。

(二)家园联系

(1)园所、班级要与家长建立联系制度。每年接收新生前，必须进行家访，了解幼儿的生活习惯、爱好个性、家庭情况等，并认真做好家访记录。

(2)每学期召开家长会1～2次，有计划、有目的地向家长介绍幼儿在园情况，如生长发育、智力发育、动作语言的完善、生活护理、卫生保健防病等内容，并有笔记及会议记录。

(3)园内设立“家长信箱”“家长园地”专栏，向家长宣传科学育儿、防病、教养等方面的科普知识。每学期向家长讲授科学育儿知识一次。

(4)每日各班教师在迎送幼儿家长时，简单向家长了解及汇报幼儿在家及园内情况。

(5)对一些习惯尚未养成的幼儿，要经常不断地与家长联系，以便家长在家庭中配合训练。

(6)每学期至少向家长进行开放日活动一天，使家长全面了解幼儿在园的一日生活，增加透明度。

(7)建立患病幼儿的家庭联系册，对一些患病儿童、肥胖儿童、特殊行为障碍儿童要经常与家长联系，并取得家长的配合。

(8)聘请2～3名优秀家长担任幼儿园家长委员会的代表，定期与园所共同决策幼儿的有关问题。

(三)门卫管理

(1)根据园内规章制度，安排门卫人员或专业保安，门卫人员年龄不超过60岁。做好门卫工作，按时开关大门，做到人不离岗，有事离开时须有人代班。

(2)注意园内的动静，防止幼儿走失或外人进入。遇有家长或生人要入园，需问明情况，核实后方可进入。

(3)保证园内的安全，教工的摩托车或非机动车进出大门时，一律下车推行。汽车、推销人员一律不得进入园内。

(4)晨间接待时，配合班级教师做好晨检工作，做到不漏检幼儿，不丢失幼儿物品。遇雨雪、刮风天气，做好防护工作。

(5)夜间值班时，注意防火、防窃，检查门窗是否关好。如遇可疑情况，及时通知园长或公安机关。

(6)注意园门前的清洁卫生，每日清晨打扫大门内外的卫生并进行绿化养护，使幼儿入园时感受到环境的优美整洁。

(7)下午个别家长晚接幼儿时，班级将这些幼儿托付给门卫，要有值班老师陪护，必须加强责任心，照顾好晚离园幼儿的情绪，直至家长来接。

(8)门卫人员衣着整洁，上班不抽烟，态度和蔼，语言文明。传达室内要整洁，并有记事簿或留言板。

(四)保健室管理

(1)托幼机构要设置幼儿专用保健室。

(2)保健室要阳光充足，不阴暗潮湿，光线明亮，通风，室内有防暑及保暖设施，有流水洗手设施。

(3)保健室由保健老师负责管理，要建立相应的管理制度和一日工作常规。保健室在大门口设置晨间接待。

(4)严格按照卫生部门的要求配备专职保健老师。只有专业人员方可从事医疗工作。

(5)保健室按照卫生保健要求配备药柜、观察床、桌椅、视力灯、消毒灯、体重秤、身高测量器、消毒液等物品,由保健老师负责管理,有出入库登记记录。

(6)保健室内设隔离室时,须有标识。保健老师进隔离室时,须穿隔离衣,出来时脱下放在隔离室门口专用橱柜内。

(7)保健室内须有专用观察小床和被褥,平时不得随便挪用。每200名幼儿配一张观察床,并有小桌椅、玩具柜、痰盂等,有条件的配备专用厕所。

(8)非保健人员、健康幼儿和保教人员不得随便进入保健室。保健人员上班时不得在保健室内会客、干私活,中午休息时不得睡在幼儿观察床上。

(9)做好保健室的清洁卫生和消毒隔离工作。保管好保健室的物品、药品、台账,下班前检查门窗、水电是否关好。

(五)食堂管理

(1)托幼机构必须有儿童专用食堂,并按要求配备规定的炊事人员。

(2)食堂人员要遵守工作时间,不迟到,不早退,保证按时为幼儿供应开水、点心、饭菜。

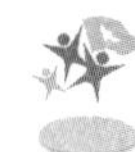

(3)食堂人员要分工明确,建立岗位责任制,如库房管理、采购、生食加工、烹饪操作、配餐间管理、消毒管理等,并建立食堂一日工作安排表。

(4)严格执行《中华人民共和国食品安全法》,做到腐烂变质食物不进门,防止食物中毒。掌握科学合理的加工和烹饪方法,食品的色、香、味、形符合幼儿特点、要求,做到食谱不单调、不重复。

(5)严格按保健老师制订的带量食谱采购食品,不随便改量或变更食物品种,如遇特殊原因,须征得保健老师同意后方可更换。严格按照伙食费的标准采购供应,计划开支,合理使用。

(6)管理好炊事人员个人卫生和食堂卫生。严格掌握配餐间的消毒隔离要求及消毒柜的使用方法。

(7)每日及时掌握就餐人数,按人数合理烹饪,师生伙食严格分开。炊事人员不得随便吃幼儿饭菜。

(8)炊事人员要经过保健营养岗位培训,取得上岗证后方可上岗。炊事人员每年需参加培训一次,掌握科学的烹饪理论知识,并运用到实际当中。

(9)注意食堂安全,离园前检查门窗、水电、煤气是否关好,防止失窃、失火、投毒等事故发生。非食堂人员不得随便进入食堂。

(10)每周召开一次食堂人员碰头会,讨论本周工作情况和下周工作计划。每月进行一次业务学习。

（六）新生入园

(1)根据托幼机构管理要求，一般每年 9 月为新生入园时间。在新生入园前要做好准备工作，即环境设施准备、卫生保健准备和教育课程准备等。

(2)招收符合规定年龄的幼儿，以利于按照不同年龄特点来保育护理。同班幼儿年龄不要相差太大，一般不超过一岁。在混龄班教育中，可以让大幼儿知道怎样呵护小幼儿，而小幼儿也可以学到大幼儿的一些行为习惯。

(3)充分了解幼儿家庭情况、生活习惯、饮食要求、个性行为、健康状况，并取得家长的配合。保健老师对有特殊行为或健康问题的幼儿要备案记录，如有容易过敏、容易高热惊厥、患糖尿病等的幼儿，要告知班上老师。

(4)对新生要进行入园前的体格检查，健康者方可入园。幼儿在托幼机构中过的是集体生活，容易感染疾病，对健康达不到要求的幼儿，要耐心地劝退。

(5)新生入园的第一天是关键的一天，由于离开了父母，进入一个陌生的环境，幼儿会情绪低落、哭闹，园内要给予特别的关照，必要时派专人护理。

(6)幼儿年龄越小，适应新环境的能力就越差，身体状况和食欲等都会受环境因素的影响。保健老师要加强对新生的巡视，给予特别护理。

(7)刚到新环境，幼儿在家中养成的一些不良习惯不要立刻纠正，要循序渐进地引导教育。老师态度要和蔼可亲，动作要轻柔。

(8)在最初几个月的下午，允许家长早点接新生，以缓解幼儿的情绪。

（七）财务管理

(1)财务人员每月须向领导汇报伙食费的收支情况。各项收支均要入园内财务账，并有规定的凭据。

(2)各项支出单据均要有经手人、验收人、负责人三人签字。每月发票当月结算，一切开支必须符合预算，不得有过多的结余或亏损。

(3)每月的保育费、管理费、伙食费均要有明细账，并定期向家长公布。特殊经费的使用要经园所主管领导批准。

(4)伙食费要专款专用，师生伙食严格分开，每月盈亏不超过 2%。伙食账要有单独的明细账，每月由出纳或会计填写伙食费收支情况表(月结算表)。伙委会每月召开会议一次，对伙食费收支情况予以公布。

(5)园内成立膳食管理小组，由园长、保健老师、会计、教师、炊事员代表组成。

(6)财会人员要以身作则，严格执行财会制度，不谋私情，对不符合财会制度的要求要予以劝阻或坚决抵制。不得故意截留幼儿的伙食费以留作他用或充抵其他开支。

三、各类人员一日工作安排(各幼儿园所可根据园所情况调整时间)

(一)保健人员

7:15～7:30	打扫保健室及周边环境卫生。
7:30～8:30	晨间检查。
9:00～9:30	填写晨间检查记录表及全日观察表;检查体格锻炼情况;去各班探望、询问晨检中不适或异常的幼儿,并将班级全日观察表送至各班。
9:30～10:30	检查炊事人员是否按量准备午餐,工作程序是否规范,食品是否新鲜;检查各班常规卫生消毒工作完成情况;检查各班开水准备情况;检查幼儿卫生习惯。
10:30～10:45	进厨房检查饭菜准备情况及分发情况。
10:45～11:45	巡视各班午餐情况,检查幼儿进食量及饮食卫生习惯。
12:00～12:30	去班上喂药。
12:30～14:00	保健人员就餐,巡视幼儿午睡情况。
14:30～15:30	检查各班空气消毒情况;检查幼儿起床后的情况。
15:30～16:30	做保健台账,进行业务学习;检查药品和器械情况。
16:30～17:30	检查班上洗手毛巾、杯子的清洗情况;检查各班寝室地面的清扫情况;检查保育老师一日工作操作程序的落实情况;检查园内的安全情况;收回班级全日观察表。

注:寄宿制幼儿园的保健老师要值班到21:00,早上7:00入园或参加值夜班。

(二)保育人员

1.日间工作安排

7:30～7:45	开窗通风,准备幼儿喝的开水,给茶杯消毒。
7:45～8:00	打扫室内外卫生,湿扫湿抹,准备盥洗室用品。
8:00～8:15	将消毒好的茶杯放入茶杯箱,检查保温桶水温是否适宜,准备户外活动。
8:15～9:00	老师带幼儿到户外活动和进行体格锻炼,帮助拿锻炼和活动用教具,帮助户外幼儿进班、喝水、如厕,帮助幼儿穿脱衣,检查户外有无不安全因素存在。
9:00～9:30	给幼儿开早点,负责餐桌消毒、早点发放,给幼儿倒牛奶或豆浆。
9:30～10:00	若当日上体育课、活动课、美工课,协助教师上课,其他

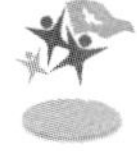

课(如语言、音乐、常识课等)可不参加;进行餐巾、擦手毛巾、早点后茶杯的清洗消毒及环境打扫等。

10:00～10:30 打扫并消毒盥洗室、厕所、寝室;准备常用物品,如便纸、肥皂等。

10:30～10:40 午餐前准备,配制消毒液,为餐车或餐前准备桌消毒。

10:40～10:50 去厨房拿消毒好的餐具,或取出班上消毒柜内消毒过的餐具。

10:50～11:50 送饭、菜、汤进班,幼儿开始洗手;清洁消毒桌子,摆放幼儿餐具,给幼儿打饭菜,准备擦嘴餐巾,给幼儿添饭菜,给托班幼儿喂饭。

11:50～12:20 餐后教室的整理打扫。

12:20～12:30 协助教师安排幼儿午睡。

12:30～14:00 保育人员就餐、休息或值班。

14:00～14:30 餐后清洗消毒,准备下午的开水,给活动室空气消毒。

14:30～15:00 协助教师帮幼儿起床,并进行床铺整理。

15:00～15:30 准备下午的点心,给幼儿分发点心和倒开水。

15:30～16:30 进行常规清洁卫生保育工作。

16:30～17:30 做好幼儿离园前准备工作,如检查幼儿衣物等。湿拖走廊、楼道地面,关好窗、电器,倾倒垃圾,清洗茶杯,清洁保温桶,准备第二天早上的消毒。

2.寄宿制幼儿园晚间及早晨工作安排

17:30～18:30 负责幼儿晚餐。

18:30～18:50 进行晚餐后的清洁工作;协助教师带幼儿散步。

18:50～19:00 整理幼儿卧室,铺床、拉窗帘、开空调等,并清洁厕所。

19:00～19:30 照顾幼儿晚间活动,给幼儿提供水果,照顾幼儿睡觉前的盥洗。

20:00～20:30 照顾幼儿上床,进行盥洗后的整理、清洗工作。

次日 7:00～7:30 照顾幼儿起床、刷牙、盥洗。

7:30～8:00 负责幼儿早餐。

8:00～8:30 进行早餐后的清洁整理。

(三)炊事人员

7:00～7:30 采购,烧开水,清洁卫生。

7:30～8:00 食品验收入库,再按清单签字领出。

8:00～8:30 餐具的清洗消毒(饭桶、菜盆、大勺等),生菜的加工。

8:30～9:00	早点的准备，早点的发放，午餐淘米蒸煮、生菜加工，给配餐间消毒。
9:00～10:30	午餐生菜加工烹饪，碗筷消毒；饭菜烹饪后送配餐间分配，碗筷消毒后入配餐间。
10:30～10:45	碗筷分发进班，准备教师饭菜。
10:45～11:00	饭、菜、汤送班或分发。
11:00～11:30	清理锅灶，去各班巡视幼儿进餐情况。
11:30～11:45	给老师打饭菜，炊事人员吃饭。
11:45～12:00	去各班收拾餐具。
12:00～12:30	清洗消毒餐具。
12:30～13:00	准备幼儿下午的点心和开水。
14:30～15:00	发放幼儿下午的点心，准备第二天的食谱。
15:00～15:30	记录当天食堂的用量，收拾餐具。
15:30～16:30	卫生清扫，维修，采购燃料、食品等。

注：寄宿制幼儿园的炊事人员早上6:00上班烹饪早餐，7:15开早餐，8:00结束早餐工作；15:00烹饪晚餐，17:30开晚餐，18:30结束晚餐工作。

四、学年重点保健计划、实施记录及评估(表格式，供参考)

学年重点保健计划、实施记录及评估详细内容如表1-1、表1-2所示。

表1-1　　××年卫生保健重点工作计划及实施评估记录

(××年度上学期)

月份	保健计划	实施记录	评估
9月份	(1)新学期，我园拟聘请妇幼保健院儿童保健科×××主任为我们的保健主任，便于指导工作 (2)做好新生入园体检工作和预防接种查漏补种工作 (3)重点做好特殊幼儿筛查工作 (4)组织保育员、炊事员培训 (5)重点做好秋季常见传染病的预防工作 (6)做好季度查体相关工作，并且进行跟踪随访矫治工作，做好新上岗人员的查体工作 (7)制订并完善各类保健计划和实施记录	(1)×××主任来园为特殊体质幼儿管理工作做指导 (2)做好新生入园档案录入，幼儿查体率达到100%。协助预防保健所做好疫苗漏种统计上报工作，及时通知家长补种，及时做好幼儿季度查体工作 (3)对新入园幼儿进行筛查，对特殊体质幼儿进行约谈，建立档案，规范管理 (4)对保育员和炊事员进行新学期岗前培训 (5)制定完善好秋季流行病的各项制度与预案，宣传栏展示“如何应对幼儿园开学季”“秋季幼儿保健知识” (6)加强家园联系，加强对疾病、缺点幼儿的管理。发现有疾病的幼儿逐个与家长联系，针对病因共同探讨提出建议以达到尽快矫正目的 (7)制订新学期卫生保健计划	完成

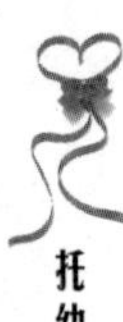

续表

月份	保健计划	实施记录	评估
10月份	(1)规范各项卫生保健档案 (2)修订新管理手册，出台炊事员、保育员工作手册 (3)规范卫生保健各项记录 (4)规范小班幼儿习惯培养 (5)进行卫生保健课题研究，外聘专家培训，提高工作人员急救知识水平 (6)做好秋季传染病防控工作	(1)集团统一规范卫生保健档案格式，建立健全保健档案 (2)重新修订《保育员及炊事员工作须知》，对保育员、炊事员进行培训，提高整体素质，严格各项管理工作 (3)×××主任来园为肥胖儿管理工作做业务指导 (4)重新理顺各种保健记录格式，四园联动检查并总结反馈，对发现的问题及时纠正 (5)加强幼儿良好生活卫生习惯的培养，重视小班习惯养成教育 (6)班级跟踪记录特殊体质幼儿情况，保健医进班指导按时汇总。保健课题出成果集——《特殊体质幼儿跟踪记录》 (7)10月19日、20日聘请市红十字会、急救中心专家为全园教职工进行急救知识培训 (8)做好各类秋季传染病预防工作及卫生消毒、缺课登记工作	完成
11月份	(1)做好冬季呼吸道传染病的预防宣传工作 (2)制定经典食谱，做好营养分析，提升伙食质量，规范伙房管理，杜绝浪费 (3)指导监督幼儿卫生习惯的培养 (4)加强户外活动，增强体质 (5)协助上级主管部门做好疫苗查漏补种工作 (6)创新提升膳食管理	(1)宣传栏展示“如何让上幼儿园的孩子少感冒”，并深入班级督促幼儿户外活动，增强免疫力。严格室内空气消毒监督，利用熏醋、艾灸、500 mg/L 的“84”消毒液、紫外线消毒车每周进行一次空气消毒 (2)采购福生食品公司的冷鲜肉等，不断提高食材质量，收集“金点子”，更新面点食谱和汤菜花样，做好市场调研 (3)到班级进行幼儿卫生习惯的跟踪、评比工作，重点是小班 (4)督促户外活动和餐后散步，增强幼儿体质 (5)协助阜安社区服务中心做好麻疹疫苗的查漏补种工作 (6)开展“四园联动饭菜品尝”“花样面点展示”活动，品尝、展示菜品，提升膳食水平	完成
12月份	(1)进行季度查体工作，并及时做好评价随访工作 (2)监督指导做好班级各项消毒工作 (3)规范保育员的管理 (4)加强幼儿抗寒训练，增强幼儿体质 (5)做好冬季幼儿保健工作 (6)开展课题结题活动 (7)提高伙食质量 (8)迎接市教育体育局年底评估检查	(1)幼儿第四季度查体，加强对疾病、缺点幼儿的管理 (2)四园联动进行班级卫生消毒及疾病防控检查 (3)开保育员例会，进行冬季防控传染病相关培训和冬季一日工作流程培训 (4)督促各班根据天气情况开展各种户外活动游戏，增强幼儿抗寒抗病能力 (5)宣传栏展示“冬季传染病及相关预防知识” (6)汇总班级特殊体质幼儿跟踪记录表，整理课题材料 (7)伙房进行花样面点比赛和四园联动饭菜品尝活动 (8)对照青岛示范标准整理档案，充分做好年底评估的迎审工作	完成

续表

月份	保健计划	实施记录	评估
1月份	(1)做好去年的资料整理工作 (2)做好保育员、炊事员培训工作 (3)严格把好晨检关,做好卫生消毒和疾病防控工作 (4)做好学期末总结工作 (5)继续做好冬季呼吸道传染病的预防宣传工作 (6)继续开展课题活动 (7)集团卫生保健档案评比	(1)把去年所有的卫生保健资料整理归档 (2)对保育员、炊事员进行卫生保健专题培训 (3)四园联动卫生、消毒、疾病防控检查 (4)学期工作总结突出重点、亮点及不足之处,并列出改进措施 (5)宣传栏展示"冬季幼儿养生小常识""春节期间安全知识" (6)继续做好特殊体质幼儿跟踪管理档案。×××主任进园做业务指导 (7)分别对3个分园的卫生保健档案进行检查评分,发现问题后及时提出整改措施	完成

表 1-2　　××年卫生保健重点工作计划及实施评估记录

(××年度下学期)

月份	保健计划	实施记录	评估
2～3月份	(1)制订出各项卫生保健工作计划 (2)做好春季传染病的预防宣教工作 (3)认真做好"减盐防控高血压百日行动"活动 (4)做好伙房控油控盐工作 (5)进行季度查体工作并评价公示 (6)加强对班级卫生保健方面的督导和进班指导工作,注重幼儿习惯培养,严格执行消毒通风制度 (7)开展食品安全自查工作 (8)加强伙房管理工作 (9)做好卫生保健课题研究工作。将课题研究和日常工作相结合。细致规范做好特殊体质幼儿的管理工作 (10)建立健全档案	(1)宣传栏展示"幼儿春季保健知识",致家长一封信《春季温馨提示》 (2)利用班级QQ群、飞信、微信群、健康教育课做好春季传染病防控工作 (3)利用教师和保育员例会时间,对教师和保育员进行"减盐控压"知识培训,使保育教师熟悉控盐控压知识,做好自我保健和幼儿家长的宣教工作 (4)对伙房工作人员进行控盐控油知识培训,严格规范日常操作,为幼儿和教工提供健康膳食 (5)3月14日开始为全园幼儿健康查体,3月28日公示查体评价结果 (6)加大对幼儿生活卫生习惯的抽查力度 (7)配合食品药品监督管理局及执法大队做好食品安全检查工作,汇总反馈检查情况,对所有食品配送单位进行严格把关,完善食品安全档案 (8)对伙房工作进行认真自查,对发现的漏洞及时整改,加大对伙房饮食安全和卫生消毒的指导、检查、监督工作,严格规范日常操作,每天都有迎检意识 (9)继续做好特殊体质幼儿跟踪管理工作 (10)建立健全减盐防控高血压档案和食品安全档案,规整档案材料	完成

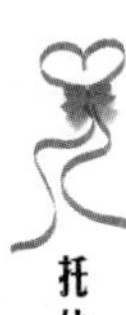

续表

月份	保健计划	实施记录	评估
4 月份	(1)做好春季传染病(如水痘、手足口病、流行性腮腺炎、流行性感冒)的预防宣传工作,加强晨午检工作 (2)继续加强对特殊体质幼儿的管理工作 (3)严格开窗通风制度和消毒隔离制度 (4)做好食品安全及其他宣传工作 (5)重点提高伙食质量,倡导控油控盐绿色饮食 (6)继续做好卫生保健课题研究工作 (7)家园配合,预防传染病 (8)做好炊事员规范操作培训 (9)做好新上岗保健员见习工作	(1)宣传栏展示"预防春季传染病",通过向家长发放宣传材料,国旗下讲话等形式向家长宣传防控知识,严格做好晨午检工作 (2)加强对特殊体质幼儿的监管工作,加强一日四检,严格带药服药制度,对疾病幼儿做好日常护理工作,并做好记录 (3)督促班级严格执行开窗通风制度,各类物品按时按规范严格消毒,不流于形式,并做好记录 (4)对集团教师和保育员进行春季防控传染病知识培训,对保育员进行《保育工作须知》相关培训 (5)重点学习上级下发的食品安全文件,严防食物中毒的发生,严格索证,严格把控进货渠道。把权力交给伙房工作人员,在规范操作的基础上,征集"金点子",倡导每个伙房工作人员创新面点食谱花样,控油控盐,精致餐点,更进一步提高伙食质量 (6)组织保育员考试 (7)制订防控传染病应急预案,及时跟家长交流,家园携手预防传染病的发生和流行 (8)对全体炊事员进行规范操作的培训 (9)4 月 3 日组织了新上岗保健员见习培训工作	完成
5 月份	(1)继续做好春季传染病防治及宣教工作 (2)做好膳食营养调查工作 (3)做好市场调研,规范配送管理工作 (4)重点检查幼儿的一日常规等生活卫生习惯 (5)健全被褥管理登记工作 (6)继续做好课题研究工作 (7)进一步规范做好食品安全工作	(1)对家长宣教春季传染病的预防知识,不带幼儿去人员密集的公共场所,注意养成良好的生活卫生习惯。重点做好手足口病的防控工作,严格班级消毒和因病追踪工作,杜绝传染病入园 (2)进行幼儿膳食调查,并进行科学合理的分析评价 (3)每周做好市场调研,对配送价格、质量进行比对,严格把关配送质量,厉行节约 (4)根据科学饮水的要求,督促幼儿足量合理饮水,检查每班的饮水量,检查幼儿洗手,杜绝传染病入园 (5)监督各班被褥晒洗执行情况,并抽查记录 (6)对保育员进行《保育员一日工作流程》培训,观看专题片 (7)进一步强化食品安全意识,进行食品安全知识培训,对每月食品药品监督管理局不定时抽查情况进行汇总,及时反馈抽查情况,发现问题及时整改	完成

续表

月份	保健计划	实施记录	评估
6月份	(1)重点做好手足口病和疱疹性咽峡炎的宣传和预防工作 (2)协助阜安社区卫生服务中心组织一年一度的幼儿查体工作,以及登记评估、统计、公示等各方面的工作 (3)做好各种台账的统计登记工作 (4)提升保育员、炊事员自身素质和职业素养 (5)课题研究活动 (6)强化一日四检工作,预防传染病 (7)做好食品安全宣传月活动,严把食品安全质量关	(1)宣传栏展示"手足口病防控知识",严格把控晨检、消毒工作,严防传染病的发生和流行 (2)根据查体文件,积极配合阜安社区卫生服务中心,组织全园幼儿进行健康查体,将查体结果向家长公示。查体中有疾病或缺点的幼儿,积极家园互动共同进行矫治 (3)认真做好每日台账的登记工作 (4)倡导保育员、炊事员阅读一本好书,结合所读谈心得,更进一步提升自身素质和职业素养。保育员学习"脸部及鼻出血处置" (5)举行保育员活动大赛和读书分享活动 (6)强化一日四检,对特殊体质幼儿进行细致观察和护理,并及时反馈,认真做好记录 (7)通过发放宣传单、张贴宣传画宣传绿色饮食,拒绝垃圾食品,班级上一节专题课。严格把控进货渠道,严格索证制度,坚决杜绝食物中毒的发生	完成
7月份	(1)重点加强食源性胃肠道传染病的防治工作 (2)重点培训保教人员中暑、溺水的紧急救护知识 (3)做好夏季卫生保健的宣传和预防工作,吃水果要洗净,吃新鲜的不变质的食物 (4)做好档案整理工作 (5)组织新上岗保健员培训工作。组织卫生保健骨干人员参加培训 (6)围绕课题组织活动	(1)宣传栏展示"夏季幼儿保健知识"等 (2)各班组织幼儿学习相关卫生知识,并做好防暑降温工作;结合课题做好保育员《中暑的急救》培训工作 (3)宣传栏展示"如何预防幼儿近视眼" (4)做好学期总结工作,整理资料,做好卫生保健工作总结 (5)按时组织新上岗保健员参加青岛市托幼园所保健员培训班学习,7月4日组织人员参加青岛市卫生保健骨干人员培训班学习 (6)指导、检查、监督伙房饮食卫生消毒工作,做好入口食品的清洗消毒,严防食物中毒 (7)组织保育员开展读书分享活动,结合工作实际,交流读书心得,不断提升自身素养和职业幸福指数,组织保育员考试	完成
8月份	(1)做好学期工作总结 (2)加强安全教育,包括教师和幼儿;继续加强传染病的宣传预防工作,提防秋季手足口病的再次流行 (3)组织保健培训工作 (4)严格开展膳食管理工作 (5)协助市妇幼保健院组织好一年一度的教职工查体工作	(1)整理档案,做好各种资料归档存档工作 (2)宣传栏展示"夏季幼儿保健知识"和"立秋后幼儿保健知识"。继续做好晨检工作,严防传染病的流行 (3)组织炊事员参加青岛市托幼园所炊事员培训班学习 (4)严格执行《中华人民共和国食品安全法》,督促伙房规范日常操作,强化安全意识,把食品安全作为重中之重来抓 (5)8月3日、4日组织工作人员查体	完成

第二章　人员配置和卫生保健职责

一、保健、保育、炊事人员配置

（一）保健人员

（1）专业医学院校毕业，有执业医师、护士资格，年龄不超过 55 岁。上岗前必须经过保健专业培训，取得合格证方可上岗。专业人员上岗培训不少于两周，每 1～2 年进行新知识培训。

（2）非专业人员做保健员，培训不少于 1 个月。保健员须有高中以上文化水平。每 1～2 年进行新知识培训。

（3）日托 150 名儿童以上园所必须设专职保健人员，全托 50 名儿童以上园所设专职保健人员。

（二）保育人员

（1）具有幼师学历或高中以上学历。农村幼儿园保育员须有初中以上学历，年龄不超过 45 岁。保育人员上岗前必须经过保育护理知识的专业培训，并取得合格证书。每年进行新知识培训或复训。

（2）保教人员配置。

托儿所：一教二保。

幼儿园：小、中、大班二教一保。

（三）炊事人员

（1）具有营养烹饪学校学历或初中以上毕业经过专业培训，年龄不超过 60 岁。上岗前必须经过儿童营养烹饪专业和保健培训，并取得合格证。每年进行复训。

(2)人员配置。

托儿所:每 80 名幼儿配备炊事员 1 名。

幼儿园:每 80～100 名幼儿配备炊事员 1 名。

寄宿制幼儿园:每 50～60 名幼儿配备炊事员 1 名。

二、各类人员卫生保健工作职责

(一)园长工作职责

(1)认真执行《托儿所、幼儿园卫生保健制度》,负责管理园所内的卫生保健工作。

(2)负责制订园所全年的卫生保健工作计划和总结园所全年的卫生保健工作。主持召开园所的各种卫生保健会议,检查各班级的保健、保育工作落实情况,协调园所内外关系。

(3)参与制定人员编制,明确岗位分工及人事的聘任、调离、晋升考核制度,合理安排保健、保育、炊事人员的工作。

(4)组织园所保教人员参加保健知识业务学习,提高保教人员的保健知识水平。负责抓好园所内的卫生保健、保育、早教工作。定期参加卫生保健知识培训,提高自身的管理水平。

(5)保证伙食费的专款专用,指定专人负责采购物品的验收。把好食品采购、验收、报销关。掌握幼儿每日需要营养的平均供给量标准,以及每月伙食费的盈亏情况。

(6)重点做好园所内的疾病预防、膳食管理工作,做好清洁、消毒、隔离工作的管理。

(7)协调好园所与社会各方面的关系,争取社会和家长的配合。向家长宣传科学育儿知识和保健知识,使园所内教育、社会教育和家庭教育有机结合起来。

(8)检查卫生保健制度及园所内的安全保卫工作的落实情况,杜绝意外事故的发生。负责管理后勤人员的工作和学习,监督硬件设施的改造、维修。负责每周一次的卫生检查等工作。

(二)医务人员工作职责

(1)在园长领导下,按保健业务部门要求,做好全园的医疗卫生保健工作,制订全年卫生保健计划和总结全年卫生保健工作。

(2)管理好医务室药品及医疗器械,有出入库登记、使用记录及消毒保质期记录。

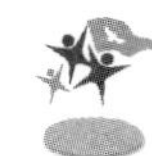

(3)做好幼儿及教师的健康检查,认真做好晨检及全日观察,做好患病儿童的管理工作,负责幼儿的计划免疫查漏补种工作。

(4)负责幼儿园的营养膳食管理,制订带量食谱,进行营养计算。指导炊事人员做好饮食卫生。

(5)负责指导园内的卫生消毒工作,杜绝传染病的发生。发生传染病后能配合防疫部门做好消毒隔离。

(6)负责幼儿伤病的诊治、常见症状的处理,对患病儿童进行留园观察,并及时通知家长。有执业医师资格的医务人员可进行医疗处理。

(7)做好园内的健康教育工作,定期给保教人员、炊事人员、家长讲课宣传科学育儿知识。负责保教人员的卫生保健知识考核。

(8)督促检查园内的安全卫生。

(9)负责幼儿的体格发育测量、监测和视力检查,并进行评价。进行体弱儿的疾病随访矫治工作。

(10)负责保健台账的填写管理及信息反馈、统计分析。

(三)保健员工作职责

(1)在园所长领导下,按保健业务部门要求,制订园所卫生保健工作计划和总结卫生保健工作。监督检查各项计划的落实情况。

(2)严格执行儿童入园及定期健康检查工作,认真做好晨检,深入各班巡视,发现问题及时处理。加强对患病儿童的管理及患病儿童的全日观察工作。

(3)管理好儿童膳食,协同医务人员每周制订带量食谱,均衡营养,保证按量供给。每月做一次营养计算并分析,指导炊事人员做好饮食卫生及餐具消毒工作。

(4)协助医务人员做好儿童的体格发育测量、视力检查工作,并进行评价。进行体弱儿的疾病随访矫治工作。

(5)指导班级开展卫生消毒工作,并做好监督管理。做好传染病管理工作,发现传染病要早隔离、早报告、早治疗。加强保健室患儿的护理。做好传染病发生班级的消毒、隔离、检疫工作。协助防疫部门完成各项计划免疫工作。

(6)负责组织每年工作人员体检及新上岗人员体检,合格后方可就职。发现患某些病而不宜留园工作的人员应及时通知园长。

(7)负责检查园所内环境卫生及安全,发现事故隐患及时采取措施,避免事故发生。

(8)填写各项保健记录表格,积累资料,做好各种统计分析。

(9)宣传卫生知识,组织保教人员学习卫生保健知识,指导保教人员做好体格锻炼工作。定期向家长宣传卫生防病知识。

(四)保育员工作职责

(1)在园长的领导下和保健老师的指导下,做好本班保育工作。严格遵守园内的生活作息制度。

(2)认真做好本班房舍、设施、环境的清洁卫生工作。早上在幼儿入园前做好一切清洁工作,保持环境整洁。

(3)管理幼儿生活、饮食、大小便、睡觉、穿衣、户外活动等。对患病儿童做好特殊护理和全日观察。

(4)在保健老师的指导下,严格执行园所制定的各项安全制度,杜绝或及时排除各种事故隐患。掌握事故应急处理的方法。

(5)严格执行卫生保健制度中规定的消毒要求,掌握消毒液的配比方法和浓度,熟知园所内常用物品的清洗、消毒时间和方法,并防止消毒后的再污染。

(6)妥善保管好本班使用的各种物品,负责班级幼儿的餐饮工作。

(7)对幼儿态度和蔼,动作轻柔。注意个人卫生,仪容仪表整洁,不随便使用幼儿物品。

(8)努力钻研业务,总结经验,不断提高保育工作质量。学习儿童心理学,以培养儿童良好习惯。

(五)炊事员工作职责

(1)按照幼儿生活制度的要求,负责幼儿餐饮、点心的供给。

(2)认真按照带量食谱选择食品的种类和数量,不得随意更改。准确掌握儿童出勤人数,做到每天按量供给食品,有食品出入账目。杜绝腐烂变质食品入园。由专人负责验收食品,并建立验收账目,认真填写每日食品用量记录。

(3)讲究烹饪技术,保持食物的营养。菜要先洗后切,急火快炒。食品的色、香、味、形要适合幼儿需要。

(4)做好食堂、用具、餐具的清洁消毒工作,做到无灰尘、无油腻。

(5)注意安全,防止食物中毒。不给幼儿吃隔夜剩饭、剩菜,不提供凉拌菜。外购点心、熟菜要加工消毒后方可供食用。避免饭菜过烫,冬季要注意饭菜保暖。

(6)精打细算,做好伙食费的核算,保证收支平衡,避免浪费。每月派代表参与园所内伙委会的讨论,定期研究幼儿膳食情况,提高幼儿膳食质量。

(7)注意个人卫生,操作时穿工作服、戴帽子,如厕时脱工作服,操作食品前洗手,尝菜时应备有尝菜勺,取熟食有专用食品夹子或筷子。

(8)做好食堂、库房各种用品及食品的保管工作。库房由专人负责,储存食品要有标签，建立出入库账目。库房保持整洁，防止物品霉变、过期、丢失或鼠咬。

(9)幼儿进餐时，可去班上观察幼儿的进食状况，以便合理改进。

(六)保教人员职业道德

(1)忠诚于党的幼教事业，热爱本职工作，热爱幼儿，对孩子做到关心、耐心，不歧视，不偏爱，不体罚，不变相体罚。

(2)服从组织分配，工作踏实，认真负责，吃苦耐劳。对幼儿高度负责，完成任务一丝不苟，不敷衍了事，不弄虚作假，不出责任事故。

(3)工作时不随便与老师聊天，不议论幼儿或家长，不随便使用幼儿的物品，不接受、索取家长的礼品，不变相利用幼儿过生日、节假日索取礼物和食物。

(4)努力学习，按幼儿生理、心理特点开展符合幼儿年龄的教养教学活动。对幼儿教养不强求一致，不生搬硬套，不成人化、小学化。

(5)为人师表，以身作则，举止文雅，动作轻柔，语言文明规范，事事作幼儿表率。说话不粗鲁，不大声喧哗，不呵斥幼儿。

(6)保持教室清洁整洁，不乱放成人物品。工作时不吃零食，不修指甲，不梳头化妆，不随意亲吻幼儿，不吃幼儿的点心饭菜，不用幼儿的东西。

(7)作风正派，遵纪守法，有组织，有纪律，遵守社会公德。衣着大方，不穿奇装异服，如超短的裙子、低胸的衣服等，不梳染怪发型，不佩戴某些饰品，如耳环和容易损伤幼儿皮肤的戒指等，不留长指甲，不涂指甲油，上班时不穿高跟鞋。

(8)同事之间团结友爱，相互协作，不在背后议论别人。尊重上级领导，不与家长发生争吵，不以自己班级为中心。

第三章　保健人员专业技能

托幼机构的卫生保健专业技能工作是儿童保健的一个重要内容。做好专业技能工作，直接关系到幼儿的身心健康，其中护理工作是每个保健人员必须掌握的一门技能。通过护理观察，可以了解机体各器官的机能活动情况，了解某种疾病的变化，对观察病情、协助诊断、促进康复等方面都有着重要的意义。

一、晨间检查

晨检工作是托幼机构预防疾病的重要手段，无论是医务人员还是保健人员均须熟练掌握晨检的技能。

(一)晨检要求

(1)医务、保健人员要比幼儿早入园，做好晨检的准备工作。晨检器具盘内放体温计、75%酒精、听诊器、压舌板、酒精棉球、草稿本、笔等。

(2)保健人员要衣着大方整洁，态度和蔼、笑容可掬地迎接幼儿入园。

(3)有专用的晨检室或利用门厅、有顶的走廊、传达室等做晨检地，晨检室(地)一般靠近大门口。

(4)遇有保健人员请假、出差，应由接替老师负责晨检。

(二)晨检方法

一问：仔细询问家长前一晚幼儿在家的情况，有无不舒服、患病等异常情况，如有则记录在晨检草稿。

二看：仔细观察幼儿的精神、面色、皮肤、嘴唇，有无精神状态不好、面色苍白或发黄、眼巩膜发黄、嘴唇颜色异常、扁桃体肿大(有呼吸道症状时再查)、身上出疹等现象。疱疹性咽峡炎及手足口病流行期间密切查看皮疹及口咽部。

三摸：摸摸幼儿有无发热、淋巴结肿大现象。

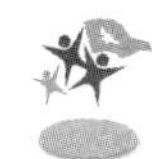

四查:检查幼儿手指甲和双手是否干净卫生,检查幼儿是否带危险物品入园,检查幼儿是否衣着整洁。

五登记:对带药入园的幼儿,请家长做好登记。幼儿在晨检中的异常情况由保健人员负责登记。

(三)晨检问题处理

(1)遇有情况异常、发热的幼儿,安抚其坐在门口的小椅子上,测量其体温。

(2)遇有在入园路上受外伤的幼儿,给其进行简单处理。

(3)对带药入园的幼儿,向其家长索要病历或请家长签字,收下药后仔细检查药名、标签是否清楚,药物是否受潮变质或过期,如有,则退给家长。

(4)对不该带入园的物品交由家长带回,如有幼儿带贵重物品,一定在两人见证下退给家长,或由家长签字表示收到。

(5)对需要接受班级全日观察和保健室全日观察的幼儿给予安置。

(四)晨检登记

晨检结束后,把晨检中记录在草稿本上的内容填入晨检记录表中,然后根据晨检中查出的需观察幼儿名单,填入班级全日观察表中,并将班级全日观察表送至需观察幼儿的班级。

二、全日观察

全日观察分为班级全日观察和保健室全日观察两种。

(一)班级全日观察

1. 观察对象

(1)在园所服药的幼儿。

(2)近期正患感冒或咳嗽的幼儿。

(3)夜晚在家发热,入园时不发热的幼儿。

(4)夜晚在家发过哮喘,入园时症状已缓解的幼儿。

(5)夜晚在家腹泻的幼儿。

(6)早上入园时精神、情绪不好的幼儿。

(7)患病儿童,如有严重贫血、营养不良、厌食等。

(8)有外伤,但情况不严重的幼儿。

(9)外伤快恢复的幼儿。

(10)前一两天刚接种疫苗的幼儿。

(11)特殊体质幼儿。

2. 观察方法

(1)经过晨检后,由保健老师将要观察的幼儿名单填入班级全日观察表中,并将班级全日观察表送交给需观察的幼儿所在班级,一般由班上老师做全日观察及记录。

(2)班上老师根据观察表上的内容进行观察,对于有特殊症状的幼儿要根据症状观察。如对咳嗽的幼儿,重点观察其白天咳嗽的情况;对哮喘的幼儿,重点观察其气喘情况等。一般每日上午、午餐后、午睡起床后各填写记录一次。在全日生活中,保教人员要仔细观察这部分幼儿,特别在晨间活动、生活饮食、大小便上给予照顾观察,发现异常立即通知保健老师。

(3)保健老师在中午必须巡视有需全日观察幼儿的班级,了解需全日观察幼儿的半日情况。下午幼儿离园前,保健老师要再去班上巡视,并收回班级全日观察表。

(二)保健室全日观察

1. 观察对象

(1)骨折后未拆石膏绷带的幼儿。

(2)体温在 37.5 ℃以上的幼儿。

(3)缝针后尚未拆线的幼儿。

(4)不明原因的腹痛或肠痉挛剧痛症状未缓解的幼儿。

(5)持续哮喘,早上入园所时,喉中仍有哮鸣音喘息的幼儿。

(6)连续剧烈咳嗽的幼儿。

(7)鼻出血量较多,尚未止住或止住后情绪不好的幼儿。

(8)烫伤以后起水疱且水疱未破的幼儿。

(9)头部有外伤、血肿,仍需观察的幼儿。

(10)吞咽了异物或头痛的幼儿。

(11)有严重外伤,如大面积血肿、大面积擦伤的幼儿。

(12)患腹泻或一般性肠炎的幼儿。

(13)频繁呕吐或呕吐后情绪不好的幼儿。

(14)家里近期有传染病发病者或从疫区回来的幼儿。

2. 观察方法

在保健室接受观察的患儿,保健老师要注意观察幼儿一日的精神、食欲、睡眠、活动、大小便情况。遇有发热的幼儿,上午或下午均要测量其体温并及时记录。医务人员要观察幼儿的呼吸,随时听幼儿的心率及肺部情况。如幼儿出现精神差、体温高等症状,可给一些对症处理,并随时记录病情(相当于病历),必

须让幼儿卧床休息，注意室内空气流通，多给幼儿喝水。如幼儿食欲不好或伴有恶心、呕吐等消化道症状，须加强护理，安抚幼儿，减少幼儿的恐惧心理。卧床时让幼儿的头偏向一侧，避免呕吐物吸入气管，呕吐剧烈者应禁食。如遇有恶心呕吐的幼儿，不要勉强幼儿进食，仔细观察幼儿有无腹痛、腹胀、腹泻的现象。如幼儿出现新的阳性体征，应立即通知家长或送医院诊治。

三、临时隔离观察

临时隔离观察工作在托幼机构是观察被隔离的具有传染性疾病可疑症状的幼儿。为了解除幼儿的孤独感和恐惧感，隔离室内应有小桌子、小椅子、玩具、图书、饮用水等，并临时备有点心、糖果。

（一）隔离观察对象

(1)有不明原因的红眼睛、结膜充血症状要排除传染性结膜炎病患可能的幼儿。(要注意传染性结膜炎与过敏性眼炎的区别。个别有过敏性体质的幼儿，早上起床眼睛痒，打喷嚏、揉眼睛后会引起充血，但2～3小时后恢复。)

(2)身上有可疑的疹子，且有1～2颗类似水痘的幼儿；虽不发热，但近期有水痘接触史的幼儿。

(3)自诉嘴巴痛、张嘴痛，同时发热或不发热，须在隔离室观察，以排除腮腺炎病患可能的幼儿。

(4)晨检时发现皮肤较黄或眼巩膜黄的幼儿，需问明家长有无肝炎接触史，除隔离观察外，要让家长带幼儿去医院查肝功能。

(5)因患流感发热的幼儿(处于流感期时应特别注意)。

(6)腹泻次数多，腹痛，大便中有黏液或脓血，疑患菌痢的幼儿。

(7)口腔可见小疱疹或溃疡，手、脚有疹子或脓疹，比水痘疹大，怀疑是手足口病的幼儿。

(8)咳嗽，一阵连续十多声，尾声有鸡鸣一样的声音，而且出现表情痛苦、面红耳赤、涕泪交下、脸部毛细血管扩张(血丝明显)等症状，要排除百日咳可能的幼儿。

(9)皮肤上有一个以上的脓疱疮的幼儿。

(10)在流行性脑膜炎、麻疹流行期间，有患病症状的幼儿。

（二）隔离观察注意事项

(1)对可疑病例进行临时隔离观察，是短时间、不留宿的，主要是在家长来接的时间段，不需要卧床休息的幼儿坐在小椅上玩玩具、看书即可。

(2)对不同可疑病例要分室观察，预防交叉感染。

(3)隔离观察期一般不用药物,但如有幼儿出现发热、疼痛等症状须临时处理时,有医师资格的医务人员可给幼儿用退热药、抗病毒药等,如板蓝根、抗病毒冲剂等。

(4)对被隔离幼儿要给予特殊的护理,按时供应饭菜、点心,烹饪要特殊,多提供半流质食物,营养丰富一些。

(5)特殊的或较重病例请家长速来接回,或联系家长后由老师直接送往医院。

(6)隔离期结束做好终末消毒工作。保健人员护理可疑传染患者要穿工作服(隔离专用),护理要戴帽子和口罩,用消毒水洗净双手。

(7)“非典”时期对发热可疑病例一律不留下观察,请家长接回,立即转发热门诊就诊。

(8)早上入园和下午离园前,对隔离室进行消毒,可用消毒灯照射30分钟,并用带有消毒液的抹布抹洗室内用品。对被隔离幼儿用过的物品,应放入消毒柜消毒。在呕吐物或粪便内倒入消毒液处理,并开窗通风。

(9)对被隔离幼儿的记录要全面仔细,用专用记录本记录或记入保健室全日观察表中,一般上午、中午、下午各记一次。

(10)隔离室没有幼儿接受隔离观察时,室内用具做终末消毒。

(11)对发热幼儿要随时测量其体温并记录。

四、健康教育

(一)基本知识

健康教育工作是疾病预防的首要条件。托幼机构是集居场所,做好健康教育工作可以有效地控制疾病传播,使疾病早发现、早预防、早治疗、早隔离,使幼儿在一个健康、良好的环境中成长。开展健康教育培训工作可以有效地提高保教人员、家长的防病意识,增强科学理念,提高管理水平。通过健康教育,从小培养幼儿良好的卫生习惯、良好的心理素质和健康的体魄。

(二)工作要求

(1)健康教育工作要有计划、有议程地科学安排,托幼机构保健人员要在上级妇幼保健机构的指导下制订学期健康教育计划和总结健康教育工作。

(2)根据不同季节、不同年龄、不同对象,采取有效的针对性方法,开展健康教育,有效地掌握技术规范要求。

(3)按卫生保健管理办法对托幼机构的各类人员进行上岗培训,提高业务知识水平。

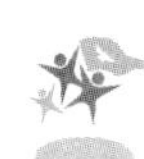

(4)健康教育内容包括疾病预防、膳食营养、心理卫生、儿童安全及良好行为习惯的培养。

(5)托幼机构要设立健康教育专栏,配备保健教育图书,并组织儿童开展健康教育课程。

(6)做好健康教育效果评估工作,定期评估教师、家长、幼儿对相关知识的知晓率。

(三)实施方法

1.建立健康教育制度

(1)托幼机构要有健康教育管理制度,做到有计划地开展学期健康教育工作,提前做好下一学期的计划。

(2)根据幼儿不同年龄、不同季节、疾病流行情况安排健康教育内容和项目。

(3)建立健康教育档案和信息管理,便于随时抽调使用。

2.实施健康教育培训

(1)根据托幼机构各类人员的工作性质实施培训,包括上岗前培训、每年复训和短期业务讲座等。

(2)要求园领导(正、副职)在任时,接受健康教育、卫生保健知识培训,时间1～2天,以后不定期地参加保健讲座或学习班。

(3)保健人员是托幼机构健康教育工作的主要负责人,上岗前经过脱产培训并考试合格后,方可取得上岗证。每年要安排保健人员参加复训,并且不定期地参加业务讲座和相关知识培训班。

(4)保教人员是托幼机构开展健康教育工作的主要力量。卫生保健知识的掌握对儿童的健康至关重要,保育人员在上岗前须经过卫生保健知识培训,掌握消毒隔离、保育护理、心理卫生等知识。

(5)做好托幼机构膳食营养工作。炊事员在上岗前必须参加卫生保健知识、营养知识、烹饪知识的培训,并能认真贯彻《中华人民共和国食品安全法》。

(6)有适合托幼机构相关人员培训的教材,以提高相关人员的业务水平。

3.开展幼儿健康教育

(1)健康教育必须从幼儿做起。针对幼儿不同年龄,开展生动、有趣的健康教育课程,每周一次,如讲故事、做游戏、知识回答、体育竞赛等。

(2)托幼机构要为教师和幼儿配备开展健康教育工作的玩教具、教材。每班有健康教育、心理卫生的期刊或图书、影碟等。

(3)开展幼儿的心理卫生教育,培养幼儿良好的卫生习惯。

4. 家园互动

(1)园内要有专用的健康教育专栏、板报，定期向家长宣传健康教育知识，并根据不同季节、不同疾病流行方式，有针对性地做好宣传。

(2)每学期给家长进行卫生保健知识讲座，内容生动，理念新颖。

(3)针对园内的体弱儿、肥胖儿、行为异常幼儿开展家园互动，建立联系档案和管理记录。

(4)定期向家长开放园内活动，便于家长了解幼儿在园情况。

5. 健康教育评估

(1)做好形式多样的健康教育评估，如家长问卷调查、幼儿健康评估、园内幼儿患病情况评估、传染病发生情况评估、体弱儿管理情况评估等。

(2)一般每学年进行一次健康教育评估，有助于观察园内幼儿的整体健康水平。

(3)健康教育评估工作一般由园内保教人员完成。

(4)健康教育评估内容包括园内整体健康水平、身高体重增长、血色素情况、呼吸道疾病、常见传染病发病情况，以及幼儿行为习惯的综合素质测评，各类人员对相关知识的知晓率，并有统计处理信息的资料。

五、生长发育指标测量

(一)生长发育指标测量

1. 测量要求

托幼机构生长发育指标测量项目主要有体重、身高(身长)、坐高(顶臀长)。一年测体重 2 次，测身高 2 次，一般上下学期各测一次，择幼儿衣物穿得较少的温暖时节测量。一般不测头围和胸围。

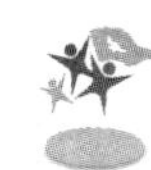

2. 体重测量

1 个月～6 岁幼儿使用最大载重量为 60 kg 的秤，准确读数不超过 50 g。若用杠杆秤，测出千克(kg)数(小数点后保留两位)。

称重前将秤矫正到“0”，称重时只穿背心、短裤。冬季可穿棉毛衫裤测量，室温不宜过冷。检查前可先称好 5～6 名儿童的内外衣总重量，得出平均每人内外衣重量，称重后扣除平均每人内外衣重量。

3. 身高(身长)测量

3 岁以下幼儿用卧式量板测身长。卧式量板两边有尺，移动滑板，两边误差在 0.5 cm 以内。测时头放正，脱鞋、帽，头顶中线，测者扶膝，滑板推至脚跟，两侧刻度一致，测出厘米数(小数点后保留一位)。

3岁以上幼儿用立式身高计，测量时直立站好，两足尖分开60°，两眼平视，头、肩胛角、骶尾部、足跟紧靠立柱，头板与立柱呈直角，向下滑动至头顶，读数以厘米(cm)为单位(小数点后保留一位)。

4.头围测量

用左手拇指将软尺零点固定于头部右侧齐眉弓上缘处，软尺从头部右侧经过枕骨粗隆最高处而回至零点，读数精确到毫米(mm)。头围测量一般用于小头、脑积水、营养不良幼儿。

5.胸围测量

托班、小班幼儿取卧位测量，中班、大班幼儿取站位测量。站位测量时让幼儿两手下垂站直，用软尺绕胸前两乳头下缘、背部肩胛骨下缘一圈，读数精确到毫米。胸围测量一般用于营养不良幼儿。

6.皮下脂肪测量

皮下脂肪测量一般用于肥胖症和营养不良幼儿。常用的测量部位有腹壁、背部、臀部、上臂、大腿、手背等。测量时用拇指、食指轻轻捏起皮肤脂肪，然后用尺测量厚度读数。

(二)测量注意事项

(1)测量身高、体重时应在午睡起床后最佳。

(2)测量前嘱咐幼儿解小便。

(3)冬季留棉毛衫、裤，夏季留汗衫、短裤。

(4)脱去衣裤、鞋袜后进行测量。天冷衣服不易脱去时，可先称好班级几名幼儿的衣裤总重量，然后扣除平均重量。但要求每名幼儿留在身上的衣服和脱下的衣服差不多重。

(5)测量时幼儿不可接触其他物体或站在秤上摇晃。

(6)测量前先检查测量的环境、室温和光线，以及测量器具的准确性。

六、健康检查

(一)定期体检

托幼机构的定期体检工作是健康管理的一项内容，由保健机构的医务人员入园为幼儿体检。定期体检工作根据人数的多少来安排，不宜过早或过迟，一般在每年4～6月份或9～10月份安排。

1.准备工作

(1)保健老师要为体检工作事先做好准备，统计出勤率，对经常缺勤的幼儿要及时通知家长，保证体检这一天出勤。

(2)事先准备体检用品，如每个班、每个幼儿的体检表，身高、体重测量器，压舌板，酒精棉球等。

(3)准备一间 40 m^2 以上的房间，放入体检台(可用幼儿的小桌)数张和椅子数把，每张桌子下可垫张报纸或放纸盒、纸篓，便于医生丢弃使用过的压舌板、棉球等。

(4)再准备一间房间用于幼儿验血。

(5)体检前，班上老师要做好幼儿的思想工作，以减少他们的恐惧感。

2. 体检方法

(1)由保健老师安排每班为一个批次，将体检表分给每名幼儿，安排每名医生面前有 3～4 名幼儿等待检查。

(2)听心肺，主要是检查幼儿心脏的心率和心律情况，检查有无杂音等病变，检查肺部有无炎症。如有异常要进行胸透或拍片检查。

(3)检查肝脾是否正常，如有异常要进行肝功能检查。检查皮肤有无皮炎、湿疹、脓疱疮、血管瘤等。检查颈下、耳后、枕部淋巴结是否肿大。

(4)检查四肢骨骼是否发育正常，有无“O”形腿或“X”形腿，有无“鸡胸”“串珠肋”等佝偻病体征。

(5)检查生殖器是否正常，男孩有无包皮长、包茎或隐睾、疝气等。

(6)五官检查。检查口腔牙齿数，有无龋齿，有无口腔溃疡，扁桃体是否肿大、肥大；耳内有无分泌物，是否肿痛；眼睛是否有沙眼、结膜炎、睑腺炎；鼻腔是否流涕。

(7)体检完后再去采血，查血色素。

3. 注意事项

(1)体检结束后清洁整理，用过的桌子要用肥皂水清洗再消毒，整理好体检用品。

(2)清点体检人数是否和实际人数相符，将补检的名单列出来，在近期通知家长补检。

(3)统计幼儿的体检率、患病率、矫治率，上报上一级卫生单位。

(4)对患病儿童，将疾病矫治单填好并通知家长，请家长带幼儿去医院矫治。

(二)入园体检

1. 准备工作

入园体检在开学前 3 个月内进行。超过 3 个月需重新检查。一般由家长带幼儿去指定的妇幼保健机构检查，幼儿园在录取该生时将体检通知和录取通

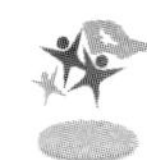

知书一起交给家长，也可以由保健部门组织该园新生集体体检。

2.体检注意事项

(1)新生入园体检率要达到100%，以使疾病早发现、早治疗。

(2)对转园幼儿需有前一个幼儿园健康检查记录或保健手册，且在3个月内有效，并由原幼儿园开具转园证明。超过3个月的需重新检查。

（三）视力测查

托幼机构一般每半年测查视力一次。测查时选择一间自然光线好，面积大于20 m^2的房间。测查年龄在3岁以上的幼儿。

(1)测查对象：全园儿童、高危儿童(高危儿童指父母戴眼镜，有斜视，看电视时喜欢皱眉头、歪头看的幼儿)。

(2)测查方法：由班级老师组织幼儿按小组进入等候室，被测幼儿要逐个依次接受测查，对数视力表灯置于距幼儿5 m远处。在距离对数视力表灯5 m的地上用粉笔画上横线，幼儿站在横线上，用圆形遮盖器具将其中一只眼盖住，但不要压得太紧，以免影响测试。

(3)每行图谱测试2～3遍，通过80%后换下一行。从最大图谱测起至最小图谱。如果在4.6处全通过，而4.7只通过两个，记录为4.6^{+2}。

(4)测完一人后再进另一幼儿，以免幼儿进入过多导致人多嘈杂或互相提示，影响测查效果。分别记录两只眼的视力情况。

(5)如果房屋面积小，可以用灯光镜子反射测试表，距离可缩短为2.5 m。

(6)对单眼视力在4.8以下、双眼视差大于0.4的幼儿，建议家长带去儿童保健部门做进一步检查。保健人员要向家长索要再次检查的记录，以便专案管理。

（四）听力测查

越早发现听力障碍、听力受损的幼儿，就能越早得到治疗和语言康复训练，减少残疾。

(1)测查对象：全园儿童、高危儿童(高危儿童指经常上呼吸道感染，经常患咽炎、鼻炎的幼儿)。

(2)测查方法：新入园儿童要进行听力筛查，以后视情况每年测查一次。

(3)听力障碍的矫治须有专科医院明确的诊断和治疗方案。其中医生必须是专职五官科医生，并有3年以上工作经验。

(4)听力测试的房间只能一个人进去，不能嘈杂，对听力可疑的幼儿要复查后才能诊断。耳朵耵聍过多也会影响听力。

七、幼儿用药

（一）喂药

（1）托幼机构中用药一般指由家长送入园的药物，不包括保健药。受家长委托，由保健人员负责喂药。喂药的时间日托为午餐后20分钟，全托为午餐后20分钟和晚餐后20分钟。特殊情况下由班级老师喂药，不允许幼儿自己随便拿药吃。

（2）鼓励幼儿自己吃药，甜药先吃，苦药后吃。老师必须看着幼儿把药吃下去再离开。

（3）易挥发的药要及时盖好盖子；不要同时打开几个药瓶的盖子，以免盖错，造成漏服或误服。

（4）托幼机构只接受家长送来的治疗性药物，如止咳药、消炎药、止喘药、止泻药、眼药等，不接受保健药和滋补药。

（5）保健老师到班级喂药最好使用专用药箱和一次性小药杯，防止药品污染。

（6）用药前保健老师仔细核对班级、姓名、药名、用药时间、剂量、药物是否沉淀变质等，不要出差错。瓶签已脱落或字迹不清时宁可不用。幼儿生理特点与成人不同，新陈代谢旺盛，循环时间短，排泄快，对药物反应也有所不同。

（二）托幼机构药品采购与保存

（1）托幼机构如有具备医师资质的人员，可采购药品。一般配备常用药，购买药品后要保留处方、发票复印件、入库登记账等资料。

（2）采购的药品有国家规定的药品批号，要看清药品名称、主要成分、药理作用、用法用量及会产生的不良反应。

（3）认真检查药品生产日期、有效期及贮存条件。

（4）有专门存放药品的药柜，注意药品保存方法、光线、温度，内服药和外用药要分开贮存。

（三）托幼机构常备药物

（1）家长带药，须有医院病历，交由家长签字。

（2）外用药：眼药、烫伤药、75％酒精、2％～3％碘酊、消炎药膏、创可贴、0.9％氯化钠（生理盐水）、清凉油、风油精等。

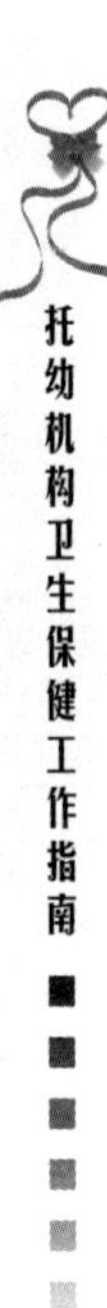

八、体温测量

幼儿的体温测量工具有口表、肛表、腋表和电子体温计。体温测量是保健人员必须掌握的技能。

1. 口表

口表的水银柱为长条形。每次使用口表前用 75%的酒精清洗消毒，并将水银柱甩至 35 ℃以下。

使用方法：将口表水银端放在幼儿舌下，让幼儿抿住嘴巴，用手扶住口表测量 3 分钟，之后读出数值。该方法适用于中班、大班幼儿。

2. 肛表

肛表的表头水银柱为椭圆球形。使用肛表前、后用肥皂和清水将其洗干净。

使用方法：将表头涂上润滑油、凡士林或植物油，将表轻轻插入幼儿肛门内 1/2～2/3 深，测量 3 分钟。肛表实际读数减去 0.5 ℃后为实际体温。该方法适用于托班、小班幼儿。

3. 腋表

使用口表或肛表都可以，将消好毒的体温表放在幼儿腋下，要幼儿夹紧上臂，测量者要帮助幼儿夹好体温计。此方法应用较为广泛。

使用方法：一般腋表测量时间较长，约为 5 分钟，取出后在读数上要加0.5 ℃。

4. 注意事项

(1)无论是使用口表、肛表，还是腋表，在进食、进水、洗浴或剧烈运动后须隔 30 分钟再测量，以免不准确。

(2)测量时最好有老师陪伴。如果体温表装有水银部分在肛门内破裂，立即给予润肠排便；如果误吞入水银，立即让幼儿吞下鸡蛋清、生韭菜，促其排出水银，减少水银毒性。

5. 发热的处理

当幼儿体温超过 39 ℃时，可选择给幼儿物理降温的方法。

(1)温水洗浴法：让发热的幼儿洗澡，水温在 40～50 ℃。

(2)松解衣服，多饮水或饮料。

(3)酒精擦拭法：75%酒精与水的比例为 1∶1。让幼儿平卧，用纱布或小毛巾沾上配好的酒精，先擦幼儿四肢，从上至下，再擦颈部、耳后、额头、腋下、腹股沟、腋窝等大血管丰富的部位，然后擦身体躯干前面、背部，最后擦手心、脚心，边擦边注意幼儿保暖，如发现幼儿表情痛苦或身上出现花纹时要立即停止。此方法降温效果较好。

(4)冷敷法：可将冰袋或冷水袋敷在额头上或枕在脑后，也可用冷毛巾或冰毛巾敷在额头或肚脐上降温，水袋、毛巾每隔10分钟要换一次。

九、注射法(适用于有医务人员的机构)

托幼机构常用的注射法主要是指预防接种和药物治疗，一律由有资质的执业医生或护士执行，而且要有卫生行政部门颁发的医疗执业许可证，该单位方可治疗。

1. 预防接种

做好幼儿计划免疫工作，协助疾控中心按计划免疫程序接种。提前通知家长，以保证幼儿出勤率和接种率，如遇幼儿患病或严重过敏性体质者，可缓种或停种。

2. 注射方法

一般采用肌内注射，有条件的幼儿园可采用静脉注射。肌内注射一般在手臂的三角肌部位下1/3处或臀部肌肉外上方1/3处注射，采用一次性注射器，局部皮肤用碘伏消毒，或用2%碘酊消毒后，再用75%酒精消毒。注射时要垂直快速进针，缓缓注入药液，快速拔出针头。注射完观察幼儿30分钟后，再让其离开。

3. 注意事项

做好接种时的皮肤消毒工作，掌握核对药名、姓名、剂量的方法，接种完后观察幼儿面色、情绪，看其有无不良反应或晕针，如发生了晕针要冷静处理。预防接种后要告知家长观察幼儿，有部分幼儿接种后局部会有反应，如疼痛、红肿或发热现象，一般24小时后可缓解。

有些幼儿因病情需要，会进行注射药物治疗，医务人员要仔细核对幼儿病历，详细询问家长。特别是对青霉素类药物要谨慎，仔细询问家长幼儿是否做过皮试，并请家长出示相关证明或签字。一般园内不注射青霉素类有过敏反应的药物。

十、肛灌法(解痉法)

1. 适用对象

肛灌法在幼儿园中使用较少，但在特殊情况下也会碰到，保健人员必须掌握。便秘、肛裂、肠道有异物引起排便困难、高热或无热惊厥等情况，均可由医务人员在保健室进行肛灌。

物品准备:治疗盘一个、内置肛灌注射器、肛灌皮条、塑胶指套(没有可用塑料袋代替)、开塞露、肥皂条、止痉药物、纱布等。

2.操作方法

(1)高热或无热惊厥:让幼儿侧卧,将肛灌注射器吸入 20 mL 10%水合氯醛溶液,插上肛灌皮条,皮条前端 2/3 涂上油(液状石蜡、植物油均可),然后将皮条插入幼儿肛门内 2/3,迅速将药液推入,然后慢慢抽出皮条,用纱布将幼儿肛门捂紧 10 分钟再松开,即可止痉。在没有肛灌注射器的情况下,使用开塞露空壳,吸入水合氯醛溶液,在开塞露开口处涂上润滑油,塞入小儿肛门,挤入药液,也可止痉。无热抽筋的幼儿要去医院做进一步的检查。

(2)便秘:对于便秘的幼儿不宜经常使用开塞露、肥皂头等,短期使用是可以的,长期使用会使幼儿产生依赖。让幼儿侧卧,将开塞露剪口(剪口要光整平滑),涂上油,塞入幼儿肛门中挤入润滑剂,嘱咐其等 10 分钟后再排便。

(3)扩肛法:此法简便易行,对一些长期排便不畅的幼儿,保健或保育老师可用小手指(剪去指甲)套上指套、塑料袋或保鲜膜等,沾上油,伸入幼儿肛门 1/2～2/3,来回转动,每日 1～2 次,帮助扩肛排便。扩肛法不适宜长期使用。

十一、听诊器的使用

(1)听诊器使用前应检查是否正常,皮管是否发黏老化,隔片是否破裂。听诊器头应放在幼儿左乳头下心前区。正常的心音有规律,儿童心率一般 80～140 次/分,较成人快,律齐。肺部听诊呼吸音清晰为正常。随着年龄的增长,儿童心率逐渐缓慢。

(2)根据音律诊断:有心脏 2 级以上杂音、心律不齐或期前收缩等现象为心脏听诊异常。肺部听诊呼吸音粗,可能是上呼吸道感染;有干性啰音可能为支气管炎;有湿性啰音(犹如冲破水泡的声音)可能为肺炎;有哮鸣音多为支气管哮喘。

(3)托幼机构使用听诊器还适用于肥胖儿童,特别是中度以上肥胖儿童要观察心脏的搏动、心率等。

(4)重度肥胖儿每次测量血压时用听诊器。

十二、心肺复苏(CPR)

1.放置体位

应将患者仰卧于一块硬的、平坦的平面。如果患者俯卧,应使患者头、颈与躯干保持同一平面，使整个身体作为一个整体移动成仰卧位。

2.开放气道

当患者无应答或意识丧失，舌后坠阻塞气道时，应予开放气道。当确定无头颈部创伤后，使用仰头举颏法来开放气道，去除口内异物和呕吐物。

仰头举颏法：一手置于患者的前额，手掌向后方施加压力，另一手的食指和中指置于靠近颏部的下颌骨下方，将颏部向前抬起，帮助头部后仰，使患者口张开，便于自主性呼吸，同时准备人工呼吸。

3.人工呼吸

在开放气道的同时，把耳朵贴近患者的口部，同时观察患者的胸部，看胸部有无起伏，呼气时有无气体逸出的声音，用面部感觉有无气流通过。评估过程不超过 10 秒。若患者停止呼吸，用放在患者前额的手的拇指与食指捏紧患者鼻孔，深吸一口气，将自己的口唇包紧患者的口做深而缓慢的用力吹气，直至患者胸部上抬，然后让患者自然呼气。每分钟 16～20 次。

4.胸外心脏按压

现场抢救者不应当根据脉搏决定是否需要胸部按压，因为现场抢救者检测脉搏时，需要较长时间去确定有无脉搏，且有时判断错误。正确的方法是触摸一侧的颈动脉，如搏动少于 60 次/分，立即进行胸部按压。评估过程不超过 10 秒。以下为按压方法：

(1)定位：将一手掌放在胸骨的中下 1/3 交界处，另一手平行地重叠放在这只手的手背上。手指不可压迫胸壁，以免造成肋骨骨折。

(2)按压时，肘部伸直，双肩平行于患者胸骨，用上半身体重垂直下压胸骨 3～4 cm 后松弛，但手不离开原来的位置。速率 100 次/分。按压与放松的时间相等。单人复苏时人工呼吸与胸外按压采取 1∶5 的比率，双人复苏时人工呼吸与胸外按压比率为 2∶15。再次评估检查循环征象 10 秒，如没有，再 CPR。如果循环出现，检测呼吸。如果自主呼吸出现，给予呼吸、循环监护。

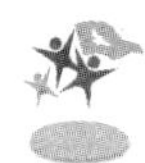

第四章　患病儿童管理

托幼机构应加强对患病儿童的观察护理，针对患病儿童的特点，按照不同病种落实各项措施，掌握每个患病儿童的情况，建立管理档案，促进其早日康复。

一、管理要求

托幼机构患病儿童管理对象主要包括患以下几种疾病的儿童：

(1)营养性缺铁性贫血。

(2)蛋白质、热量缺乏性营养不良。

(3)反复呼吸道感染。

(4)肥胖症。

(5)糖尿病、肾炎、癫痫、先天性心脏病。

(6)孤独症。

(7)视力、听力问题。

托幼机构要建立患病儿童的管理规章制度，并落实到班级保教人员。患病儿童的管理工作主要由保健人员负责，征得家长同意，科学管理，促进其早日恢复健康。

(一)保健人员工作要求

(1)对筛查出的患病儿童进行仔细核对、复查，确定是管理的对象后，通知家长，做好家园共同管理。

(2)对患病儿童管理应按不同病种、不同年龄进行，给予建档管理，并做好记录及统计。

(3)将患病儿童的情况落实到其所在班级，指导班级教师做好患病儿童的观察护理。

(4)定期培训保教、炊事人员，指导炊事人员做好患病儿童的饮食供应，需要时为患病儿童做特殊饭菜，做好餐饮具的卫生与消毒工作。

(5)每日到患病儿童所在班级巡视2次，了解这些儿童在班中的情况。

(6)做好患病儿童的药品管理工作，接受家长委托给患病儿童喂药。接受药品时须仔细核对，做好记录，并请家长确认签字。

(7)患病儿童恢复健康后要给予结案记录，并通知所在班级结束其全日观察。

(8)对患病儿童要注意其心理上的疏导，消除其恐惧、自卑、怕羞的心理。如对患肥胖症的儿童，不要当着其他儿童的面限制其饮食或呼唤其“小胖子”；对呕吐后的儿童要给予安慰，不要训斥。

(二)保教人员工作要求

(1)在保健老师的指导下，认真执行患病儿童管理规章制度。

(2)有患病儿童的班级要注意空气流通、阳光充足、环境整洁，便于开展室内外活动；卧室宽敞、通风，床铺之间有规定的间隔距离。

(3)保教人员按要求定期学习有关业务知识，不断提高自己的管理技能，做好患病儿童的观察护理工作。

(4)配合保健人员制订患病儿童一日生活计划，注意动静配合，劳逸结合。选择适合患病儿童参加的体格锻炼活动。

(5)仔细观察患病儿童的精神状态、饮食、睡眠、大小便及参加集体活动的情况，做好每日记录，特殊情况及时反馈给保健人员。

(6)做好家园联系，定期向家长反映幼儿在园管理期间的情况。

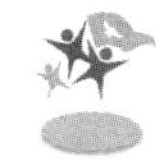

(7)做好患病儿童的心理工作，说话态度和蔼，动作轻柔，在患病儿童进餐、睡眠、大小便及户外活动时给予特殊关照。

(8)做好班级内的卫生与消毒工作，按要求清洁、消毒幼儿的物品。

二、管理方法

患病儿童的管理实施方法按照不同病种要求进行。

(一)营养性缺铁性贫血

(1)对血红蛋白小于110 g/L的轻度以上贫血患儿，建立患病儿童专案管理档案进行管理。

(2)合理安排好园所中贫血患儿的饮食内容，食物力求多样化，供给足够的动物蛋白、豆制品和绿色蔬菜，选择含铁的食品，避免食用抑制铁吸收的食物，如茶汁、酒、柿子等。培养幼儿良好的饮食习惯。

(3)预防感染性疾病及寄生虫病。贫血儿童易患呼吸道感染,注意室内空气流通。

(4)鼓励幼儿参加体格锻炼活动。给贫血患儿制订适当的体格锻炼计划,注意劳逸结合,动静配合,避免疲劳。

(5)因缺铁性贫血,幼儿在服用铁剂药物期间,会出现食欲不好、大便发黑的情况,停药后会好转。

(6)幼儿午睡时注意不要让贫血患儿睡在风口,避免着凉。

(7)和家长取得联系,争取家长的配合,定期向家长反映幼儿在管理期间的情况。

(8)连续2个月幼儿的血红蛋白恢复正常可结案。

(二)蛋白质、热量缺乏性营养不良

(1)对体重低于同龄幼儿体重两个标准差以上的营养不良患儿建立患病儿童专案管理档案。在每季度测量体重后,将评价在“中下”以下的儿童列出来筛选,如符合营养不良标准,则转入营养不良儿童管理档案。

(2)对每个营养不良儿童的病因进行分析,并与家长取得联系,采取相应的家园配合措施。

(3)每个月保健人员对营养不良儿童测量体重和身高一次,并进行评价。

(4)保健人员通知患儿所在班级保教人员对该幼儿做好班级全日观察和护理工作。

(5)在班级中做好营养不良儿童的营养膳食管理工作,改善幼儿食欲。对营养不良儿童在饮食上给予照顾,多补充一些谷类食物、蛋白质食物,鼓励幼儿添饭,以增其体内的能量。在一日三餐以外的点心中适当增加谷类点心。

(6)给营养不良儿童制订体格锻炼计划,运动量应循序渐进,注意患儿的心律、出汗情况、面色,防止过度疲劳。

(7)营养不良儿童穿得不宜过多,否则会影响血液循环和肠蠕动,从而影响食欲。

(三)反复呼吸道感染

(1)对一个月内患呼吸道感染2次以上或一年内患呼吸道感染6次以上,经常带呼吸道药到幼儿园,经常因呼吸道感染生病缺勤的儿童,以及哮喘患儿,均应建立呼吸道患病儿童专案管理。

(2)加强护理,根据气候变化适当增减患儿的衣服,在患儿睡觉时应使其避开窗户对流风,以免受凉。患儿衣着不宜过多,和成人差不多即可。

(3)患儿注意摄入充足均衡的营养，适当进行体格锻炼，在发病期间要注意休息，不宜剧烈活动，应经常进行户外活动，增强机体对气温变化的适应能力。

(4)在传染病流行季节，加强护理，做好预防、服药工作并对幼儿活动室及卧室加强空气消毒。

(5)保健人员对服药的幼儿要观察服药后的情况。

(6)对患呼吸道感染的幼儿，注意给其提供清淡、易消化、对呼吸道没有刺激的食物。

(7)对患哮喘的幼儿，如哮喘症状未缓解，可以通知保健老师将患儿带去保健室观察，或通知家长。

(四)肥胖症

1. 对体重超过正常儿童体重的肥胖儿童，给予筛选后管理

2. 调整饮食结构

(1)控制高脂肪及高糖食品的摄入，使热量的摄入量低于实际消耗量，但要满足儿童生长发育的需要。

(2)减少过多的主食，从少量开始，代之以体积大而热量低的食物，如含膳食纤维较多的蔬菜(茭白、竹笋、莴苣、苜蓿、萝卜等)、甜度低的水果和脂肪较少的瘦肉等。

(3)保证摄入量满足生长发育的动植物蛋白质需要量，使豆类蛋白质食品占有一定比例。

(4)在最初1个月内以体重不增为目标，然后使体重逐渐缓缓下降，随着身高增长，使肥胖程度减轻，控制超重。

3. 有规律的运动训练

(1)学龄前肥胖儿童只有通过有氧运动才能控制肥胖程度，改善机体代谢。

(2)运动项目的选择以全身性、趣味性、儿童喜欢和能长时间坚持的运动方式为主，如步行、小步快走、球类、跳绳、踢毽子、游泳等。

(3)循序渐进，逐步提高运动程度和延长运动时间，由最初每周不少于3～4次运动增加至每日2次，初次开始运动应低强度、持续时间短(如10分钟)，逐渐增加。

(4)通过监测心率(测脉搏或心率)，掌握安全的运动量，儿童适宜的最大运动强度的心率通常为130～160次/分钟。

(5)每次运动过程包括运动前准备、运动内容、最后放松活动3个部分，经常性运动强度以皮肤潮湿出汗为限，心率不超过130次/分钟。

(6)一般至少需要锻炼6周才能收效，训练效果可维持6～8周，若停止运

动，2周后效果显著降低，12周后恢复原来水平。若父母在锻炼时陪同，并结合日常生活方式进行，就能每天坚持，取得效果。

(7)科学的运动方式可以增加能量的消耗，即使是轻度的体力活动也可使身体多消耗10%～20%的能量，而且在运动停止后的休息时间，其能量的消耗仍比平时休息时高。

4.行为矫正

(1)首先让幼儿了解肥胖的危害性和控制饮食的必要性，使控制饮食变为其自觉的行为，如定期监测体重，记录每日摄入食物的名称及数量，记录静坐或运动时间(学龄前儿童需要父母的帮助)。

(2)幼儿进餐时细嚼慢咽，减慢进食速度，一口饭菜先嚼30秒再吞咽，延长进食时间，增加食物的饱腹感。为避免进餐时狼吞虎咽，可在餐前先喝汤，或先吃水果、根茎类蔬菜，15分钟后再吃正餐。

(3)改变睡前进食和乱吃零食、甜点、饮料的习惯，可少食多餐，避免饿极了大吃一顿。

(4)父母应积极参与，并按饮食治疗的原则制订每日的菜单，安排合理的餐次，家中不过多采购食物，不储存高热量零食和饮料，不劝食，不以食品作奖惩品。

(5)减少幼儿静坐的时间，尽量把看电视时间放在进餐前，对幼儿进行心理疏导。

(6)为防止幼儿大便干，应养成幼儿良好的排便习惯。保证幼儿充足睡眠，改变肥胖幼儿的不良睡眠情况，如打鼾、出汗。

(7)定期与家长交流，共同配合，召开座谈会，请家长记录行为矫正日记。

(8)禁止使用一些不当手段减肥，如饥饿疗法、快速减重、反复多次减重、服药减肥、只吃蔬菜减肥等。

(五)糖尿病、肾炎、先天性心脏病

在托幼机构中常会遇到一些患有先天性疾病或有遗传疾病家族史的儿童，如患糖尿病、肾炎的儿童，以及在体检中发现有心脏Ⅱ级以上杂音或已确诊为先天性心脏病的儿童。这些患儿入园后，要仔细询问家长这些儿童的心理生理特点、生活习惯、用药就医等情况，并请家长提供患儿的病历，以便使这些儿童的在园生活得到更好的管理。

(1)把这些儿童列为班级重点管理观察对象，注意合理安排活动量，饮食睡眠方面给予特殊照顾，随时家访，请家长配合管理。

(2)对患有先天性心脏病的儿童注意运动适当，不要让其过度疲劳．防止其受凉或受感染，如有轻微呼吸道感染症状，请及时通知家长就医。

(3)对患有家族遗传的糖尿病、肾炎等疾病的儿童，饮食中注意控制食物过甜或过咸，需要治疗的患儿由家长带去医院治疗，定期化验血糖、肾功能。

(六)自闭症、孤独症

自闭症和孤独症的儿童不能很好地控制自己的行为，而且不能合群地参与集体生活，用语言和同伴交流有困难，多动，坐不住，自控能力差，没有危险意识等，部分儿童还有攻击性行为。保教人员要给予其特殊的关注，严重者需要一对一护理。这些儿童需要家长配合，对症状严重不能参与集体生活或干扰正常儿童生活的儿童，可让家长带其去接受心理治疗，或让家长陪伴其在园生活。

对行为自控能力差的儿童，可独立护理。如对在上课时间坐不住乱跑的幼儿，可让保教人员单独护理，在进餐、睡觉或如厕时，让其他正常儿童先进行，最后由老师单独照顾其完成；可以安排1～2名正常儿童和他坐一张桌子，如果让其独自坐一张桌子进餐，则不利于其心理治疗；睡觉时可让其小床远离其他幼儿，以免干扰别人睡眠。

保健人员要随时到班级关注这些儿童，观察其行为特征，该幼儿所在的班级要排除一切安全隐患。保健人员可学习一些对自闭症、孤独症幼儿进行康复训练的知识，以便在幼儿园中开展训练。此外，给家长独立训练幼儿的机会，独立训练的效果较好，建议这些幼儿上半天幼儿园，半天回去进行家庭或专业机构康复训练。

(七)视力、听力问题

对视力、听力有问题的儿童，根据医嘱做好观察护理工作。有视力问题儿童的班级教室光线要明亮，注意儿童用眼卫生，定期测查视力，并培养儿童用眼、用鼻、用耳的卫生习惯。给予这部分儿童建档管理，保健人员做好观察记录，要求家长每隔3～6个月带视力高危儿去专科医院进行视力检测。

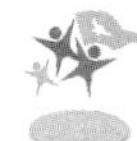

(八)癫痫

癫痫是种发作性疾病，可由各种原因引起，表现为意识障碍、肌肉抽搐、短暂意识丧失。

1.病因

(1)原发性，指病因不明或有遗传因素影响。

(2)继发性，指由以下因素引起：

①脑部疾病，如先天性脑发育畸形、感染、损伤、出血、缺氧、肿瘤等。

②脑外疾病，如心、肺、肾疾病引起的缺氧性损害。

③营养、代谢紊乱，如水电解质紊乱，先天性、代谢性疾病，各种维生素缺

乏症。

④中毒，由药物或金属或毒素引起。

2.临床表现

全身性发作，有以下几种类型：

(1)强直-阵挛性发作：突然意识丧失，两手握拳，四肢抽动，口吐白沫，呼吸暂停，口唇青紫，舌常咬伤，小便失禁。有时跌倒在地，抽动1～3分钟而自止，之后入睡，醒后诉头痛，四肢痛，有时于发作前有先兆。

(2)失神小发作：其表现为突然活动停止，意识丧失，面色苍白，两眼凝视。手中如有物可坠落在地而人不跌倒，2～10秒钟而自止。

3.诊断

该病可通过脑部电子计算机断层扫描(CT)检查、磁共振成像(MRI)检查得以确诊。

4.托幼机构对癫痫患儿注意事项

(1)入园时家访、询问病史。

(2)了解幼儿服药情况。癫痫患儿需要长期服药，擅自停药或减量都会引起发作。

(3)癫痫反复发作会造成脑缺氧，影响智力。

(4)癫痫患儿在园期间要受到特别的关注，应引导其注意休息，避免过度疲劳或兴奋，要防止患儿被歧视。因患儿随时有发作的可能，要格外关注，以防意外事故的发生。

第五章　保育工作

提高保教人员的素质水平是一项很重要的工作，因为托幼园所的保教人员直接担负着保育和教育幼儿的责任，是托幼园所工作的重要环节。保教人员是幼儿的除父母亲以外的第一位老师，他们的言行对幼儿都有着潜移默化的影响，所以，良好的素质是每一位保教人员都必须具备的。只有热爱孩子，热爱保育工作，有良好的思想品德和生活习惯，遵守劳动纪律，认真执行生活规章制度，熟练掌握科学育儿知识，全心全意做好家长的后勤保障工作，才能成为一名称职的保教人员。

一、保育工作内容

保育是教育工作中不可缺少的组成部分，《幼儿园工作规程》中明确规定了托幼机构的性质是“对三周岁以上学龄前幼儿实施保育和教育的机构，是基础教育的有机组成部分，是学校教育制度的基础阶段”。在《幼儿园工作规程》中还明确规定了保育工作的内容和目标是“实行教育和保育相结合的原则，对幼儿实施体、智、德、美诸方面全面发展的教育，促进其身心和谐发展”。

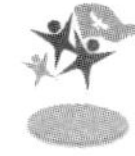

（一）晨间清洁卫生

（1）晨间清洁卫生工作分为日托和寄宿制两种，由保育员负责。日托幼儿园所每天早晨 7:30 开窗通风，冬季开窗 15 分钟。一般冬季室温不低于 18～20 ℃，夏季室温不超过 28 ℃。

（2）将前一天下班后清洗好的茶杯放入消毒柜里消毒半小时。如果班级没有消毒柜，则在前一天下班前交由食堂蒸煮或在消毒间的大消毒柜消毒，早上由保育老师去取回来（当天消毒来不及）。取消好毒的茶杯必须有容器，上面要盖上消毒巾或盖子，防止再污染。茶杯消好毒放入茶杯箱时，要先用带消毒液的抹布将茶杯箱的格子擦拭一遍再放入；放茶杯时，手抓杯把，不能用五个手指伸入杯内抓茶杯；要检查茶杯箱上的幼儿姓名标签是否脱落或模糊不清，茶杯放好后用清洁布帘将茶杯箱罩起来（布帘不要钉图钉或拉铁丝，只要布长一些，前后罩住即可）。杯箱尽量不要装门，方便幼儿取茶杯，又可避免门夹住幼儿。

(3)准备幼儿饮用水：对沉淀物多的保温桶要随时倾倒、清洗，保温桶的水温要适中，以滴在成人手背上不烫为好，如过烫的开水要开盖降温。

(4)湿式清扫：先用清水将窗沿、桌面、玩具柜等物体表面抹一遍，然后用消毒液再抹一遍。不是传染病流行季节，只需要清水抹两遍。地面清扫后用带消毒液的拖把将地面、走廊、楼梯拖一遍。中、大班幼儿可以协助抹小椅子。最后整理，做到室内不零乱，杂物不乱放。

(5)准备盥洗室用品：备好幼儿洗手的肥皂，检查毛巾架上的擦手毛巾是否齐全挂好，消毒制剂、水瓶等是否放在安全的地方。

(6)厕所的清洁卫生：厕所先用清水冲洗一遍，然后用去污液刷一遍，做到无臭味、无黄垢。托班用的痰盂每日下班后用水洗干净，腹泻幼儿用过的痰盂用消毒液浸泡 15 分钟，用清水冲洗干净备用。

(7)冬季有电热水器的班级要烧好热水，以备洗手用，水温在 30 ℃左右。检查幼儿如厕时所需要的手纸是否准备好，最后整理干净，拖地面水渍。

(8)室外环境清扫：清扫落叶，拔除杂草，注意消灭蚊蝇、蟑螂、臭虫等害虫。

（二）晨间接待

(1)晨间幼儿进班：中、大班幼儿进园后可以自己进班；小班、托班或患病、情绪不好的幼儿需家长送进班。接待工作由教师负责，保育员配合。

(2)保教人员接待幼儿和家长，服装需穿整齐，做到职业化、端庄大方、和蔼可亲、热情愉快。主动与家长和幼儿说话，说几句夸奖幼儿的话，拉拉幼儿的小手，摸摸他的头，或抱一抱，让幼儿的情绪受到感染，高兴地入园。与家长简短交谈，了解幼儿在家的情况。

(3)放好幼儿带进园的书包和脱下的外衣、帽子、手套、围巾等。冬季室内外温差较大，要脱去幼儿过厚的衣裤。衣物要放在专用橱柜里，如没有橱柜，可将衣物挂放在活动室的专设位置，或放在寝室中。特殊物品要妥善保管，如钱款、首饰、玩具、危险品等。

(4)对患病或情绪不好的幼儿要特别关照。对没有吃完早点的幼儿让其坐下吃完，并照顾幼儿喝水。对托班、小班哭闹的幼儿要安慰爱抚，稳定其情绪，可以抱抱他或分散他的注意力。

(三)户外活动

充分利用阳光、空气、水等自然因素,让幼儿参加户外活动和锻炼,每日不少于两小时,提高他们对外界气候变化的适应能力,增强对疾病的抵抗能力。在户外活动中,保育工作尤为重要,要进行适合幼儿生理条件的体育活动。

(1)开展晨间户外活动:保教人员必须全部到户外,注意观察每一位幼儿,可让幼儿自己选择玩具,找伙伴嬉戏、玩耍、跑跳,只要不妨碍幼儿安全的活动都可以进行。

(2)户外活动时,衣着不宜过多。冬季室内外温差大时,可给幼儿穿两件毛衣,外加一件薄棉袄参加户外活动。活动前要检查幼儿的裤子和鞋带是否系好。

(3)玩户外大型玩具必须在保教人员的照顾和帮助下进行,玩前要先检查大型玩具是否潮湿、脱漆、松动,是否有裂口、翘刺、翘钉,提醒幼儿按顺序玩,不要拥挤、推诿和打闹。

(4)保教人员要科学地掌握幼儿的活动密度和负荷量,让幼儿动静结合,对运动量大的幼儿,要让其休息片刻。尤其是炎热的夏季,要避免幼儿过多地跑跳,使体力过度消耗,防止大量出汗和中暑。

(5)幼儿在户外活动时,保教人员要全神贯注,不得随意离开幼儿,如遇特殊情况需要暂时离开,也要交代给其他在岗人员,切勿匆匆离岗,如接电话、上厕所等,要很快返回。保教人员也不要聚在一起聊天。

(6)注意户外场地的安全,注意有无凹坑、玻璃、碎砖,如有嬉水池或带棱角的花坛,要让幼儿避开;不要让幼儿去触弄带刺的植物或采摘小果子,以免误入呼吸道发生意外;不要让幼儿搬运过重或影响视线的桌子、器材、玩具等,以免发生意外。

(7)做操时由教师带领,并注意幼儿的动作是否到位。保育员要观察幼儿的情绪、衣着等。对患病儿童不可强求,应减小锻炼强度或让其休息。

(8)保教人员在户外或做操时,冬天不宜穿大衣、滑雪衫、风衣、紧身裤等,夏天不宜穿裙子或高跟鞋。

(9)户外活动的内容安排、器具准备由教师负责,保育员负责善后整理和安全防护工作。遇到幼儿要喝水或大小便,需由保育员护送去班上,完成后送回。

(10)户外活动中,掌握好播放音乐的音量,不宜用高音喇叭,音量一般控制在 50～60 dB。

(四)如厕

(1)为幼儿准备敞开式、清洁卫生、安全、符合幼儿特点的盥洗和如厕设备。

进餐前和如厕后必须用肥皂洗手。

(2)保育员负责做好洗前的准备工作,如准备肥皂、擦手毛巾、便纸等,将一切物品摆放在每天固定的位置,方便取用。幼儿洗手的肥皂可放在皂盒里,也可套在专用网袋里。

(3)组织幼儿洗手时,要维持好幼儿的秩序。对新入园的幼儿要教给他们怎样上厕所、怎样洗手。每次进盥洗室的人数以两组幼儿10～12人为好,一组先上厕所,上完厕所洗手时,第二组接着上厕所。幼儿在露天场所盥洗和上公共厕所时要安排多人照顾,让幼儿不拥挤、雨天不淋雨。

(4)对于3～7岁的幼儿,可以让其自己上厕所,但要教他们如何解、系裤子,如裤脚太长,可卷起一道。男孩子可站着小便,女孩子小便完后要用便纸擦干,再提上裤子。

(5)大便后由老师给幼儿擦屁股,擦时动作要轻柔,从前往后擦,让幼儿扶住老师的腿,手不要触地。对于有肛裂、出血、肛门口疼痛的幼儿,在大便后,老师要给幼儿用温水清洗一下。

(6)对于3岁以内的幼儿可坐痰盂大小便,痰盂准备充足一些,4～5个幼儿准备一个痰盂。大小便后的痰盂要随时倒掉,一般由保育老师负责。幼儿坐痰盂的时间不能太久。

(7)注意上厕所的安全。厕所周围最好有扶手,台阶不能过高,地面不能潮湿,通风要好。几个班合用厕所时,要分时段安排,并安排老师照顾。

(8)注意观察幼儿大小便情况,如有异常要及时记录或向保健老师汇报,如血尿、血便、大小便痛、便秘、腹泻、尿频等。

(9)保教人员在处理完幼儿的大小便或在倒痰盂后,要用肥皂洗手。对一些硬件设施达不到要求的,如只有户外的公共厕所的园所,幼儿如厕时一定要有老师送接。雨雪天或冬天0 ℃以下天气,可在教室里准备痰盂。

(五)盥洗

(1)养成幼儿手脏、进食前、大小便后、户外活动后用肥皂洗手的习惯。洗手时教幼儿学会卷袖子或往上拉袖子,冬季穿着过多或小班、托班的幼儿由老师帮着卷袖子。

(2)教导幼儿洗手时手心、手背、手指缝及手腕关节活动处都要洗。先用流水淋湿手心、手背等处,然后抹上肥皂,双手必须搓出肥皂泡后再用流水冲洗干净,洗完双手后小手在水池内甩三下,防止水滴在地上,最后用自己的毛巾擦干双手。保教人员要帮助小幼儿拉袖子。

(3)对没有盥洗室或3岁以内的托班幼儿不会洗手的,由老师帮助洗。没有自来水可用保温桶蓄水冲洗，不要用脸盆装水给幼儿洗。小幼儿共用一条毛巾擦手的，每次用后要清洗、消毒，毛巾要大，可用小浴巾代替。

(4)幼儿园中要设置洗澡设施。夏天可每天给幼儿洗澡，时间安排在午餐后。洗澡采用淋浴方式，洗澡前，要准备好幼儿用的物品，如肥皂、毛巾、浴巾、拖鞋等。洗澡时老师先调节好水温，先放冷水再放热水。由一名老师帮助，每个淋浴头 2～3 个幼儿为好。洗澡的毛巾使用前统一消毒，洗时用完一块换下一块，不要共用一块毛巾。

(5)洗澡间外的老师负责组织幼儿脱下衣裤，备好换洗衣裤(日托夏天洗澡，衣裤可以不换)，换好拖鞋(拖鞋可由家长带来专用)。对洗完澡出来的幼儿要立即用大毛巾包裹，迅速擦干穿衣。小幼儿由老师负责穿脱衣裤。

(6)洗澡时先让幼儿淋湿身体，然后由老师擦肥皂(一般选用碱性、刺激性小的肥皂)，主要在颈部、腋下、大腿腹股沟、腋窝、脚踩等处打上肥皂，让幼儿搓一搓，再全身搓一搓，幼儿的背部或小幼儿由老师帮着洗，搓完肥皂后用清水冲洗干净。日托幼儿在夏天冲澡可以不擦肥皂，主要用温水淋去汗液。

(7)幼儿大便拉在身上的，应先换下弄脏的衣裤，然后用便纸擦干净，再用温水给幼儿清洗屁股。洗屁股的盆要专用，每次用后消毒备用，洗屁股时由前往后洗，也可用水壶冲洗，有条件的直接洗澡。对臀部皮肤发红的幼儿，在清洗后可涂上一点油或软膏。

(8)给幼儿盥洗时，老师动作要轻柔，语言要和蔼可亲，不要留长指甲或戴容易损伤幼儿皮肤的戒指，患有灰指甲或皮肤病的老师不能参加盥洗。对大便拉在身上的幼儿，老师不能训斥或埋怨，以免增加幼儿的心理负担。

(9)盥洗结束后，由保育员负责清理，清洗消毒，拖干净地面的水渍，摆放齐各类物品，清点盥洗时用的毛巾、浴巾、拖鞋等物。教养员老师要负责检查幼儿盥洗的情况并清点人数。

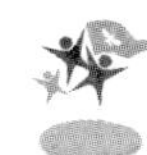

(10)患病儿童参加盥洗时，要给予特殊的帮助和照顾。如洗澡时可以让其坐着洗，可以等别的孩子都洗完后再给患病儿童洗，也可单独洗，洗时注意观察其情绪、面色及皮肤嘴唇的颜色。

(11)盥洗室中的老师要职责到人，在幼儿盥洗过程中不得随意离开，必须等最后一个幼儿洗完后才能离开。对一些盥洗设施在户外的，要求有遮雨棚。冬天 0 ℃以下天气，不宜在户外洗手，可用保温桶或水壶洗手。对几个班合用盥洗室的，在不影响进餐的情况下，分时段进行盥洗。

(12)寄宿制的幼儿园晨间洗漱工作量很大，保教人员要一起参与。幼儿起床后，分组上厕所，刷牙洗脸。幼儿从茶杯箱里取出自己的茶杯，老师给幼儿挤上牙膏，观察幼儿刷牙，教给幼儿竖着刷，先刷上牙，再刷下牙，刷 3 分钟，然后吐去泡沫，漱漱口，最后用自来水冲洗牙刷和杯子。刷牙后茶杯不再放入茶杯箱，放在桶里，以便清洗消毒。牙刷要专用。牙刷每3个月换一次。小班幼儿刷牙不到位的要督促其漱口。

(13)早上洗脸，先由老师调好电热水器的水温，再让幼儿湿洗，让幼儿用毛巾沾水洗两遍，特别要洗眼睛，然后擦干。洗脸后由老师给幼儿脸上、手上涂上油脂，让幼儿自己抹开。大班幼儿可自己取油脂擦，老师只要打开油脂盖，将油脂放在班里的桌上，告诉幼儿取指甲大小的油脂即可。没有电热水器的园所要准备一只大保温桶，保育员兑好冷热水后，再让幼儿洗。

(14)寄宿制幼儿晚上睡觉前，先洗屁股后洗脚，脚巾脚盆专用，每周消一次毒。

(六)上午点心

上午点心是针对早上在家吃早餐的幼儿开设的。因在家吃早餐较早，或有的幼儿早餐吃得不好，故在上午9:00～9:30给幼儿增加一些点心。户外锻炼回来洗完手后，幼儿自己去茶杯箱拿茶杯，再拿饼干或糕点，坐到位子上以后由保育教师给幼儿倒牛奶或豆浆。吃完早点后，让幼儿将用过的茶杯放入容器中，由保育教师去清洗消毒，但必须用流水清洗，不要倒在水池中洗(以防水池污染)。消毒后的茶杯尽快放入茶杯箱，以便幼儿喝水。如幼儿吃上午点心时喝开水，则喝完的茶杯不需要清洗消毒。如在寄宿幼儿园集体吃早餐可保证热量供给，上午则可不吃点心。

(七)餐前餐后

正确组织幼儿进餐，保证按时按量供应幼儿饭菜，有利于儿童的生长发育。

1.餐前

(1)保育员在每日进餐前30分钟开始餐前准备，首先配制好抹桌子的消毒液，将餐前准备桌(原则上不允许在玩具柜、茶杯箱上等处摆饭菜)或手推车擦好备用，最后检查餐巾、餐盘是否消好毒。如餐具在班上消毒，要检查消毒情况。

(2)如保育员去食堂取回消毒好的餐具，途中餐具上必须盖上消毒布或盖，防止灰尘、苍蝇进入。保育员将取回的餐具放在餐前准备的桌上或手推车的下层。

(3)由教师负责幼儿纪律，在幼儿进餐前30分钟，可以安排幼儿安静地听音乐或听故事等，避免幼儿过度兴奋或出汗。教室宽大的或有封闭走廊的，可让幼儿坐在活动室的一边、四周或走廊里。桌子不要挤放在一边，要宽松地摆放，以便幼儿进餐。

(4)食堂人员将各班的饭菜送到班上，装饭菜的容器上必须加盖。如果食堂工作人员不足，可由各班保育员去厨房饭菜存放间窗口领取饭菜。饭菜取回后由保育员在进餐前10分钟开始抹桌子。

(5)教师在盥洗室负责组织幼儿洗手，洗手前先检查一下肥皂和擦手毛巾是否放好。幼儿园要求每班应有两教一保。如果部分托幼机构每班一教一保，餐前管理就要由保育员一边抹桌子一边维持幼儿纪律。洗手后与饭菜入口时间间隔在10分钟以内。

(6)盥洗室里的老师必须等最后一个幼儿洗完手，收拾好毛巾，拖干地上的水渍，整理好盥洗用具，才能从盥洗室出来。如果是两教一保的人员编制，其中一个老师可先去吃饭，以便照顾幼儿午睡；如果是一教一保，必须两个人同时照顾幼儿进餐。

(7)吃饭前，组织幼儿放椅子时要告诉幼儿，椅子不要放到桌子底下去，要轻轻摆放，将小椅摆放到与桌子间留有一双腿的空间，洗完手后是不能用小手去拉椅子或者随便乱摸的。

(8)保育员抹桌子时，第一遍用清水，第二遍用消毒液，抹完消毒液后停5～10分钟再抹去，第三遍用清水。保育员抹完桌子后，可在每张餐桌上放一个消毒好的餐盘，里面放上本桌就餐幼儿的筷子或小勺，以便幼儿自己从餐盘中拿餐具。幼儿从中班下学期开始使用筷子。

(9)抹桌子原则上是和洗手同步进行。如幼儿围着桌子坐，必须走一桌抹一桌，如不围桌子坐，保育老师可将几张桌子一起抹好。

2.餐中

(1)保育员分发饭菜。原则上要求小班、托班幼儿饭菜放在一只碗内，碗要比中班、大班的大一点；中班、大班幼儿饭菜分开放，用两只碗，一只装饭，一只装菜。幼儿吃饭最好不要用盘子，因为盘子太浅，盘底烫，不好端。

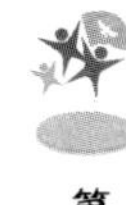

(2)保育员必须站在餐前准备桌前面对着幼儿打饭菜。用手推车时，则可将车推至幼儿桌前。不要让幼儿等所有幼儿都坐好后再吃，饭菜打好一个吃一个。吃饭慢的幼儿可以先洗手吃饭。

(3)幼儿饭菜是一荤、一素、一汤。荤素菜可和饭一起吃，要求一口饭一口菜，等饭菜全部吃完后才能喝汤。

(4)给幼儿盛饭菜时要注意量和质的分配。盛菜时要注意荤素搭配，荤菜的量要均匀，如肉丸、鸡翅、鸡腿、大排等应按个数分配。鱼头和骨头不能当作荤菜给幼儿吃。如果吃鸡腿、大排、有汤汁的包子等，要给每张餐桌放一块餐巾，让幼儿擦手。

(5)中班、大班幼儿可自己端饭菜，但不能端汤。小班、托班幼儿的饭、菜、汤都不能自己端，由老师用托盘或手推车送到餐桌上。

(6)饭菜全部打完后，保育员负责照顾幼儿添饭；若用手推车，则将车推放在讲台的位置添饭。此时，老师巡回观察指导幼儿正确进餐。

(7)给幼儿添饭菜时，可根据幼儿的个体差异而定，但要争取让每个幼儿都添到饭菜。在指导幼儿进餐时，不要催促幼儿“快吃”，这是让幼儿最紧张的。可以鼓励幼儿细嚼慢咽，等咽完一口再咽第二口，告诉他“时间很多，别急，慢慢吃”，或者说“瞧，今天×××小朋友吃饭有进步”，或者说一些鼓励的话和刺激食欲的话，如“今天的菜烧得真香，连老师都想吃了”等等。给幼儿添饭时不要问他：“你要不要添饭？”大多数幼儿会说：“不要。”一旦说不要，要硬性强迫就会伤了幼儿的情绪。可以问幼儿：“你添过饭了吗？”幼儿摇头或回答：“没有。”那么这时就可以自然地给幼儿添一点饭菜。要尽量把饭菜分配完，不要剩余。

(8)给幼儿添汤，必须将汤桶拎至幼儿桌边去盛。若汤桶很大、很烫，则需在幼儿桌边放一张小椅子，将汤桶放在上面。汤不要盛得太满，汤碗不要从幼儿的头顶上端过去，以免发生意外。冬天汤要热点，夏天要温凉一些。

(9)幼儿进餐时，保教人员不要大声喧哗，不要讨论饭菜的好坏，不要随便尝幼儿饭菜。在冬天或有大风的天气进餐时，不要开窗，以防对流。冬季饭菜要保温，简易的做法是在盛饭菜的容器外面做一个棉套。

3. 餐后

(1)保育员要事先准备好餐后擦嘴的餐巾，可将餐巾放在茶杯箱上或餐前准备桌上。幼儿吃完饭菜后让其将餐具放到餐前准备的盆里或桶里。幼儿放餐具时告诉其轻轻摆放，然后拿一块餐巾擦干净嘴巴和手，将擦过的餐巾放在指定容器里待洗。

(2)用保温桶里的温开水漱口，防止幼儿用自来水漱口而饮下去。幼儿在盥洗室漱完口一定要告诉其不要用自来水冲杯子，如果用自来水冲洗了，必须让老师重新消毒再放回茶杯箱内。

(3)餐后的卫生打扫由保育员负责，但必须等最后一个幼儿吃完后再进行。先用清水抹干净桌面油腻，再用洗涤剂抹一遍，最后用清水抹一遍。

(4)幼儿吃完饭后，擦漱完毕，搬着自己的小椅子坐到活动室一边或到封闭的走廊里，春秋天可坐到户外。最好不坐在活动室里，以免影响未吃完饭幼儿的情绪。等所有幼儿都到齐后，由教师组织幼儿饭后散步 20 分钟。饭后不宜剧烈活动或过度兴奋。

(5)饭后的餐具一般由炊事人员取走清洗、消毒。

4. 各餐注意事项

(1)晚餐的管理与午餐相同，但在食物上要清淡一些，谷类、荤菜量要少一点，少 5～10 g。

(2)早餐主要是为寄宿制幼儿安排的，一般安排在起床 30 分钟后。对不在幼儿园寄宿而来园吃早餐的幼儿，必须与家长规定好入园的时间，尽量安排班级统一时间吃早餐。

(3)早餐最好由炊事员送进班，因为保育员要做晨间清扫或组织幼儿起床，穿衣，时间比较紧张。早餐的牛奶、豆浆、稀饭不能太烫，冬天要热一些。吃完早餐后由教师组织幼儿到户外做晨间活动。

(4)寄宿制的幼儿园，在晚饭后安排幼儿吃水果，一般安排在晚餐后 1 小时。吃水果前先让幼儿洗手，吃完水果后让幼儿漱口，然后组织幼儿进行一些比较安静的活动，准备晚间盥洗。

(5)有些园所是在大餐厅用餐，餐前必须由专人对餐桌进行消毒。幼儿在洗完手后，由老师组织进餐厅，然后由各班级保教人员安排自己班幼儿进餐。原则上不要求幼儿在大餐厅进餐，一是容易分散幼儿的注意力，二是各年龄段幼儿对饭菜及进餐时间要求不一样，三是吃饭环境较嘈杂，四是容易交叉传染疾病。因此，最好在班级内用餐。

(6)有些园所为提高幼儿兴趣，开设自助餐，这作为教学活动每学期搞 1～2 次是可以的，如果作为常规，从儿童保健上来讲是不符合要求的。自助餐一是不容易掌握幼儿的进食量，无法计算营养；二是容易养成幼儿挑食的习惯；三是延长了幼儿进餐时间；四是幼儿自己选食物，动作上不如成人协调，容易将食物掉在地上或桌上，幼儿往往将弄脏的食物抓起又放入碗中，很不卫生。

(7)幼儿胃容量小，一般食物在胃里消化 3～4 小时才排出，因此进餐要定时定量，两餐间隔 3.5～4 小时。同时，幼儿的食道比成人短而狭窄，黏膜娇嫩，胃肠蠕动能力较差，加上胃的消化量比成人小，消化能力较弱，因而必须给幼儿较有利于消化的食物，不宜给他们吃油炸、辛辣刺激、添加人工色素或香精的食物。

(8)合理搭配，保证幼儿膳食平衡，如米面搭配、干稀搭配、荤素搭配、甜咸搭配。对食欲不好的幼儿要耐心鼓励，不要强迫，并与家长探讨分析幼儿不爱吃饭的原因。

(9)对于食欲旺盛、狼吞虎咽的幼儿则要给予纠正，对肥胖儿童要控制其米面食物、动物脂肪食物的摄入量。

(八)午睡

睡眠是大脑皮层的一种保护抑制，使大脑得到充分休息。睡觉的场所要空气流通、宽松、不阴暗潮湿，静无噪音，并有保暖降温设备。幼儿大脑发育尚未

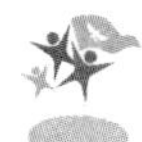

成熟，每天应保证 11～13 小时的睡眠。如果睡眠不足，就会引起生理功能紊乱、神经系统失调、抵抗力下降，严重的会影响幼儿生长发育。

(1)睡觉前，保教人员首先调节好室温，冬天气温低于 5 ℃要提早使卧室升温，夏天气温超过 30 ℃要提早开启电扇或空调。睡觉时拉好窗帘，光线要暗，托班和离厕所远的班级，卧室中要备 2～3 个痰盂。

(2)为幼儿安排合适的睡床，一人一床、一被、一枕。如房屋紧张，日托可以睡重叠床铺，寄宿制园所必须有专用卧室，一人一铺。卧室中必须装有窗帘。寄宿制园所可以安排幼儿穿拖鞋，但必须有标识，专人专用。

(3)午睡一般安排在饭后 30 分钟。午餐后 20 分钟散步，10 分钟上厕所，然后脱去外衣裤午睡。不要用外衣裤做枕头，不卫生，可把外衣裤叠好放在床脚。保温设施好且与卧室相连的活动室，可将外衣裤脱放在小椅子上叠放好。小幼儿必须由老师帮助脱叠外衣裤。

(4)中班、大班幼儿上床后自己摊好被子，小幼儿由老师事先摊好被子。幼儿睡觉只要不用被子蒙头，各种姿势都可以。幼儿睡下后，可闭眼睛，也可不闭眼睛，要求保持安静，对难以入睡的幼儿要多陪一会儿，让其尽快入睡。

(5)对于睡通铺的园所，可以让幼儿头对脚、脚对头分隔睡觉，以减少呼吸道疾病的传染。幼儿一人一枕一被，床铺不要拥挤。

(6)对睡高低床的幼儿，要十分注意其安全，要注意脚蹬架是否牢固，床沿是否安全；靠近窗户的床头尤其要注意安装栏杆，防止幼儿坠落。要注意吊扇下不能摆放高低床。靠墙的床附近不能有电源插座。

(7)幼儿的被褥不要太大太重，冬天睡觉要增加一条盖被；夏天要为幼儿准备一条毛巾被，或用被套作盖被，还要配备席子。卧室要宽大，有壁柜，以便换季时存放被褥。

(8)寄宿制幼儿园安排幼儿睡觉不宜太早，一般在 21:00 以前。针对胆小怕黑或想家的幼儿，卧室中要留有一盏小台灯，老师应多陪伴他一会儿。对有尿床习惯的幼儿一定要定时叫尿，一般在 22:00～23:00 或清晨 3:00～4:00 各叫一次。对夜间起来小便的幼儿要给他披一件衣服，以免其受凉。对不舒服的幼儿要通知保健老师。保教人员与夜间老师交接班时一定要交代好幼儿人数和幼儿情况。

(9)冬季午睡时间可短一些，要求幼儿迅速起床穿衣，要保证室温 18～20 ℃。大班幼儿可以自己穿衣。小班、中班幼儿由老师帮助穿衣。秋冬季节指导幼儿先套上毛衣，再穿袜子、套毛裤，然后坐在床沿套上外裤，下床穿好鞋，最后穿上外套。套头衣服应指导幼儿先套进头，再套袖子。要注意随气温变化给幼儿增减衣服。冬季先穿上衣再穿裤子。穿裤子时指导幼儿分清前后，先套左腿，再套右腿。

(10)幼儿起床后，保教人员要观察幼儿的精神、情绪、面色等是否异常，指导幼儿分清鞋子的左右，检查幼儿是否穿戴整齐，鞋带、纽扣是否系好扣好。再检查床上是否异常，如是否有尿床、流鼻血的痕迹等，并组织幼儿上厕所、洗漱。

(11)午睡后，由教师组织幼儿上厕所、洗手，保育员负责整理床铺、卷好窗帘、开窗通风。寄宿制幼儿园幼儿早上起床后，保教人员要共同组织幼儿洗漱、吃早餐，等幼儿做操时，保育员可整理床铺。

(12)对睡觉中幼儿发生的异常情况，如发热、哮喘、剧烈咳嗽、流鼻血、腹痛、腹泻、呕吐等，要迅速通知保健老师。夜间如有幼儿患病，应尽量通知家长，并及时送患儿去医院。因此，寄宿制幼儿园夜间要备有电话。另外，夏天要有防蚊设备，值班人员要不停地巡察，要有交接班记录。

(13)保教人员在幼儿睡觉时不要大声说话、吵闹，不要在幼儿的床上睡觉。不干私活，如织毛衣、看小说、缝补衣服或洗衣洗头等，更不要将自己的孩子带进班里吃午餐、睡觉等。不要大声训斥不入睡的幼儿，越训他，他越紧张，越睡不着。对睡不着的幼儿，只要他不妨碍别人，可随他去，不要强迫他睡觉。

(14)保教人员要抱托班、小班幼儿上床，睡好后拉好围栏。若个别幼儿有吮手指、咬被头的习惯，教师要纠正。

(15)部分园所的卧室远离活动室，睡觉时要有保教人员两人护送，雨雪天要打伞分批护送。没有卧室的园所在活动室中搭简易床或拼桌子睡午觉，这一定要在幼儿散步时准备好。睡桌子或铺板的，垫被要厚一些，要防止幼儿从桌上跌下，起床后立即收拾好被褥，被褥要放在库房或专用的位置，不能放在铺板上。

(16)对不在幼儿园吃午餐但入园午睡的幼儿，要和家长规定好时间，统一入园午睡时间。

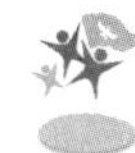

(九)下午点心

(1)下午的点心一般安排在午睡起床30分钟后，让幼儿缓解一下睡觉情绪再吃点心。保育员负责午点的准备，餐具中午消好毒，以备下午吃点心时用。午点由炊事人员送进班或让保育员去取。

(2)如午餐后餐桌已用消毒液抹好，下午吃点心时桌子可以不用抹。

(3)吃汁水较多的水果，以及汤汤水水的点心如赤豆汤、山芋稀饭、烂面条等时，必须准备餐巾给幼儿擦嘴。吃饼干或其他干点心、喝开水时，用餐巾纸擦嘴即可。

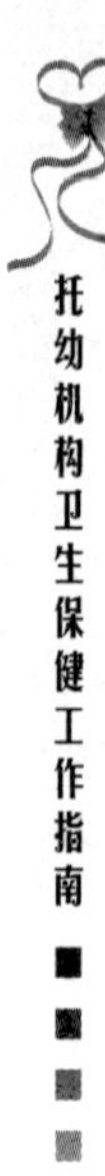

(十)幼儿个人卫生

儿童良好的卫生习惯不仅仅表现在大小便、盥洗、睡觉、进餐等方面,还有一些日常的卫生习惯及行为习惯都要从小养成,在幼儿园时期的培养是至关重要的。

(1)养成幼儿不吃掉在地上的食物,不将玩具、铅笔、图书等物放在嘴里,不吮手指、不咬指甲的习惯。幼儿手指甲每两周剪一次,脚指甲每月剪一次。

(2)教会幼儿使用小毛巾或餐巾纸,手绢要每日更换。寄宿制幼儿要有两条小毛巾更换清洗。小毛巾要放在口袋里,不要用别针别在身上,一是不安全,二是不卫生。班级里要备有餐巾纸,随时为幼儿提供,并教会中班、大班幼儿自己拿餐巾纸使用。

(3)培养幼儿良好的卫生习惯,不用衣袖擦鼻涕,不用嘴巴去舔鼻涕,不用手揉眼睛,不用手指挖鼻孔,不随地大小便,不随便咬人、抓人等。

(4)教室采光要好,保证幼儿的用眼卫生。幼儿看电视,中班、大班 30 分钟,小班 20 分钟,托班 15 分钟,距离电视 2 m 以上,电视机高度距地 1 m 左右。

(5)教育幼儿不乱用别人的茶杯、毛巾、餐具,不吃别人剩下的食物。

(十一)离园

(1)幼儿准备离园时,教师要稳定幼儿情绪,检查幼儿回家的物品是否放好。

(2)来接幼儿的家长一定是教师见过面的家长,对生人来接幼儿原则上不放行。对父母离异的幼儿,一方来接一定要征求另一方的同意,以免闹矛盾。

(3)家长接幼儿时,教师可简单告知家长幼儿在园情况,有特殊情况的幼儿须仔细向家长交代。

(4)过了幼儿离园时间家长还未到的,要一方面与家长联系,另一方面派人留守,安慰幼儿,并及时通知园领导。

(5)老师下班时要与留守老师交代幼儿情况及人数,并有书面交接记录。

(6)当幼儿离园时,老师要亲切地和他说“再见”或表扬他一下,说他今天表现很好,如吃饭好、画画好。

(7)等幼儿离园后,保育员可做清洁、消毒工作,如清洗茶杯、毛巾,打扫房屋等,最后检查水电、门窗是否关好,贵重物品是否放在安全地方,然后锁好门下班。

(8)寄宿制幼儿一周回家时东西较多,要用专用包带好一周的换洗衣物。

(十二)物品管理

在日常保育工作中,生活用品必不可少,它是保证幼儿正常生活的必需用品，必须妥善保管、精心维护、保证使用。生活物品主要由保育员负责保管。

（1）班级盥洗室里的生活用品主要有：水壶1只、小塑料桶2只、大塑料桶1只、盆2个、水瓶2个、毛巾架1个、消毒柜1个、茶杯箱1个、保温桶1个，另有肥皂、肥皂粉、抹布、多角夹、毛巾、餐巾、茶杯、点心盘若干。

（2）厕所里的物品主要有：拖把2个、扫帚1把、簸箕1个、垃圾桶1个、厕所刷1个、痰盂（视情况定数）。

（3）卧室里的物品有：窗帘、床单、垫褥、被子、被套、枕头、枕头套、拖鞋、席子、毛巾被、风扇、痰盂。

（4）保育员对所保管的物品必须经常清点登记，不得借给私人使用，其他班级借用要及时归还，如借用时间长，要有借条。进出物品要登记，经常予以核对。

（5）对损坏的物品要及时报修或更换，并说明损坏的原因，因失责造成的损坏或丢失，要求责任人照价赔偿。

（6）班级中最好有存放物品的仓库或保管室，一半存放保育用品，另一半存放教学用品。如没有多余的房屋，可在盥洗室中安装吊柜或在卧室中安装壁柜存放。

（7）托班、小班的物品还包括围嘴、奶瓶等。

（十三）幼儿衣着

托幼机构的保育工作重点是保育护理，保育工作的好坏直接关系到幼儿园的生源及儿童的生长发育。热了给幼儿脱衣，冷了给幼儿加衣，这也是家长较为关心的问题。合理安排幼儿在园衣着，有很多科学道理，保教人员应该掌握。

（1）幼儿和成人穿得差不多，只要手脚暖和就好。如果穿得多，反而手脚冰凉，那是因为穿多了的孩子活动不便，血液循环不畅。

（2）冬季0℃左右，幼儿穿棉毛衫裤、1～2件毛衣、小棉袄，外出时加一件大衣或棉外套，入园后一定要脱去外套、帽子、手套，下身穿一条厚毛裤加罩裤或一条棉裤。冬季外裤要厚一些，如牛仔裤等。不要在棉裤里加毛裤，使幼儿活动不便。

（3）早春、深秋穿棉毛衫裤、一件毛衣、一件棉袄，下身穿一条毛裤加罩裤，进班时如有空调或保暖设施，可脱去棉袄。

（4）春秋季可穿衬衫、衬裤、1～2件毛衣，加外衣，下身穿一条棉毛裤加罩裤。活动时可脱去一件。

（5）随时给幼儿增减衣服，主要是在户外活动、锻炼、进餐时，要保证幼儿的手脚活动自如。天气很冷时，让幼儿活动一会儿，手脚暖和了再减衣。午睡起

床时，如果天气变冷了，要及时给幼儿加衣。

(6)幼儿的衣着要科学，如鞋子最好没有鞋带，要跟脚，衣服、裤子最好不用拉链，尤其是男幼儿裤子的裆口不宜装拉链。衣服最好是开襟的，便于幼儿穿脱，套头的衣服幼儿不太会穿。幼儿的脖子较短，衣领不宜过高，尤其是毛衣领子。裤子最好是带松紧带的，但不宜过松，吊带裤较好。幼儿不适宜用皮带。男幼儿从里到外的裤子都要留小便洞，小幼儿的裤子除外面罩裤要满裆的外，里面裤子可以是开裆的，便于上厕所。罩衣和罩裤不要太小太紧身，尤其是裤子，小裤脚或喇叭裤都不适宜。服装要合身，不要为了让幼儿多穿几年，而让衣物过大或成人化。

(7)儿童的衣着尽量不要用化纤类的，棉织品、全毛的较好，颜色深淡无所谓，只要能清洗干净就行。不要给幼儿的衣服上佩戴饰品，尤其是小圆珠饰品，容易发生意外，又不宜清洗。

(8)儿童的衣物要保管好，尤其是寄宿制的幼儿，一周回家时，带的物品较多。在入园时，保教人员要有一本入园物品登记本，如登记衬衣几件、袜子几双、手绢几条等，离园时按照物品种类放入幼儿的书包内。幼儿的衣物要家长写上名字，以防混用或遗失。

(9)儿童的衣着要合体，保教人员需告诉家长幼儿的行为习惯与成人不同，因为顽皮，衣着容易脏或损坏，因此每次入园要按幼儿园的要求配备幼儿衣着。

(10)冬天，幼儿入园时喜欢戴帽子，进班后应脱下帽子放好，不要戴着帽子参加一日活动。

(十四)空调开启时间

冬季气温在 5 ℃以下时开启空调，夏季气温超过 30 ℃时开启空调，可每隔 2 小时关闭空调一次。冬季空调温度设在 18～22 ℃，夏季设在 26～27 ℃。上午 10 点半活动室可开启空调，为幼儿午餐保证适宜的室温。卧室 12 点开启空调。

二、儿童良好卫生习惯培养

良好卫生习惯包括饮食、睡眠、盥洗、大小便等方面及生活自理与互助。培养儿童良好卫生习惯是培养良好行为、独立生活能力及发展幼儿智力的有力措施，也是培养其热爱劳动、团结友爱良好品德的需要。

(一)培养儿童良好卫生习惯的原则

(1)根据幼儿各年龄段神经、精神发育的特点，适当提前进行。

(2)托幼机构的保教人员和家庭成员对幼儿的要求和教育方法必须一致，

以免引起幼儿的心理紊乱。

(3)对幼儿的尝试成功或失败都应正确对待。尝试成功了,要给予肯定、表扬、鼓励,并提出新的希望和更高的要求;尝试失败了,不要批评、惩罚或埋怨,应帮助其找出失败的原因,克服困难,鼓励再次尝试。

(4)对幼儿的抵抗性心理,应正面引导,不要强迫和命令。可采取分散注意力或不理睬的方式予以暂时缓解。

(5)良好卫生习惯应从小开始培养。它需要经过成人长时期的培养与教育才能养成,一定要持之以恒,避免急于求成。

(二)培养儿童良好卫生习惯的方法

对于年幼的儿童,所采取的培养方法应形象具体,反复训练,使其形成条件反射,来达到养成习惯。

(1)榜样示范法:幼儿好模仿成人习惯,成人的良好行为是培养幼儿良好卫生习惯具体、形象而又直观的示范,如准备睡觉时成人铺被、拉窗帘、洗脸、洗脚,吃饭前摆放碗筷、桌椅等都是给孩子一种示范和暗示。也可让行为习惯好的幼儿做典型榜样示范。

(2)渗透教育法:利用看图片、讲故事、教儿歌、做游戏等形式进行渗透教育来达到培养目的,如有部分幼儿不爱走路,老是要大人抱,成人可以说:"小鸟自己飞,小兔自己跑,小鱼自己游,它们都没有让妈妈抱啊!"一是给孩子形象教育,二是无形之中还教会了孩子"飞、跑、游"等单词,寓教于乐。

(3)反复练习法:条件反射的形成需要反复练习,良好卫生习惯的形成更是如此。为提高幼儿反复练习的兴趣,可采取带有竞赛性质的游戏,如问小朋友在吃饭前应该先做什么,让孩子回答,有的孩子会说"洗手",有的会完整地说"应该用肥皂洗手",当然是完整说出的孩子应该予以鼓励。或者通过让孩子比赛穿衣、铺被等来达到练习的目的。

(4)物品定位法:将幼儿常用的物品、玩具摆放在规定的位置,并严格要求按规定的位置摆放,使其对常用物品的位置形成固定的印象。例如,每天午睡前,让中班、大班幼儿自己脱外衣裤、鞋袜,自己叠放整齐,摆放在老师指定的固定位置上;每天吃完饭后,碗筷应该放在哪里,餐巾用后放在哪里,等等。定位法是指导孩子养成良好习惯的坐标,使幼儿在完成这些习惯时不会手忙脚乱、没有头绪。

(5)督促检查法:幼儿的自觉性、坚持性和自制力都较差,需要不断地督促提醒和检查,这样可使其良好的习惯不断强化,逐步形成自觉行动。对思想注意力不集中或者粗心的幼儿,应不断地督促,但不宜包办代替,如孩子在某个环节上没有养成良好习惯，可以说："刚才你还差一样事没有完成，想想看，是什么事?"当他想起来后，可以说："很好，现在请你去完成它。"这样的督促检查可以使幼儿容易记住，下次不太会忘。

(6)家园共育法：利用多种渠道和家长定期沟通，如家长开放日、家长园地、家长日记等，请家长参与共同配合，培养幼儿良好的行为习惯。

(7)自理互助法：生活上的自理是幼儿独立性发展的第一步，是保证今后全面发展的基础之一，因此应重视幼儿自理能力的培养。培养幼儿自理能力可从一点一滴开始，并应在各方面为其创造条件，如培养幼儿自己穿脱衣服、扣纽扣；培养幼儿自己穿鞋，鞋子不用系带式的；培养幼儿自己收拾玩具，玩具要放在固定的位置。初学如遇困难或失败，可适当降低任务难度，以免幼儿因急躁而失去兴趣。当其有信心克服困难时，要积极鼓励。对在劳动中闯了小祸的幼儿，不要责怪，也不要由成人包办代替而轻易剥夺其自理生活的机会。托幼园所要教育幼儿互相帮助，如让幼儿帮助其他小朋友解开衣服背后的纽扣，收拾餐桌、餐具，简单地打扫卫生等，以培养其关心集体、互助友爱的良好品德。

在自理互助中，教师可以循序渐进地培养幼儿。可以让能力强的幼儿先行一步，但不能事事都叫能力强的孩子做，这样容易挫伤能力弱的孩子的自尊心，或养成能力弱的孩子的依赖性。能力弱、胆子小的幼儿可以给他们一些简单、易操作的任务，使其慢慢适应，同时要培养幼儿的抗挫折能力。不要老是批评占上风的孩子，袒护哭泣的孩子，要问明原因，鼓励受委屈的幼儿树立自信心，找出失败的原因，并且耐心地告诉占上风的孩子不要欺弱；也可以根据实际情况表扬，因为占上风的孩子不一定就是错的。在时间、场合允许的情况下，不要替孩子完成任何事，如幼儿吃饭吃得慢、洒得多，应尽量让其自己吃完；穿衣如果穿错，家长、教师可以纠正，但不要包办。

(三)循序渐进，不操之过急

幼儿行为习惯养成不宜操之过急，应按照幼儿年龄的特点培养，从成人辅助开始，让幼儿从部分参与到能独立完成各种生活自理。

托班(2～3岁)：此年龄阶级的幼儿，能保持走路平稳，知道坐下、起立，并会在成人帮助下完成进食，大小便需要成人帮助穿脱裤子，洗手需成人帮助，并逐步会自己喝水，在成人帮助下上床睡觉。

小班(3～4岁)：此年龄幼儿能搬小椅子，会按成人指示完成进食、睡眠、大小便。但不会穿脱衣服，能分清鞋子的左右。可告诉幼儿睡觉前鞋子脱下来要放在床前摆放整齐，衣服看老师叠好放在小椅子上，上完厕所要叫老师擦屁股，进餐时能咽完一口饭菜后再吃第二口。

中班(4～5 岁):此年龄阶段幼儿会收拾玩具、摆放玩具,自己会脱衣服、睡眠,并会把衣服叠好放好,起床时会自己穿裤子,知道先穿好一条腿,再穿另一条腿,上厕所会穿脱裤子,洗手时会擦肥皂并冲洗干净,自己会吃饭。

大班(5～6 岁):此年龄阶段幼儿会用完整语言表达需求,具备一定的生活自理能力,如自己穿衣服、套袖子,睡前会自己铺被子,大小便后会自己擦屁股,并会洗脸、洗澡。

第六章　儿童膳食

一、膳食管理

托幼机构须成立膳食管理委员会(简称“膳委会”),对科学合理地管理幼儿营养和膳食起到监督作用。同时为了更好地对幼儿的膳食费分配精打细算,保证每月的盈亏在正常范围内,既能保证幼儿的营养,又能使膳食费不超支,膳委会可以发现问题、解决问题,对保健人员做的每月膳食调查,及时分析其中的问题,提出改进意见。

(一)膳食管理委员会

膳委会由园长或分管园长、保健人员、保教人员代表、炊事人员代表、财务人员、家长代表等组成,每月召开一次会议,必要时随时召开,有专门的记录、到会代表名单和讨论的议题等。

(1)膳委会成员能简单地懂得儿童营养的基础知识,掌握每月膳食的收支情况,并能深入班级、厨房了解幼儿的进餐情况和炊事人员的实际操作能力。

(2)监督幼儿园的饮食卫生安全工作,做好防止食物中毒,以及食物的防盗、防腐工作。

(3)师生膳食严格分开,饭、菜、汤均分开烹饪、分开核算,并有明细的教师膳食账目。由膳委会负责监督。

(4)每月定期向家长公布膳食账目。

(5)保证幼儿食谱多样化、不单调、不重复,要求平衡膳食、荤素搭配、粗细搭配、软硬搭配,不能忽多忽少。

(6)对膳委会会议前一次提出的问题是否得到解决要进行追踪,直至问题得到解决。

(二)食堂各项管理要求

1.食堂仓库

(1)园内要设专用的膳食库房,面积不小于6 m^2,并有专人负责。膳食库房不阴暗潮湿,光线明亮,通风良好。

(2)膳食库房要设在食堂旁,物品出入库有登记账目,并有发货人和领货人及两人以上签字,库房随时锁门。

(3)膳食库房内的食品和用品要分不同货架存放,物品要有标签,食品要加盖,防止潮湿、霉变、挥发。所有物品均要有采购时间、保质期记录。

(4)食堂要配备冰箱或冰柜,可以放在膳食库房内,如放在库房外,则必须上锁。

(5)膳食库房内的粮食要放入专用储具,防鼠、防潮。库房要安装纱门、纱窗,定时开窗通风。

(6)非膳食库房人员不得随意入内。库房人员可每年轮换,做到定期盘点、核算,物品丢失或账目有错时,要仔细查找原因,做到账、物相符。

(7)注意膳食库房的清洁卫生,每日一小扫,每周一大扫,使库房无霉味,食品不变质、无虫蛀。

(8)对采购来的物品,由管库人员或分管园长等验收过秤、过数后入库。

(9)管库人员要有计划,使物品不积压、不浪费、不重复,做到价廉物美,勤俭办园。

(10)膳食库房不得为炊事人员储放私人物品,不得作更衣、休息间。

2.食堂采购

(1)采购人员必须身体健康,思想作风正派,不以公谋私,能吃苦耐劳,每日清晨在幼儿入园前采购好一日食物,也可由食品供销机构送货上门。

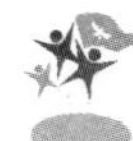

(2)有计划地采购食品,选择食品质量好、价格公道、信誉高的商店、菜场和超市。

(3)采购物品一定要向卖方索要正规发票或收据,如个别物品无正规发票,一定要有两人证明,收据须经园领导签字后方可生效。

(4)外出采购物品,要注意安全,如货款的安全,以及骑车、过马路等交通安全。不买腐烂变质食品和假冒伪劣商品,外面熟菜买回来要加工后再给幼儿吃。

(5)采购中不得接受对方的贿赂和回扣,如有正常经营中的让利等,须向园领导汇报,由其妥善处理。

(6)严格按照带量食谱和幼儿就餐人数选购食品,不得自作主张,随意更换或改量;遇有误差,应及时与保健老师联系,经同意后更改。

(7)采购食品时要注意食品应新鲜,鱼类眼珠透明,不混浊、凹陷,肉质有弹性;肉类食品色泽明亮,无滑黏感,富有弹性;蔬菜新鲜、不萎枯脱水。

(8)为集体采购物品时,不得为私人代购物品,公私分明,严格区分。遇有生病或有事要请假,尽早通知园领导或班组长,以便及时做出安排。

(9)对不容易保存的食品最好当日采购,如牛奶、豆浆、活鱼、虾、新鲜蔬菜等。对损耗量大的食品,采购人员可在带量食谱的基础上放宽一些,对损耗量小的食品则要减一些量。损耗量大的荤菜有鸡腿、鸡翅、猪肉、虾、排骨、鱼、肝、牛肉等;损耗量大的蔬菜有韭菜、绿豆芽、西红柿、笋瓜、黄瓜、茄子、冬瓜、洋葱、苋菜等;损耗量小的蔬菜有毛豆、土豆、白菜、芹菜、萝卜、蚕豆、四季豆、豇豆、蒜苗等及豆制品。

3.饭菜存放

(1)食堂必须有饭菜存放间。存放间面积要大于 5 m^2,设有开放式存放台,有能够开关的发饭菜窗口。存放间内不设洗水池及下水道,以减少污染途径。

(2)饭菜存放必须配备专用空气消毒设施,严格进行空气消毒。要有专人负责存放间的消毒工作,并有每日消毒记录及责任人的签字。

(3)饭菜存放间可摆放消毒好的各班幼儿餐具、当天烹饪好的食品或各班已分装好的食品。带外包装的食品箱、筐不得进入存放间。

(4)分装好的饭菜放置在存放间中,必须加盖后才能分发到各班。发饭菜窗口如果朝外,必须有遮雨设施。

(5)在饭菜存放间分饭菜的工作人员,必须换穿存放间工作衣、帽,洗净双手,方可在存放间分发各班已消毒好的餐具及分装好的饭菜。

(6)严格执行存放间的每日清洁工作,做到餐台无油腻、无浮尘,玻璃光亮,环境整洁。

(7)饭菜存放间不得摆放食堂内炊具及炊事人员的私人物品,不得摆放冰箱。

4.饭菜运输

(1)食堂烧好的饭菜,必须按各班实到人数,按带量食谱的数量分装到各班的容器内。有些荤菜尽量按个数、块数分装,以保证每人摄入量,如虾、鸡腿、翅、排骨、鱼块等。

(2)分好的饭菜及时送入饭菜存放间待发,不能放在烹调间。分饭菜的勺子要摆放在消毒好的容器内,不能随意放在餐台上。

(3)消毒好的餐具及送饭菜、点心进班的容器要加盖加罩。用送饭车或电梯送饭菜,每天使用前有专人用消毒液清洗擦拭餐车或电梯,有消毒记录及责任人签字。

(4)冬天送饭菜途中要注意容器保暖。夏天要防止过烫。

5. 食品加工烹饪

(1)食品加工前应检查食品原料的卫生质量,不合格原料不选用。

(2)食品粗加工必须做到荤素食品分池清洗,荤食品不能放在洗蔬菜的水池中,水池一般有3～4个。洗涤拖把的水池必须与清洗食品池分开。蔬菜要先洗后切,不得将切好的菜长时间泡在水里。

(3)严格执行生熟分开,刀板、抹布、容器、餐具均有生熟标记,不得混用。切配菜应有专门案板,荤素案板必须分开。每天使用后洗刷干净,用前消毒。

(4)灶台保持清洁,做到无油腻、无浮尘、无食物残渣,排气罩不滴油。工作结束后做好地面、灶台的清洁工作。

(5)饭菜烹饪时,尽可能保存食品的营养素,加热食品必须充分加热,使食品每个部位均匀受热。

(6)为防止有害物质的产生,幼儿尽量少吃油炸食品、烧烤食品、添加色素食品。

(7)炊事人员尝菜时,不能用大勺或手指,必须用小匙尝菜,尝剩下的汤菜不能倒回锅内。

(8)隔顿、隔夜食品,不得回锅烧给幼儿吃。外购熟食,要回烧后给幼儿吃。

(9)幼儿园食堂不得制作凉菜。卤菜要现做现吃,用砧板切过的卤菜要用卤汁再回烧一下。

6. 食堂安全

(1)非厨房工作人员一律不得进入食堂。

(2)食堂要安装纱门、纱窗,做到防蝇、防鼠、防蟑螂,食堂地沟要安装防鼠网。泔水桶、垃圾桶要盖,密封存放,日产日清。

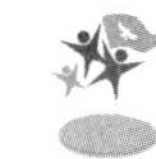

(3)食堂内禁放有毒、有害物品。消毒药品要专人保管,专柜存放,专人配比使用。

(4)采购有包装食品,必须有品名、产地、厂名、生产日期、批号、规格、保质日期及产品检验合格证。严格索证制度。

(5)食品应分类保管存放,应在安全期内使用。

(6)幼儿每日食用的熟食品,必须在冰箱内留样48小时。每种食物留样品200 g,以保证检测量。冰箱、冰柜有专人保管使用,生熟食品分开存放,定期清理食品。每周清洁消毒一次。不得购买腐败变质食品,严防食物中毒。

(7)食堂远离幼儿活动区,严防幼儿进入。蒸饭箱不能放在食堂外,电热开水器不能放在食堂内,以免影响老师打开水。

(8)注意食堂安全,下班前检查食堂门窗、水电、煤气是否关好,防止失窃、失火、投毒等事故发生。

7. 食品验收

幼儿园采购食品有专人负责,一定要在符合国家卫生标准的超市、农贸市场或食品商店采购,采购人员要认真执行规章制度,认真细致地选购食品,选择色泽明亮、新鲜、无变质、不过期的食品。

对采购回来的食品,园内要设专人负责验收,如后勤园长或会计及其他人员。应对每样食品仔细检查验收过秤,并将食品名称、用量、单价、总价分别记入食堂用量表。食品按当日幼儿就餐人数采购。如果遇有幼儿缺勤,在10人以内则不用去除食品量,分给集体幼儿食用即可;如缺勤人数在10人以上,则要带量扣除,将扣除下来的食品放入冰箱。

对采购的粮食、调味品、香料类食品,要仔细查验生产日期、保质日期,并检查包装袋有无破损,完备后交给管库人员入库。

验收到不合格食品须立即通知商家调换。

二、膳食费用

(一)管理要求

(1)膳食管理委员会监督园内的营养膳食管理,要求膳食费专款专用。幼儿膳食费只能用于幼儿膳食,计划开支,保证幼儿每天食品的实际供给量,以满足儿童生长发育的需要。如果发现幼儿某天的菜肴不足或剩余太多均可提出讨论。

(2)监督幼儿膳食费的使用,不得挪作他用。要求师生膳食严格分开,包括粮食。不得刻意将膳食费节省下来用于园内节日庆典或给园内人员发福利。不准用幼儿膳食费购买与幼儿食品无关的食品或其他物品。不准故意将膳食费结余到一定的程度用于添置厨房用品或进行食堂改造。

(3)学期内每月膳食费盈亏在2%左右。

(4)要求园长监督幼儿膳食费的合理使用,专款专用,把好发票签字关,每次签字须审核每日购买食品的明细,采购人员、验收人员签字后,园长方可签字。

(5)在采购食品中容易出现漏洞环节,每日对采购或定购配送回来的食品把好验收关。原则上食堂人员负责采购,食堂采购人员不能承担验收工作。对食品采购人员、保管人员要加强管理,这些特殊岗位人员要定期轮换。

(6)长期在关系户如配菜公司处订购食物,要确保食物质量,不得接受回扣、贿赂,要求开具正式发票。要查看《食品生产许可证》和《食品流通许可证》。

(7)本年度在园内结余的膳食费如太多,园长有权决定本学期最后或下学期开始酌情减少收取幼儿膳食费,但不得买礼品发给幼儿。

(8)对历年结余的膳食费可暂行封存,以后由行政主管部门决定处置方法。

(9)要求财务人员做好每月幼儿和教师膳食费的收入支出及幼儿退伙的明细账,教师膳食费的来源要有出处。

(10)要求财务人员单独做一本膳食财务明细账,每天的送货凭据及购买幼儿食品的明细,要求按月日与凭据相对应做好明细账的记录。对报销的幼儿膳食费,一个月开一张大发票,要求供货商提供购物明细,每月购物明细凭据必须附在发票后,要装订成册。

(11)财务人员要把好发票签字关,每一张购物单据要求采购人员、验收人员、园长签字后方可结款。发票不得简单开具"食品",每一张发票要注明蔬菜、荤菜和食品名称及多少钱,与后面凭据的数据吻合。

(12)做好园内幼儿的退伙工作,幼儿一天以上未入园才能退伙。如果没有请假当天没有入园,而菜肴已买,原则上不退伙。

(二)膳食收费分配标准参考

各个地区的市场物价标准有所不同,制定托幼机构膳食费用的标准则很难统一。但是如何能让幼儿得到正常生长发育所需要的营养素,这一点是必须统一的。在制定膳食收费标准时,应以保证幼儿正常生长发育为基本原则,不管物价如何,幼儿膳食营养供给量不能改变,必须以科学的、合理的要求配制膳食,这就是膳食收费标准的原则与依据。

做到精打细算、量入为出、杜绝浪费,力求做到少花钱而得到高质量的营养,这就要求搞好膳食的经济核算,根据膳食计划管理好幼儿膳食,做到既不节余太多,也不超支过多。

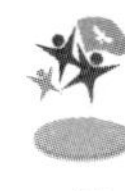

根据上述托幼园所膳食标准要求,以达到促进幼儿正常生长发育所需要的食物名称、单价、每人每日进食量单价,计算出每人每天伙食费。现列举 3～6 岁幼儿膳食费的计算方法,如表 6-1～表 6-4 所示。

表 6-1　　三餐一点幼儿膳食费分配标准(14 元标准)

餐别	食品名称	进食量(g)	支出小计(元)	合计(元)
早餐	大米或面粉	50～100	0.50	2.50
	鸡蛋或咸蛋、肉松	10～50	1.50	
	牛奶、酱菜或其他	10	0.50	

续表

餐别	食品名称	进食量(g)	支出小计(元)	合计(元)
午餐	大米或面粉 肉类等荤菜 蔬菜	60 60～75 100～150	0.50 3.50 1.00	5.00
午点	面粉 水果	25 70	0.50 1.00	1.50
晚餐	大米或面粉 豆制品或荤菜 蔬菜	60 50～70 100	0.50 2.00 1.00	3.50
调料	油 糖 调味品	15 20 适量	0.15 0.10 0.10	0.35
燃料、水电	燃料、水电	—	0.60	0.60

注:本膳食费标准为 14.00 元/日。全天膳食可获取蛋白质约 50 g,热量 1448 kcal(1 kcal=4.185 kJ),费用合计 13.50 元左右。如晚点吃水果,晚餐控制在 2.00 元。

表 6-2　　一餐两点幼儿膳食费分配标准(8 元标准)

餐别	食品名称	进食量(g)	支出小计(元)	合计(元)
早点	豆浆或牛奶 点心	120	1.20	1.20
午餐	大米或面粉 荤菜 蔬菜	60 60～80(净) 100～150	0.40 3.60 0.80	4.80
午点	面粉、点心 水果	25 70	0.50 0.80	1.30
调料	油 糖 其他	8 10 适量	0.10 0.10 0.10	0.30
燃料、水电	燃料、水电	—	0.40	0.40

注:本膳食费标准为 8.00 元/日。全天膳食可获得蛋白质约 26.5 g,热量 750 kcal,费用合计约 8.00 元。

表 6-3　两餐两点幼儿膳食费分配标准(12 元标准)

餐别	食品名称	进食量(g)	支出小计(元)	合计(元)
早点	饼干	10～15	0.20	1.20
	豆浆或牛奶	120	1.00	
午餐	大米或面粉	60	0.40	4.80
	肉类等荤菜	60～80(净)	3.60	
	蔬菜	100	0.80	
午点	面粉、点心	25	0.50	1.30
	水果或其他	70	0.80	
晚餐	大米或面粉	50	0.50	3.50
	豆制品或荤菜	50～70	2.00	
	蔬菜	100	1.00	
调料	油 糖 调料	适量	0.40	0.40
燃料、水电	燃料、水电	—	0.80	0.80

注:本膳食标准为 12.00 元/日。

表 6-4　一餐两点幼儿膳食费分配标准(10 元标准)

餐别	食品名称	进食量(g)	支出小计(元)	合计(元)
早点	饼干	10	0.50	1.50
	豆浆或牛奶	100～120	1.00	
午餐	大米或面粉	60	0.50	6.00
	豆制品或荤菜	100	1.00	
	蔬菜	50	4.50	
午点	面粉、点心	50	1.60	1.60
	水果或其他	70		
调料	油、糖、盐、味精	适量	0.50	0.50
燃料、水电	燃料、水电	—	0.40	0.40

注:本膳食标准为 10.00 元/日。

三、膳食卫生

（一）炊事人员个人卫生

(1)选派身体健康、作风正派、年富力强的人员从事炊事工作，一般男性不超过60岁，女性不超过55岁。

(2)一些登记园所应选择专业学校毕业的炊事人员，如营养学校、烹饪学校的宾馆管理培训、厨师培训等专业毕业的，有专业技能和理论知识，且已获得专业证书的人员。

(3)上岗前需进行食品专业行业的健康检查，一般在地区疾控部门或保健部门检查。检查项目包括心肺、肝脾、肝功能、大便培养，还有辅助检查，如性病、霉菌感染等检查，合格后方可上岗，以后每年体检一次。

(4)做好个人卫生，勤洗头、洗澡、剪指甲，夏天每天洗头、洗澡。上班时要穿工作服、戴帽子，操作时不抽烟，分熟饭菜时不大声讲话，尝菜用小碗、小勺，不使用幼儿餐具。

(5)有条件的园所要给炊事人员配备更衣室，配有衣柜、桌椅。更衣室应整洁、不零乱，个人物品专柜存放，换下的衣裤、鞋子不乱丢，工作服每周清洗消毒一次，夏天每日清洗。

(6)炊事人员上厕所必须脱去工作服，上完厕所用肥皂洗手后再穿上工作服。

(7)炊事人员患病时，不要坚持上岗。遇有人手不足时，临时帮忙人员必须要有健康证，包括分管园长和保健人员。

（二）食具卫生

(1)择菜、洗菜、切菜区域要分开，菜要先洗后切，不能把案板放在地上切菜。洗菜时，要洗三遍，盛放洗好、切好的菜的盛菜筐不能放在地上，应直接送入烹调间的案桌上待炒。盛菜筐每日用后要刷洗干净。

(2)餐具在清洗时，有专门摆放的餐台或货架，不能放在地上，尤其是汤桶、水壶、锅、盆。清洗时先用洗涤剂，然后用清水洗净后送往消毒柜消毒。

①餐具清洗消毒有专人负责，有消毒记录。

②餐具、菜具、熟食容器餐后应立即消毒，做到使用一次，清洗消毒一次。

③餐具清洁消毒必须做到一刮、二洗、三冲、四消毒、五保洁。

④餐具使用前消毒，要求分班消毒。煮沸：餐具浸没水中，水开后煮沸20分钟；蒸汽：流动蒸汽持续蒸15～20分钟；消毒柜：严格按各消毒柜使用说明消毒。不得将消毒好的餐具分装到各班容器内，防止消毒后再污染。饭桶、菜具、

汤桶，每日使用后必须高温消毒。

⑤幼儿餐具、饮具不得用消毒液浸泡。

⑥消毒好的餐具放置在消毒柜中备用，用前放入饭菜存放间分发到各班。

(3)厨房的环境卫生：要有定期的清扫制度，每日一小扫，每周一大扫，每月一检查。要求炉灶台面案板、地面、门窗及炊事用具清洁、整齐，无污染物，无油腻。保持室内的清洁、整齐。

(4)要严格执行幼儿食具清洗及消毒制度，保证餐具每餐消毒，一般用消毒柜消毒或蒸煮消毒。消毒除常规操作要求外，还需注意餐具消毒间隔、温度和时间，以达到消毒目的。不能采用开水烫的方法。

(5)严格执行生熟分开。切熟菜的案板专用，炊事用具(如刀、板)以及盛食物的盆、桶、筐及抹布等，均应有显著的生、熟标识。盛生食品与熟食品的容器不能混用。

(6)饭菜存放间是临时摆放烧好的饭菜和消毒过的碗筷的场所。要制定消毒制度，定时定人每天上午餐前餐后用消毒液擦洗餐台和门窗一遍，使餐台无浮灰，无油腻。带外包装箱的食品、箱和筐不得进入饭菜存放间，不要在饭菜存放间里更衣。

(7)炊事人员按职责分工保管好自己的炊具，按指定位置摆放，做到炊具整洁、不油腻，刀不生锈，擀面棍上无面渍，案板上无霉点，抹布干净。

(8)机械设备用后随时清洗消毒，如绞肉机、和面机等。在专用面点间内不得堆放生菜或带血水的食品。

(三)食品卫生

1.食品的卫生

经营或生产食品单位须向卫生监督部门申请餐饮服务许可证，取证前不得开展工作，每年必须要审验。食品应当无毒、无害，符合应有的营养要求，具有相应的色、香、味等感官性状。

专供幼儿的主、辅食品，必须符合国务院卫生行政部门制定的营养、卫生标准。

2.食品生产经营过程的卫生要求

(1)保持内外环境整洁，采取消除苍蝇、老鼠、蟑螂和其他有害昆虫及其滋生环境的措施，与有害场所保持规定的距离。

(2)食品生产经营企业应当有与产品品种、数量相适应的食品原料处理、加工、包装、贮存等厂房或者场所(应当有更衣室、库房、粗加工间、切配间、烹调间、饭菜存放间、餐具洗涤消毒间等)。

(3)应当有相应的消毒、更衣、盥洗、采光、照明、通风、防腐、防尘、防蝇、防鼠、洗涤、污水排放、存放垃圾和废弃物的设施(主要是垃圾存放容器、纱门、纱窗、软门帘、灭蝇网、防鼠网和泔水缸)。

(4)设备布局和工艺流程应当合理,防止待加工食品与直接入口食品、原料与成品交叉污染。食品不得接触有毒物、不洁物。食品不交叉、不回流,从脏到净、从生到熟、从原料到成品。

(5)为防止农药污染蔬菜,蔬菜买来后即用自来水浸泡 10～20 分钟,如绿叶菜、花菜、四季豆等,浸泡后再反复清洗。

3.禁止生产经营的食品

(1)腐败变质、酸败、霉变、生虫、污秽不洁、混有异物或者其他性状异常,可能对人体健康有害的食品。

(2)含有毒、有害物质或者被有毒、有害物质污染,可能对人体健康有害的食品。

(3)含有致病性寄生虫、微生物的,或者微生物毒素含量超过国家限定标准的食品。

(4)未经兽医卫生检验或者经检验不合格的肉类及其制品。

(5)病死、毒死或者死因不明的禽、畜、兽、水产动物及其制品。

(6)容器包装污浊不洁、严重破损或者运输工具不洁造成污染的食品。

(7)掺假、掺杂、伪造,影响营养、卫生的食品。

(8)用非食品原料加工的,加入非食品化学物质的或者将非食品当作食品的,以及超过保质期限的食品。

(9)为防病等特殊需要,国务院卫生行政部门或者省、自治区、直辖市人民政府专门规定禁止出售的食品。

(10)含有未经国务院卫生行政部门批准使用的添加剂的食品,或者农药残留超过国家规定容许量的食品。

(11)其他不符合食品卫生标准和卫生要求的食品。

4.食品污染

自然环境中几乎处处存在着细菌,人在各种场合的各种活动中也都会沾染上细菌。细菌的繁殖是二分裂方式,条件适合时,约 20 分钟就会增长一倍,1 个细菌在 7 个小时后就会变成 1700 万个,繁殖速度非常快。因此,为了保证食品的卫生,必须要树立“无菌操作”的观念。食品从脏到净、从生到熟、从原料到成品这样一个过程中,包括人员、容器、工具、用具和操作场所均应做到不回流、不交叉,不让脏的生的原料或半成品中可能沾染的细菌污染到干净的、熟的成品。此外还应当注意保管成品的时间和存放场所的卫生条件,使少量已在食品上的细菌受到条件控制,不致很快繁殖,从而达到相应的卫生要求。

(四)食物中毒

1. 食物中毒的定义

我国食品卫生国家标准(GB 14938—1994)中明确规定了食物中毒的定义,即指“摄入了含有生物性、化学性有毒有害物质的食品,或者把有毒、有害物质当作食品摄入后出现的非传染性(不属于传染病)的急性、亚急性疾病”。

2. 食物中毒的特点

中毒患者在相近的时间内均食用过某种共同的食品,未食者不中毒,停止食用该食品后,发病很快停止。潜伏期较短,发病急促,发病很快停止。所有中毒患者的临床表现基本相似,一般无人与人之间的直接传染。

3. 微生物性食物中毒

常见的细菌性中毒包括十几种,基本上都有恶心、呕吐、腹痛、腹泻、头痛、发热等常规细菌感染的类似病状,但不同的细菌性食物中毒在上述现象中又有不同的典型症状,熟悉这些症状有助于进行区别。

4. 有毒动植物性食物中毒

(1)动物性食物中常引起中毒的有以下几种:河豚中毒,青皮红肉的海鱼开始腐败时产生的组胺中毒,死的甲鱼、螃蟹、黄鳝中的细菌及其分解产物中毒,牲畜甲状腺中毒等。

(2)植物性食物中常引起中毒的有以下几种:发芽马铃薯、黄豆、扁豆、四季豆和豆浆、杏仁、鲜黄花菜、野生蘑菇等。

四、儿童营养素需要

合理的儿童膳食不仅直接关系儿童的正常生长发育健康,也为儿童成年后的健康打下良好的基础。营养是人体为了维持正常生理、生化、免疫功能以及生长发育、代谢修补等生命现象,而摄取和利用食物的综合过程。

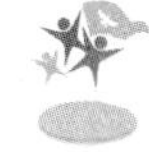

对儿童来说,膳食营养质量的好坏就更为重要。儿童生长快,代谢旺盛,需要的营养物质比成人多。成人所需的营养物质只要能维持消耗量就够了,而幼儿除了日常的消耗量外,还必须在体内有所贮存,以供生长发育的需要,在营养物质方面的要求也相对比成人高。因此,儿童在食物的选择上和成人有所不同。对儿童来讲,轻度营养不良就足以使其生长发育受到阻碍,所以生长情况常被认为是儿童最好的营养状况评价指标。儿童的营养状况与健康状况是分不开的,要保持身体健康就必须注意膳食营养。

食物由六大营养素组成,即蛋白质、脂肪、糖类、维生素、矿物质和水。营养素的主要功能为供给热量,调节生理机能,构成身体组织。

（一）蛋白质

1.生理功能

（1）蛋白质是构成一切细胞和组织的基本物质，是体液的主要成分。人体各组织和细胞不断更新需要蛋白质来维持平衡，旧的组织修补需要蛋白质，其修补作用是其他营养所不能代替的。

（2）蛋白质构成人体内各类重要的生命活性物质，其中包括人类赖以生存的各种酶、激素。酶和激素等是催化和调节代谢的重要物质。

（3）蛋白质有防御机能，是人体内免疫类物质的重要组成部分。

（4）蛋白质是供给热量的营养素之一。

（5）神经细胞内蛋白质成分最多，还组成人体的神经传递介质，调节人体的渗透压。

2.来源

食物所含的蛋白质在消化道中经胃液、胰液和肠液的蛋白酶作用分解成氨基酸后被吸收，机体利用这些被吸收的氨基酸再合成自身的蛋白质。

氨基酸可分为三类：一类是非必需氨基酸，即体内可以合成的；一类是必需氨基酸，即体内不能合成必须靠食物供给，如赖氨酸、蛋氨酸、色氨酸等；还有一类是半必需氨基酸，即部分可在体内合成。幼儿生长尤其需要必需氨基酸。

食物中奶、蛋、肉、鱼、鸡、鸭等动物蛋白质所含的必需氨基酸约有90%能被吸收，所以，动物蛋白质的营养价值比植物蛋白质高。儿童处在生长发育旺盛时期，动物蛋白和豆类蛋白（也称“优质蛋白”）的量应占蛋白总量的50%～60%。

3.儿童蛋白质的需要量

1岁以内为20 g/d，1～2岁为25 g/d，3～6岁为30～35 g/d。

蛋白质供给不足时，儿童会出现生长迟缓、体重减轻、抵抗力降低现象；严重不足时，会产生水肿。

（二）脂肪

脂肪是一类具有重要生物功能的化合物，包括中性脂肪和类脂两大类。

1.生理功能

（1）脂肪是供给身体热量的主要物质。

（2）脂肪有保暖及保护功能，可保护内脏组织不致因受外界震动而受伤。

（3）脂肪是构成细胞膜、细胞质、脂类和组成脑、神经系统、心、肝、肾的重要物质。脑组织是含脂肪最多的物质。

（4）脂肪能促进脂溶性维生素A、维生素D的吸收。

(5)脂肪有延迟胃的排空，增进饱腹感，改善食物滋味和促进食欲的作用。

2.来源

儿童膳食中的脂肪主要来源于动物油、植物油、乳类、蛋类、肉、肝等。

2～6岁儿童膳食中，脂肪供热应占总热量的30%～35%，长期缺乏脂肪易致营养不良、生长迟缓、脂溶性维生素缺乏。

(三)糖类

糖类在人类膳食中占有重要地位，根据其分子结构可分为单糖、双糖和多糖，纤维素是一类不被消化的多糖。

1.生理功能

(1)供给热量：糖类是热量的主要来源，在幼儿营养中占重要地位。

(2)构成身体有机部分(如糖蛋白)，在细胞与细胞间起信息传递的作用：糖脂、糖蛋白构成细胞并参与细胞的多种活动和蛋白质、脂肪的代谢。

(3)有解渴、利尿和强大的解毒作用。

(4)保证脂肪的充分氧化，防止产生过量酮体。

2.来源

乳类、谷类、豆类、薯类和果类等食物中含量较多，植物中也含有大量糖类。糖类摄入量不足，会导致生长发育迟缓，体重减轻，易于疲劳；摄入过多，发酵过盛，会刺激肠蠕动引起腹泻，影响蛋白质代谢。

(四)无机盐和微量元素

无机盐和微量元素是人体的重要组成部分，是调节生理功能活动，维持正常生理机能不可缺少的物质。

无机盐和微量元素主要依靠食物和饮水供给，且在食物中分布很广，一般都能满足机体需要。在膳食调配不当或机体代谢不平衡、生理需要增加等情况下，有不足的可能，尤其是钙、铁、锌和碘会缺乏。

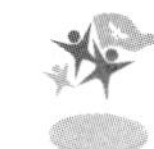

1.钙

钙是人体含量最多的一种无机盐，体内的钙有99%以上在骨骼和牙齿中。

钙是人体细胞的基本组成部分，是维持一切细胞功能的主要物质。钙能降低神经、肌肉的兴奋性，参与肌肉的收缩和维持心脏节律性，还是血液凝固的要素。

儿童在生长时期，所需钙量较成人多，1～3岁需600 mg/d，4～6岁需800 mg/d。

钙的吸收率受食物中蛋白质、维生素D的含量及钙、磷比例的影响。若食物中的植酸、草酸含量过高，会与钙结合形成不溶性的植酸钙、草酸钙，使钙的吸收率降低。因此应注意选用含钙丰富的食物(如奶及奶制品、骨制品、虾皮

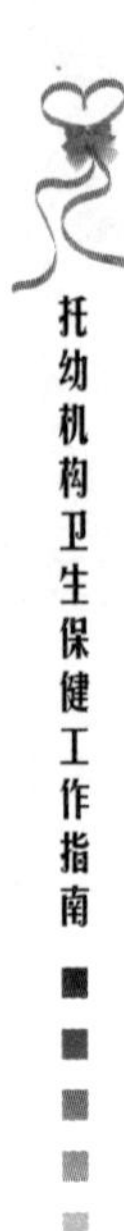

等）和含草酸少的蔬菜和豆类制品。钙的吸收率随着儿童年龄的增长而下降。

2. 铁

铁是微量元素，是合成血红蛋白的重要原料之一。人体中铁的总量为4～5 g，约有72%存在于血红蛋白中。铁的主要生理功能是参与造血，膳食中长期缺铁，会导致缺铁性贫血。铁参与氧的转运、交换和机体组织的呼吸。

铁广泛存在于动植物类食物中，如动物的肝肾、蛋黄、豆类和一些蔬菜。动物性食物中的血红素铁是由血红蛋白中的卟啉结合的铁，此类铁易被吸收，且不受膳食中其他成分的影响。

儿童铁的需要量：1～3岁为9 mg/d，4～6岁为10 mg/d。

各种食物中的铁在体内吸收率不同，动物性食物中的铁较植物性食物中的铁易于吸收。乳类含铁较少，尤其是牛奶，含铁量极低，因此以牛奶喂养的婴幼儿要及时补充含铁丰富的食物。

3. 锌

锌是微量元素，人体中虽含量极微，但具有非常重要的生理功能，如参与酶系统特异的活化作用，参与激素和维生素的作用，并能影响核酸代谢等。人体缺锌会出现食欲缺乏、生长停滞、自发性味觉减退、创伤愈合不良、口腔溃疡、反复呼吸道感染等现象。

儿童锌的需要量：1～3岁为4 mg/d，4～6岁为5.5 mg/d。动物性食物中的锌吸收率更高。

（五）维生素

维生素是维持人体生理功能所必需的营养素。人体对各种维生素的需要量很少，可是大多数维生素在体内不能合成，必须由食物供给。

1. 维生素A（视黄醇）

（1）生理功能：维生素A维持上皮组织的正常功能，促进机体的生长发育，维持正常的视觉功能。维生素A可维护正常的骨质代谢，促进儿童生长发育，并可维护上皮细胞的健康。维生素A缺乏可使机体的细胞免疫功能降低。维生素A使眼保持在黑暗中的适应能力，对脂肪代谢也有调节作用。

（2）来源：维生素A是脂溶性维生素，来源于动物的肝脏、蛋黄、乳类、菠菜、豌豆苗、胡萝卜、西红柿等。一些蔬菜、水果中含有维生素A的前身β-胡萝卜素，它们在肠内有脂肪存在的情况下被吸收，在肝脏内经胡萝卜素酶作用转变为维生素A。β-胡萝卜素是一种抗氧化剂，在组织中分解时可将自由基带走，其抗癌作用已受到重视。

（3）儿童维生素A（视黄醇）的需要量：1～3岁为310 μg/d，4～6岁为360 μg/d。

缺乏维生素 A 时，可发生皮肤角化、体重不增、干眼、夜盲等现象。维生素 A 摄入量过多可引起中毒，出现头痛、昏厥、呕吐、脱皮、四肢痛、前颅隆起等现象，严重的甚至导致死亡。

2. 维生素 D

(1)生理功能：维生素 D 促进肠道对钙、磷的吸收，维持血内钙、磷浓度，调节钙、磷代谢，促进牙齿和骨骼的正常发育。维生素 D 还具有免疫调节功能，可改变机体对感染的反应。

(2)来源：维生素 D 是脂溶性维生素，主要有两种，即维生素 D_2 和维生素 D_3。维生素 D_2 是由植物油和酵母中含有的麦角醇转变而来。维生素 D_3 是人体皮肤内的 17-脱氢胆固醇经日光紫外线照射后形成。天然食物，如鱼肝油、牛奶、蛋黄等中均有维生素 D_2。

(3)儿童维生素 D 的需要量：婴幼儿为 10 μg/d。

缺乏维生素 D 时，钙、磷吸收能力降低，钙和磷不能在骨间质中沉积，骨样组织不能转化为骨质，致使小儿发生佝偻病。

3. 维生素 B_1(硫胺素)

(1)生理功能：维生素 B_1 是构成脱羟辅酶的主要成分，为糖代谢所必需，能促进生长发育，调节胃肠蠕动，增进食欲，保持神经、心肌正常活动。

(2)来源：维生素 B_1 是水溶性维生素。谷类、豆类、乳类、酵母、瘦肉、蛋类、水果及蔬菜中均含维生素 B_1，谷类外皮中含量更丰富。

(3)儿童维生素 B_1 的需要量：1～3 岁为 0.6 mg/d，4～6 岁为 0.8 mg/d。

长期缺乏维生素 B_1 可引起"脚气病"，会出现神经系统、胃肠系统不良症状。

4. 维生素 B_2(核黄素)

(1)生理功能：维生素 B_2 是构成许多辅酶的重要成分，有促进细胞组织氧化、促进糖类的中间代谢、促进生长发育、保护眼睛和保持皮肤健康等作用。

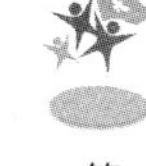

(2)来源：维生素 B_2 也是水溶性维生素，在动物性食物中含量较高，如肝、肾、乳类，酵母、豆类中含量也较多。

(3)儿童维生素 B_2 的需要量：1 岁以内为 0.5 mg/d，1～3 岁为 0.6 mg/d，4～6 岁为 0.7 mg/d。

缺乏维生素 B_2 时，易发生口角溃疡、舌炎、角膜炎等。严重缺乏时会干扰脑功能和铁的吸收，导致精神、性格改变及缺铁性贫血。

5. 维生素 C(抗坏血酸)

(1)生理功能：维生素 C 具有抗氧化作用，和其他抗氧化剂一起消除自由基，阻止脂质过氧化及某些化学物质的危害作用。维生素 C 是维持骨骼、牙齿、血管、肌肉正常功能，促进伤口愈合的必需物质，能增加机体抵抗力，具有解毒作用。

(2)来源:母乳中含维生素C较多,新鲜蔬菜,如萝卜、菠菜、西红柿及水果中含量均较高。

(3)儿童维生素C的需要量:1岁以内为40 mg/d,1～3岁为40 mg/d,4～6岁为50 mg/d。由于维生素C在烹调和贮存过程中易被破坏,因此供给量标准应比需要量高。

缺乏维生素C时,易使毛细血管壁脆性增加,易出血,甚至发生坏血病。

(六)水

水是体液的主要组成部分,儿童体内的水分占体重的70%～75%,相对成人较多。

(1)生理功能:水参与全身大部分有机组织的构成,调节人体的体温,促进新陈代谢化学反应的完成,输送营养及代谢产物,维持体液的正常渗透压,滋润皮肤,润滑关节等。

(2)来源:摄入的液体和固体食物中含有的水以及由食物氧化和组织细胞代谢产生的水。

(3)儿童水的需要量:取决于热量的需要,并与气候、饮食的质量以及肾脏浓缩功能等有关。年龄越小需水量越大,1岁以内每日需要110～150 mL/kg(体重),3～7岁每日需要90～110 mL/kg(体重)。幼儿每日摄入水量少于60 mL/kg(体重),就会发生脱水。建议学龄前儿童每日饮水1300～1600 mL。

(七)热量

人体的一切活动都需要热量。热量是食物中几种产热营养素(如脂肪、糖类、蛋白质)在体内经过氧化后产生的。

本书中所用能量单位是"kcal",其全称为"千卡路里",简称"千卡"。现在较常用的能量单位是"kJ"(千焦),1 kcal=4.185 kJ。

每克蛋白质在体内可产热量4 kcal,每克脂肪在体内可产热量9 kcal,每克糖类可产热量4 kcal。

1.人体热量的消耗

(1)基础代谢:指维持人体在清醒、安静及体温正常的状态下所需要的能量,包括维持体温、肌肉张力、循环、呼吸、腺体活动等基本生理功能的代谢所需能量。幼儿时期基础代谢需要的热量约占总热量的60%。如果用体重或体表面积为单位来计算,儿童基础代谢所需的热量占比比成人高。

(2)食物特殊动力作用:指机体在消化和吸收食物时所需的能量。蛋白质的特殊动力作用多,约为摄入蛋白质所含热量的30%,糖类次之(6%),脂肪最小(4%)。其增加量和维持时间取决于膳食的种类、数量以及进餐者的营养状况,幼儿此项热量消耗占总热量的5%~10%。

(3)动作所需:肌肉动作的热量消耗量是机体热量消耗的主要部分,新生儿只能啼哭、吸吮少,1岁以内每日约需15~20 kcal/kg(体重)。随年龄增长,活动量愈大,热量消耗愈多,需要量增加。所以必须供给儿童足够的热量以保证其体力活。

(4)排泄的损失:部分食物未被吸收而随粪便排出,排泄时消耗一部分热量,通常相当于总热量的10%。

(5)生长所需:为儿童所特有,所需热量与生长的速率成正比。如果饮食供给量不足,则生长发育会迟缓。1岁内婴儿生长最快,所需热量占总热量的25%~30%。

2. 儿童所需的总热量

儿童正在生长发育时期,其身高、体重和活动量与日俱增,所以能量的供应量就应随之增加才能满足需要。1岁需900 kcal/d,2岁需1100 kcal/d,3岁需1250 kcal/d,4岁需1300 kcal/d,5岁需1400 kcal/d,6岁需1600 kcal/d。

膳食中热量主要来源于蛋白质、脂肪、糖类三大营养素,合理的膳食要求三大营养素之间应有适当的比例,蛋白质、脂肪、糖类各占总热量的12%~15%、25%~30%、50%~60%。

(八)儿童每日食物营养素参考摄入量表(2013年中国营养学会推荐)

表6-5　　儿童每日食物营养素参考摄入量表

年龄(岁)	能量(kcal)		蛋白质(g)		糖类(g)	脂肪占能量百分比(%)	钙(mg)	磷(mg)	铁(mg)	
	男	女	男	女					男	女
1	900	800	25	25	120	35	600	300	9	
2	1100	1000	25	25	120	35	600	300	9	
3	1250	1200	30	30	120	35	600	300	9	
4	1300	1250	30	30	120	20~30	800	350	10	
5	1400	1300	30	30	120	20~30	800	350	10	
6	1600	1450	35	35	120	20~30	800	350	10	
7	1700	1550	40	40	120	20~30	1000	470	13	
8	1850	1700	40	40	120	20~30	1000	470	13	
9	2000	1800	45	45	120	20~30	1000	470	13	
10	2050	1900	50	50	120	20~30	1000	470	13	
11~13	2350	2050	60	55	150	20~30	1200	640	15	18
14~17	2850	2030	75	60	150	20~30	1000	710	16	18

续表

年龄(岁)	锌(mg) 男 女	维生素A (mg) 男 女	维生素B_1 (mg) 男 女	维生素B_2 (mg) 男 女	烟酸(mg) 男 女	维生素C (mg)
1	4.0	310	0.6	0.6	6	40
2	4.0	310	0.6	0.6	6	40
3	4.0	310	0.6	0.6	6	40
4	5.5	360	0.8	0.7	8	50
5	5.5	360	0.8	0.7	8	50
6	5.5	360	0.8	0.7	8	50
7	7.0	500	1.0	1.0	11　10	65
8	7.0	500	1.0	1.0	11　10	65
9	7.0	500	1.0	1.0	11　10	65
10	7.0	500	1.0	1.0	11　10	65
11～13	10　9	670　630	1.3　1.1	1.3　1.1	12　25	90
14～17	11.5　8.5	820　630	1.6　1.3	1.5　1.2	13　30	100

五、膳食管理原则、计划

儿童生长发育旺盛，每天必须从膳食中获得充分的营养物质，才能满足其生长发育和生活的需要。如果儿童长期缺乏某种营养或热量供应不足，不但影响生长发育，还会引起很多疾病。因此，幼儿园所要根据幼儿的年龄特点合理安排好一日膳食。

（一）儿童膳食原则

（1）膳食必须合乎营养需要，以满足迅速生长发育时期所必需的一切物质。

（2）食物中应有足够的各种营养素。各种营养素之间要有正确的比例。

（3）每日食物中所含的蛋白质、脂肪、糖类，所产生热量各占总热量的12%～15%、30%～35%、50%～60%。动物脂肪占总脂肪的30%～50%。动物蛋白加豆类蛋白占总蛋白的50%～60%。

（4）建立合理的膳食制度，包括就餐时间、次数和每餐热量的分配。热量要求早餐占30%（含上午点心5%），午餐占40%（含下午点心10%），晚餐占30%（含晚上水果5%）。

（5）食物的选择、配合要恰当，食物的品种、数量、烹制的方法均应适合幼儿胃肠道的消化和吸收。

（6）创造一切有利条件使食物中枢兴奋，引起食欲。

（7）要求绝对保证饮食安全卫生。

（二）儿童膳食计划

膳食计划的目的是得到一种能满足机体营养需要的膳食安排。凡能满足人体所需的热量和各种营养素及各种营养，相互之间又有正确比例者均称为“平衡膳食”。有计划地按照营养的需要，选择食品的品种，计划数量，加上合理的烹调和调配，称为“膳食计划”。

1.计划每日所需要的食品种类和数量

做好这项工作，首先要了解各类食品的营养成分及特点、各年龄段儿童消化功能的特点和进食量。其次还必须结合实际、当时供应情况、物质条件、饮食习惯等，合理地选择食品种类，计划数量。儿童营养的需要和消化机能因年龄而异，故集体儿童应按年龄分组进食，食品的数量、质量、烹调方法应适合年龄组的需要。一般可分为1～2岁、3～7岁两种。

选择食物的种类应考虑：富有优质蛋白的食物，如牛奶、鸡蛋、瘦肉类、肝脏、动物血和豆制品等，这些食物是促进幼儿生长发育必不可少的物质；补充维生素、无机盐的食物，如新鲜蔬菜和水果、海产品等；供给热量的食品，主要有粮食、油类、白糖等；调味品，包括盐、酱油、醋、味精等。

2.计划儿童膳食应注意的问题

（1）必须了解本地、本季节市场食品供应情况，按营养的需要选择每天所需要的食品种类、计划数量，力求达到各营养素之间的正确比例。

（2）根据幼儿伙食费标准来计划每天各类食品的进食量，力求满足幼儿营养需要。食谱必须执行膳食计划所拟定的食品种类和数量，不可任意改变。

（3）食品要促进幼儿食欲，适合儿童的消化机能。

（4）品种多样化有利于各种营养素的互补作用，提高食品利用率。

（5）配菜和烹调技术应经常改变，必须按照不同年龄组特点配制。

（6）一种完善的食谱，其食品应被完全接受，不应有余或不足。

（7）幼儿伙食费开支要切实保证饮食，不得挪作他用。

（三）1～6岁儿童每日供给的食品种类、数量及营养量表（2015年）

儿童每日供给的食品种类及数量如表6-6所示。

表6-6　每日供给的食品种类及数量　单位（g）

<table>
<tr><th>年龄(岁)</th><th>谷类</th><th>薯类</th><th>油</th><th>蔬菜</th><th>水果</th><th>蛋</th><th>鱼虾</th><th>畜禽肉</th><th>牛奶</th><th>食盐</th><th>豆制品</th><th>坚果</th></tr>
<tr><td>1～2</td><td>100</td><td>适量</td><td>20</td><td>200</td><td>100</td><td>25</td><td>20</td><td>25</td><td>500</td><td><2</td><td>5～15</td><td>0</td></tr>
<tr><td rowspan="2">3～6</td><td rowspan="2">100～150</td><td rowspan="2">适量</td><td rowspan="2">20～25</td><td rowspan="2">250～300</td><td rowspan="2">150</td><td>25～35</td><td>20～35</td><td>25～35</td><td rowspan="2">350～500</td><td rowspan="2"><3</td><td rowspan="2">15</td><td rowspan="2">5</td></tr>
<tr><td colspan="3">70～105</td></tr>
</table>

儿童每日需要的营养量如表 6-7 所示。

表 6-7　　每日需要的营养量

年龄(岁)	蛋白质(g)	脂肪(占总能量的%)	热量(kcal)
1～2	25	35	1100
3～6	30～35	25～30	1250～1600

六、带量食谱编制

(一)食谱编制

食谱是根据儿童对热量及各种营养素的需要制订的。食谱是买菜做饭的指南。儿童每日选用哪几种食品，不同年龄儿童所用的食品数量，以及如何分配及烹饪等，都需由食谱来决定。制订食谱必须了解本地区粮食、蔬菜、豆类及肉类供应情况，按营养需要选择每日所需的食品种类、计划数量，力求各营养素之间有正确的比例，使蛋白质占 12%～15%，脂肪占 30%～35%，糖类占 50%～60%。

制订食谱还应根据幼儿伙食费标准，本着节约的原则，计划每天进食的谷类、肉类、豆制品、蔬菜、糖、油等的需要量，做到少花钱而营养丰富。配菜和烹调技术应经常变换，做到多样化，并要根据幼儿年龄特点分组配备，同时制定进餐制度。

一种完善的食谱，其食品供给应完全被接受，不应有余或不足。食谱应每周更换，定期做营养计算并分析，作为矫正食谱缺点的依据。有计划的食谱既能保证膳食质量，满足儿童的营养需要，又能增进食欲，有利于消化吸收，使儿童生长发育正常。

(二)带量食谱制订

1. 早餐带量食谱

早餐要以主食为主，副食次之，要有干、有稀；主、副食要多含糖类和蛋白质。因为幼儿在上午活动时间较长，活动量比下午大，消耗的热量比重大，早餐供给的热量应占一日总热量的 30%左右(含上午点心 5%)，并保证幼儿上午脑力活动(学习或上课)所需要的热量，所以早餐应以饱腹、可口为主。

要注意早餐的色、香、味、形及品种多样化，主食不能单调，要能经常做到花样翻新，多提供一些引起幼儿食欲的食物，如豆沙包、果酱包、糖三角或糖包、麻酱卷、油盐卷、荷叶饼、马蹄卷、汉堡、三明治等，也可自制蛋糕等面点。在副食方面应选高热量、高蛋白、高脂肪的食品，如鸡蛋、牛奶或豆浆、肉松、酱牛肉、鱼片、蛋糕等。可参考表 6-8。

表 6-8　　3～6 岁幼儿早餐带量食谱举例

食品名称	重量(g)	蛋白质(g)	脂肪(g)	糖(g)	热量(kcal)
牛奶	250	7.8	9.3	13.3	168
食用糖	12	—	—	11.8	47
花卷(面粉)	50	6.2	0.7	37.5	180
肉松	5	2.1	0.5	1.4	19
小计	317	16.1	10.5	64	414

该早餐食品三大营养素含量及热量的百分比为:蛋白质 16.1 g,产生热量 64.4 kcal,占早餐热量的 15.6%;脂肪 10.5 g,产生热量 94.5 kcal,占 22.8%;糖 64 g,产生热量 256 kcal,占 61.8%。此早餐食谱基本符合营养合理分配原则。三大营养素共产生热量约 414 kcal,占一日总热量的 25.9%～33.1%。

2. 早点带量食谱

幼儿的早点热量约占一天总热量的 5%,主要是对幼儿在家吃早餐不足的补充。早点原则上补充牛奶、豆浆,但要增加谷类食物,如饼干、面包等,以补充早餐热量的不足,一般早点当中谷类食物 10～20 g。

3. 午餐带量食谱

幼儿午餐应主、副食的质量并重,汤菜的数量和质量并重。午餐主食(如谷类)的进食量,是一天中进食量最多的一次。主食品种(如大米、面粉)应交替吃,面食花样应经常翻新。副食要有汤、有菜,有荤、有素,最好是两菜一汤,荤素搭配。例如,吃红烧带鱼而另有一道青菜搭配(素菜),同时菜汤也不可缺少。为制订好幼儿午餐的带量食谱,可参考表 6-9。

表 6-9　　3～6 岁幼儿午餐带量食谱举例

食品名称	重量(g)	蛋白质(g)	脂肪(g)	糖(g)	热量(kcal)
米饭(大米)	60	3.8	0.7	47	202
带鱼	80	13.9	1.1	0.1	66
青菜	100	1.3	0.3	2.3	9
油	12	—	12	—	108
小计	252	19	14.1	49.4	385

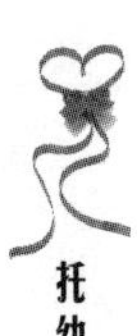

根据上表测算，蛋白质 19 g，产生热量 76 kcal，占午餐热量的 19.7%，占热偏高，正常要求是 12%～15%，这是带鱼蛋白质含量较高所致；脂肪 14.1 g，产生热量 127 kcal，占总热量的 33.0%；糖是 49.4 g，产生热量 197.6 kcal，占 51.3%，说明基本达到各种营养的供热比例要求。该午餐三大营养素即蛋白质、脂肪、糖类（糖），共产生热量约 385 kcal，占全日总热量的 24.1%～30.8%，说明该午餐食物配制热量偏低，因为午餐热量应占全天总热量的 30%～35%（下午点心热量可占 5%～10%）。

4.午点带量食谱

午点一般是水果、水果羹、糕点等，可自制点心（蒸点或煮点）。午点食品供给的热量，占一日总热量的 5%～10%。单纯的水果或鸡蛋不能代替午点，必须加点谷类食物。

5.晚餐带量食谱

幼儿晚餐带量食谱要以主食为主，干稀搭配，副食次之，以保证营养。烹调菜肴以容易消化为主，配制炒菜以可口为原则。幼儿晚餐要避免单纯供给甜食。晚餐不宜吃得过饱、过量，以免胃负担过重、消化功能受损，引起消化不良。所以，晚餐热量应占一日总热量的 25%～30%。幼儿晚餐食谱的特点是以主食为主，配制适合的蔬菜为辅。主食中的大米、面粉、玉米面、豆粉、赤豆、小米等粮食要粗细粮搭配，一是为营养的合理搭配，二是可经常变化食品种类，引起幼儿的食欲，对幼儿全面摄入各种营养素有利。副食应确保适当的营养素供给量，配制时要注意动植物蛋白质的搭配，尤其是豆制品食物为优质蛋白质，应与动物性食品同时食用，能起到两种蛋白质互补的作用，对幼儿生长发育极其重要。菜肴在烹调时要以容易消化为原则，蔬菜要鲜美可口。避免油炸食品，因晚餐后活动时间较短，容易引发消化不良。在制订幼儿晚餐带量食谱时，可参考表 6-10。

表 6-10　　3～6 岁幼儿晚餐带量食谱举例

食品名称	重量(g)	蛋白质(g)	脂肪(g)	糖(g)	热量(kcal)
大米	60	3.8	0.7	47	202
丝瓜	50	0.7	0.1	2.2	12.5
豆腐	30	1.6	0.3	0.8	12.3
牛肉	30	10.1	5.1	0.5	87.9
油	10	—	10.0	—	90.0
小计	180	16.2	16.2	50.5	404.7

根据上表测算，蛋白质 16.2 g，提供热量 64.8 kcal，占晚餐热量的 16.0%；脂肪 16.2 g，产生热量 146 kcal，占 36.1%；糖 50.5 g，产生热量 202 kcal，占 49.9%。测算结果证实，该食谱的膳食搭配基本符合平衡要求，各种营养素之间的比例还是比较合理的（晚餐共产生热量 404.7 kcal，占全日总热量的25.3%～32.4%）。晚餐热量应占全天总热量的 30%（晚上点心的热量占比小于 5%）。

七、儿童膳食调查（营养计算）

每月抽一周计算，也可每周由电脑软件计算。每学期保健人员都要手算营养比例 2 次。

记账法：用于有详细账目和各项记录的集体儿童单位。包括各种食物的进出账和幼儿每天出勤记录等。根据此段时期内各种食物消耗总量和用餐的人日数，从而计算出平均每人每日的食物消耗量及各种营养素的摄入量。

要求所购入的蔬菜、肉类、点心要记录具体名称，凡有包装的应记明包装形式如“盒、瓶、袋”等，并需说明包装的重量。糕点类需去食品厂查配方。袋装冰冻食品要记化冻去水后的重量。

下面举例说明营养计算方法（记账法）。

1. 记录食物消耗量和用餐人数

（1）托儿所、幼儿园每天要记录所消耗食物的名称、数量以及就餐的人数，每周合计一次，调味品每周记录一次。

例：记录一周就餐人数为周一 272 人、周二 268 人、周三 275 人、周四 262 人、周五 270 人，则本周就餐人数 1347 人。

记录一周某食物消耗总量：在米的消耗量上，周一 18 kg、周二 16 kg、周三 18 kg、周四 14 kg，则一周大米消耗量为 66 kg；在面粉消耗量上，周五 20 kg，则一周面粉消耗量为 20 kg。

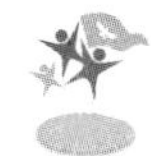

（2）吃三餐的幼儿园因每餐人数均不一样，先要计算出每天的人日数，才能算出一周的就餐人数计算人日数：幼儿每日出勤人数不定，故在计数人数时应以“人日”为单位。1 个人日就是一个人吃一天的意思；10 个人日，就是 10 个人吃一天或一个人吃 10 天。如一个孩子一天只吃了一餐，即为 1/3 人日。

在调查期间，保教人员要详细记录每餐就餐人数。记录方法有下列 3 种：

第一种方法，各餐人数相同时，则任何一餐的总人数都可作为“人日数”。

第二种方法，各餐人数不等，可将早餐人数×20%＋早点人数×5%＋午餐人数×35%＋午点人数×10%＋晚餐人数×30%，即得总人日数。（此法是估计数）

第三种方法，如三餐中有一餐或两餐人数较少，且三餐食物量又不相同，则可以大多数情况下，以主食消耗量来估计，折算人日数。如某幼儿园早餐用粮5 kg、午餐用14 kg、晚餐用6 kg，全天共25 kg，其分布比例为5/25、14/25、6/25，如早餐人数为125人、午餐为160人、晚餐为100人，则总人日数为125×5/25＋160×14/25＋100×6/25＝139人日，表示139个人吃一天。(此法相对正确)

计算出人日数记录于表内，不要保留小数位。

2.计算每人每日各种食物的平均消耗量

本周某种食物消耗总量(必须扣除剩菜剩饭多的量)/就餐总人数＝某种食物的平均每人每天摄入量(kg)，要求小数点后保留三位数。

例：大米平均每人每日消耗量为66 kg÷1347人＝0.049 kg；一周面粉平均每人每日消耗量为20 kg÷1347人＝0.015 kg。

幼儿园自磨豆浆计算：一周用黄豆15 kg，计算时必须扣除豆渣部分，一般应扣除20%，则实际计算为15×0.8＝12 kg(即去豆渣后的进食量)，一周黄豆平均每人每日消耗量为12 kg÷1347人＝0.009 kg。

若一周用冰冻虾仁600 g×6包，化冻后每包虾仁为300 g，则实际计算为0.3×6＝1.8 kg，一周虾仁平均每人每日消耗量为1.8 kg÷1347人＝0.001 kg。

3.计算平均每人每日各种营养素的摄入量

将一周内用的各种食物按品种归类后，一般归成谷类、豆类、动物性食品、蔬果类、其他类，将各类食物品种和每个人此种食物的摄入量填写到食物营养统计表。再查“食物成分表”中各类食物所含营养素和热量的数值，并将该数值乘上每人每日此种食物的摄入量，将乘积按营养类别填写，然后将表中各种营养素分别加在一起，所得的和即每人每天各种营养素的摄入量。计算所得的数值往往偏高，因为一些营养素在烹饪中遭损失，也有部分食物孩子未全部吃完，有剩余，计算时应作为参考，做相应修正。要求小数点后保留一位数。

例：周平均每人每日进食大米0.049 kg，面粉0.015 kg，则0.049 kg大米中蛋白质含量为0.049×69 g(1000 g大米中蛋白质的含量)＝3.4 g。0.049 kg大米中脂肪含量为0.049×12 g(1000 g大米中脂肪的含量)＝0.6 g。0.049 kg大米中糖类含量为0.049×781 g(1000 g大米中糖类的含量)＝38.3 g。0.015 kg面粉中蛋白质含量为0.015×123 g(1000 g面粉中蛋白质的含量)＝1.8 g。0.015 kg面粉中脂肪含量为0.015×15 g(1000 g面粉中脂肪的含量)＝0.2 g，0.015 kg面粉中糖类含量为0.015×749 g(1000 g面粉中糖类的含量)＝11.2 g。

4.平均每人每日营养素的推荐量标准

由于幼儿园各个年龄组的儿童数不同，必须算出幼儿园各种营养素的推荐量，作为评价幼儿园营养素摄入是否科学的标准，计算方法有下列两种：

(1)第一种方法：

共差＝差值×各年龄组人数。

各年龄组的总共差＝各年龄组的共差相加之和。

差数＝总共差/总人数×计算系数。

幼儿园的平均推荐量＝差数＋2 岁的基数。

例：幼儿园 2 岁儿童 20 人、3 岁儿童 55 人、4 岁儿童 71 人、5 岁儿童 71 人、6 岁儿童 61 人，热量的推荐量为：

各年龄总共差＝20×0＋55×1.5＋71×2.5＋71×4＋61×5＝849(kcal)。

差数＝849/278×100＝305(kcal)。

幼儿园的平均推荐量＝305＋1200＝1505(kcal)。

(2)第二种方法：

各年龄组的推荐量标准×各年龄组人数＝各年龄组推荐量的乘积。

幼儿园的平均推荐量＝各年龄组推荐量的乘积相加之和/幼儿园的总人数。

例：计算上述幼儿园的热量的平均推荐量。

各年龄热量的推荐量的乘积相加之和＝1200×20＋1350×55＋1450×71＋1600×71＋1700×61＝418500(kcal)。

幼儿园热量平均推荐量＝418500÷278＝1505(kcal)。

5. 计算各营养素占推荐量的百分数

各营养素占推荐量的百分数(％)＝平均每人每日实得营养素/平均推荐量×100％

要求吃三餐的托幼机构热量达到推荐量标准的 90％以上，蛋白质达 80％以上，其他营养素达 80％以上；吃一餐二点的托儿所、幼儿园热量达 45％～50％，蛋白质达 45％，其他营养素达 40％以上。全天热量分配：早餐 30％(含上午点心 5％)，午餐 40％(含下午点心 10％)，晚餐 30％(含晚上点心 5％)。

以蛋白质为例：周实得 20.4 g，幼儿园平均推荐量为 50.7 g，则蛋白质占推荐量的百分数为 20.4÷50.7×100％＝40.2％，表示蛋白质摄入量偏低。钙实得 93 mg，幼儿园推荐量为 746 mg，则钙占推荐量的百分数为 93÷746×100％＝12.4％，表示钙摄入量严重不足。

6. 热量来源的分布

各生热营养素产生热量的百分数(％)＝各生热营养素产生的热量/总热量×100％。

热量来源于蛋白质、脂肪、糖类，它们产生的热量各占全天总热量的12％～15％、25％～30％、50％～60％。

例：本周摄入蛋白质 20.4 g，蛋白质产生热量所占总热量的百分比为 20.4×4（1 g 蛋白质产生 4 kcal 热量）/607（本周摄入的总热量）×100%＝13.4%，表示基本合理。

7. 蛋白质来源的分布

各类蛋白质占总蛋白的百分数（%）＝各类蛋白质的摄入量/总蛋白量×100%。

动物蛋白质加豆类蛋白质占 50%以上，是目前认为比较好的膳食安排，有条件的可使动物蛋白质达到 50%以上。

例：周摄入豆类蛋白质 3.2 g、动物蛋白质 9.4 g、谷类蛋白质 6.5 g、其他蛋白质 1.3 g，则优质蛋白质占总蛋白质的百分数为（3.2＋9.4）÷20.4×100%＝61.8%，表示优质蛋白质供给比例略高。

8. 动物脂肪来源的分布

动物脂肪占总脂肪的百分数（%）＝动物脂肪摄入量/总脂肪×100%，动物脂肪最好占总脂肪的 30%～50%。

例：周动物脂肪摄入 12.3 g，总脂肪为 24.0 g，则动物脂肪占总脂肪的百分数为 12.3÷24.0×100%＝51.2%，表示动物脂肪供给基本合理。

9. 幼儿各餐热量分配（适用于吃三餐的幼儿园）

幼儿各餐热量分配，可按下列公式计算。

各餐摄入热量占全日总热量的百分数（%）＝各餐所摄入热量/全日摄入总热量×100%。一般要求早餐摄入热量占 25%～30%（含早点 5%）、午餐占 40%（含午点 10%）、晚餐占 30%（含晚上点心 5%）。

例：若本周早餐摄入热量 216.2 kcal，早点摄入热量为 59.4 kcal，全日摄入总量为 1296 kcal，则早餐热量所占百分数为 216.2÷1296×100%＝16%，早点热量所占百分数为 59.4÷1296×100%＝4%，则早餐加早点热量占总热量 20%，表示早餐与早点的热量偏低。

10. 一餐两点营养评价（见表 6-11）

表 6-11　一餐两点营养素摄入量占推荐量百分数的评价（供参考）

蛋白质	热量	其他营养素	评价
40%～45%	45%～50%	35%～40%	合理
＞45%	＞50%	＞40%	过剩
＜40%	＜45%	＜35%	偏低或不足
＜30%	＜35%	＜30%	严重不足

11. 调查结果营养分析

根据营养计算结果，将幼儿膳食中各营养素的摄入量与幼儿营养素的推荐量比较，算出有余还是不足，或是严重不足。根据热量、蛋白质、动物脂肪来源的分布分析营养素是否均衡，提出改进食谱的依据以提高园所的膳食质量。

八、食物加工

（一）烹饪中的注意事项

（1）膳食烹调好后即刻给儿童食用，食物要减少存放时间，尽量不要有剩菜。剩菜容易变质，倒掉造成浪费，如果食用，营养素已有所损失，菜在空气中暴露过久，或者是回锅重烧都会破坏维生素。

（2）炒熟后的菠菜，放在锅里蒸 2 小时，就会损失维生素 C 量的 35%，经 4 小时可损失 55%，回锅重烧一般也要损失 30%以上。

（3）烧菜时加一点醋，可以减少维生素 C 的损失。维生素怕光，如果把它置于阳光下半小时就会损失掉一半，刚擦破皮的萝卜内维生素 C 残余大约 98%，4 小时以后就降到 50%。维生素 C 的作用是能把三价铁还原成二价铁，而且还可与二价铁形成可溶性产物，从而大大提高食物中铁的利用率。

（4）食用玉米时，如果同时吃富含维生素 C 的西红柿，则可使铁的吸收率提高 5 倍；吃燕麦粥时同时服用 25 mg 的维生素 C，可使铁的吸收率提高 3 倍。

（5）食物的合理搭配也可提高铁的吸收率。如吃铁强化面包时，吃些肉类食品，可使植物食品中铁的吸收率提高 3 倍。但动物食品中的牛奶和鸡蛋，却抑制其他食品中铁的吸收。牛奶可使婴幼儿对硫酸亚铁的吸收率减少 75%，所以长期用纯牛奶喂养婴儿容易发生贫血，婴儿可用配方奶喂养。

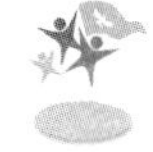

（二）食物加工对营养成分的影响

食品通过烹调加工，其中的蛋白质、脂肪、糖等营养素发生一系列的理化变化，使食品增加色、香、味，改善感官性状，可以提高人们的食欲，食品中的营养也容易被吸收，有助于人体对这些营养素的利用。通过对食品的整理洗涤、加热烹调，还可以杀灭食品中可能存在的病菌、寄生虫卵及有害物质。由于切洗和加热会损失一部分维生素和无机盐，所以烹调加工方法非常重要。

1. 米

（1）淘米的科学：米不宜淘得过久，否则会使营养素丢失。平时淘米一般会损失米中所含的维生素 B_1、维生素 B_2、维生素 B_3 和无机盐。米淘洗的次数越多，用力猛搓或淘米水的温度越高以及在水中浸泡的时间越长，营养素就损失得越多。例如,平时家庭淘米时一般会损失米中所含维生素 B_2 40%~60%、维生素 B_1 和维生素 B_3 23%~25%、无机盐 70%、蛋白质 15.7%、糖 2%。

(2)煮饭的科学:米饭以煮蒸为主,用米多少一般根据出饭量来决定,500 g 大米的出饭量为 1100~1200 g。煮粥时不要加碱或弃去米汤,否则维生素损失更多。

2. 面

(1)面点的制作设备:制作面点,需配备一些机械化设备,如和面机、搅拌机、饺皮机或面条机、烤箱等。

(2)面点的制作过程:各种面点的和面过程大致相同,一般 500 g 面粉加 250 g 水,但制作过程不尽相同。以包饺子为例,其步骤为:揉面、搓条、下剂、擀皮、上馅、包捏。

(3)面点的烹制方法:主要是蒸、煮、烤、烘、烙、炸,其中,煎炸食品不宜常给幼儿吃,以免较难消化。

(4)面团的常用品种:

①水调面团:不用发酵,品种有冷水面团,其水温低于 30 ℃;热水面团,其水温为 80~100 ℃;温水面团,其水温为 53~59 ℃。

②膨化面团:常用面头(老肥)、干酵母、活性酵母等发酵。发酵分为物理和化学发酵,配合发酵的有小苏打、泡打粉等。

③油酥面团:加入油和蛋清的面团,分为暗酥、明酥、半暗酥。

④米粉及杂粮面团。

(5)面点制馅要求:正确掌握好配料的比例;馅心一般需要有较多的卤汁;原料一般要加工成细料。

(6)面食的烹调方法中煮、蒸、炸、烙等,会引起不同程度的蛋白质、脂肪、糖类和无机盐等营养素损失。一般用蒸或烙的方法损失较少,如蒸馒头、烙饼时维生素 B_1、维生素 B_2、维生素 PP 等仅损失 10%~20%。水煮面条时维生素 B_1、维生素 B_2 损失 35%~50%。用滚沸的油在 200 ℃高温下炸面,面粉里放了碱,维生素 B 全被破坏,其他营养素的损失也在 45%以上。

3. 肉蛋类

肉类和蛋类在烹调后,除了水溶性维生素外,其他营养素损失不大。例如炒肉丝,其中的维生素 B_1 保存率为 87%,维生素 B_2 为 79%,维生素 PP 为 55%,但文火炖(煨)则维生素 B_1 保存率为 35%,维生素 B_2 为 59%,维生素 PP 为 25%。一般炒蛋、荷包蛋和煮蛋,其维生素损失在 10%以内。煮肉骨头最好先敲碎,并加少许醋,这样有利于钙的溶解。

4. 蔬菜

维生素C是蔬菜在烹调加工过程中最容易受损失的，而炒菜是较好的烹调方法，急火快炒可减少维生素C的损失。例如，西红柿去皮切成块，经过油炒3～4分钟后，其中的维生素C保存率达94%；而大白菜切块油炒15分钟左右，其中的维生素C保存率仅为57%。一般来说，炒菜使维生素C保留60%～70%，而胡萝卜素的损失较维生素C少，其保存率为76%～94%。煮菜时应将菜放入热水中煮，如土豆放入热水中煮熟，维生素C损失约10%；放冷水中煮则可损失40%。在炒菜前若将菜在热水中煮一下，再捞出，挤去菜汁，然后再炒，会使蔬菜中的大部分维生素和无机盐损失掉。因此，这种烹调方法不宜用。颜色越深的蔬菜营养价值就越高，如绿色、红黄色蔬菜。蔬菜中的纤维素是不能用水果替代的。

5. 鱼

用淡盐水漂洗鱼，可防止营养的损失；油炸鱼时最好用面粉糊调和后再炸或加入醋，这样可以减少鱼脂肪的损失，同时也可使鱼骨的钙游离，易被人体吸收；清蒸鱼时先加少量食盐，以防止蛋白质的损失。

6. 豆制品

豆制品的营养价值较高，但人体对大豆营养的吸收率差一些，大豆做成豆制品(如豆腐)后，人体对其营养的吸收率增加至90%以上。

另外，烹调时可稍加淀粉，如用豆粉类淀粉，使汤变稠浓。这样不但食品美味可口，而且由于淀粉含谷胱甘肽，对维生素C有保护作用。动物性食品也含有谷胱甘肽，故与蔬菜混合烧也有同样效果。

(三)常用食物烹饪方法

烹饪法就是人们已掌握的炒、爆、煸、烩、炸、煮、烫、煎、熘、贴、酿、卷、蒸、烧、焖、炖、烩、焯、烘、粘、汆、糟、醉、冲等多种加工食品的方法。

(1)炒：原料加工后放入热油锅中旺火急炒，汤汁少，食物清脆青嫩。旺火急炒可缩短菜肴烹饪的时间，保留食物的营养成分，主要是维生素。该方法一般用于蔬菜的烹调。

(2)煮：可使糖类及蛋白质部分水解，对脂肪则一般无显著影响，对消化有帮助。水溶性维生素(如维生素B、维生素PP)及矿物质(如钙、磷等)在水中煮易溶于水，如果煮菜汤，最好能连汤一起食用。蔬菜与水同煮20分钟则有30%的维生素C被破坏，另外有30%溶于汤内，耐热性不强的维生素B_1也遭破坏。煮时不能加碱，否则维生素B、维生素C全部被破坏。

(3)熘：一般适宜于老人、儿童。原料多系块、片、丁、丝、球等，要经过油滑或水烫熟后再熘，要火旺速成，以保持菜肴的香脆、滑软、鲜嫩。其方法大体可分为软熘、滑熘等。

特点：采用以水代油的烹调法，可减少一些营养素的损失，降低菜肴制品的脂肪含量，既符合色、香、味的要求，又富于营养，效果较好。有营养不良、消化不良、慢性腹泻等症状的幼儿可常食用。这种以水代油的烹调法，先将加工好的主要原料，辅加一些其他原料，上浆后放入开水中氽一下加工成半成品，再进行熘，如豆腐丸子、土豆丸子、山药丸子等。

(4)蒸：常用于蒸布丁、蛋饺、千张卷肉、鱼等。

特点：制作菜肴省时间，所蒸的菜肴可保持原汁原味，减少菜肴营养成分散失，还能保持原料的原有形态，便于烹制一些造型美的菜肴。先用原料调味，然后上笼蒸熟。此方法会使部分维生素 B_1、维生素 B_2 遭受破坏，除此之外对其他营养素破坏极少。

(5)烧：以红烧、汤烧为主，红烧的菜肴味鲜咸微甜，色泽发红。

(6)炖、熬：炖与熬在制作方法与要求上基本一致。

特点：原汁原味，故加汤加料时要一次加好，中途不可添汤加料，否则汤汁多则味淡，汤汁少则炖不透。炖的食物味清香淡雅，软而酥，清淡利口。炖肉类时温度要先高后低，使蛋白质凝固不丢失，其肌肉纤维的结缔组织分解成白明胶，水溶性维生素及矿物质也可溶于汤内。菜肴炖好后再放精盐调味，因为盐有渗透作用，过早放盐渗透到原料中去，会使原料自身的水分排出，使蛋白质凝固，不易溶解在汤中；而且加盐过早，会使汤随水分的不断蒸发而变咸。

(7)瓤：是一种加工方法，又是一种烹调方法。此法所用原料、调料简便易得，制作细腻，注重外形，制成的菜肴美观别致，可荤素相配，口味鲜美，如黄瓜塞肉、瓠子塞肉、冬瓜盅、烧瓤鲫鱼等。

(8)爆：分有芡与无芡两大类，有芡的爆法如油爆，无芡的爆法有酱爆、葱爆、汤爆三种。特点：有芡制成的食品质地滑软；无芡制成的食品脆嫩，入口清爽。采用旺火热锅，操作迅速，加热时间短。

(9)氽：是制作汤菜或连汤带菜的一种烹调方法。特点：制成的食品嫩爽、脆，菜肴的汤汁富有营养，口感鲜美。

(10)卤浆：多用于卤盐水鸭、卤盐水肚肫，无论采取哪种卤制方法，卤汤越陈越好。

(11)煨：是取烧和焖二者之长，即多汤、微火，长时间加盖焖烧，使菜肴烧至料烂汤浓，原汤原味。

(12)炸：原料调味，用蛋清或面粉包裹被炸的食物，用热油炸至酥软。油炸食品口感鲜美，但炸的温度高，对一切营养成分皆有重大破坏，幼儿不宜常吃。

(13)焖：原料或炸或炒以后，加入调料和汤水盖上锅盖，小火慢慢焖。此法对营养成分的影响程度与焖的时间长短有关，时间长则维生素B和维生素C损失大。此方法一般用于烧肉、蹄等。

(四)常用菜谱

1. 荤菜

红烧小肉圆、樱桃肉圆烧豆腐、黄瓜炒肉片、茭白炒肉片、千张结烧肉、土豆烧肉、四季豆烧肉、毛豆米茭白炒肉丁、芹菜干子炒肉丝、毛豆米香干榨菜炒肉丝、茄子烧肉末、烧三鲜、豇豆或四季豆烧仔排、冬瓜炖肉圆、珍珠肉圆或沙司肉圆、生瓜炒肉片、土豆炒肉片、西洋芹炒肉片、素鸡烧肉、红烧肉、蒜苗烧肉、千张卷肉、什锦肉末豆腐、鸡肉末烧豆腐、蚂蚁上树、糖醋或红烧仔排、萝卜烧仔排或肉、大白菜烩肉圆、猪肝肉圆、荸荠甜椒炒肉片、土豆葱头炒鳝片、西兰花炒肉片、白干烧肉、黄鳝烧肉、叉烧肉、毛豆米肉丁烧豆腐、花菜香菇烧肉末、鸭肫末烧豆腐、糖醋里脊、广东咕肉、芝麻炸猪排、卤猪心、卤口条、油淋鸡或盐水鸡、炒猪肝、烧鸭块或鸡块、炸或红烧鸡腿、炸或红烧鸡翅、毛豆米香菇鸡块、蒜瓣黄鱼、香酥或糖醋带鱼、红烧带鱼、红烧或糖醋大排、盐水鸭肫、胡萝卜烧羊肉、干切或红烧牛肉、洋葱炒肉片、红烧翅根、板栗焖鸡块、烩鸡酥、瓦块鱼、红烧鳝鱼、面包粉炸猪排、蚝油牛柳、香酥鹌鹑、菠萝或茄汁鸡片、沙司鱼条、红烧或清蒸鲳鱼、蝴蝶鱼片、沙司虾球、玉米粒炒虾仁、红烧大虾、青菜肉末蒸鸡蛋、莴笋炒鸡蛋、红烧鳕鱼或青鱼、彩色虾仁、蚕豆瓣炒鸡蛋、虎皮鸡蛋、五香熏鱼、清炒鱼米鱼丁、盐水大虾、银鱼蒸蛋、蚕豆瓣肉末蒸鸡蛋、五彩蛋丁等。

2. 素菜

炒或蒜拌黄瓜、烧冬瓜、炒素三丝、炒白菜梗、炒藕片或藕丝、炒青菜、炒包菜、炒花菜、炒佛手瓜、炒莴苣、炒土豆片或丝、炒四季豆或豇豆、干子炒芹菜、烧茄子、鱼香茄子烧豆腐、炒黄豆芽干子、炒菠菜、炒西芹、韭菜炒绿豆芽、烧素鸡、甜红椒炒茭白、甜椒炒绿豆芽、青豆玉米粒、清炒瓠子、清炒蘑菇、炒南瓜、炒扁豆、炒菱白、油焖笋、韭菜炒藕丝、炒木耳菜、炒菊花叶、炒菜薹、炒豆苗、炒茼蒿、清炒芦蒿、毛豆炒藕片、清炒山药片等。

3. 汤

虾米豆腐羹、鱼头豆腐汤、乌鸡山药汤、老母鸡山药汤、青菜豆腐鸭血汤、青菜鸭杂汤、瓠子蛋汤、西红柿猪肝汤、西红柿蛋汤、菜秧虾皮粉丝汤、萝卜筒骨汤、豆腐蘑菇汤、猪肝山药汤、仔排山药汤、瓠子小排汤、青菜仔排汤、萝卜排骨粉丝汤、平菇豆腐汤、鸭杂豆腐汤、黑鱼山药汤、筒骨山药汤、白菜鸭血汤、瓠子虾皮汤、菜秧虾米蛋汤、洋花萝卜蹄髓汤、苋菜虾米鸡蛋汤、紫菜虾米鸡蛋汤、冬

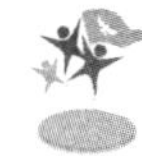

瓜海带汤、木耳菜蛋汤、茼蒿开洋汤、黑木耳粉丝榨菜汤、黄豆芽筒骨汤、芙蓉粟米羹、苋菜豆瓣汤、茼蒿粉丝蛋汤、芙蓉菠菜海米羹、冬瓜小排汤、老藕排骨汤、黄豆猪爪汤、菊花叶蛋汤等。

（五）常用点心

1.蒸类

豆沙三角包、秋叶包、小刺猬包、菜肉蒸饺或素饺、葱油花卷、双色卷、红绿丝发糕、黄金塔汉堡、旺仔小馒头、玉米粉寿桃、椒盐千层芝麻糕、双色拉糕、糖三角、肉包或小笼包、三丁包、虾皮花卷、豆腐花卷、豆沙花卷、红枣发糕、梅花糕、葡萄干开花馒头、馒头片夹肉松、三丁烧卖或素烧卖、蒸山芋、豆沙包、奶黄包、香肠花卷、玫瑰发糕、千层油糕、萝卜丝包或饼、韭菜荸荠鸡蛋蒸饺、糯米烧卖、玉米窝头。

2.烤类

热狗、豆沙面包、面包、各色蛋糕、萝卜糕、黄桥烧饼、佛手酥、水晶甜饼、桃酥、豆沙夹心糕、烤布丁、哈密瓜月饼、芝麻大饼、酥角、豆沙酥卷、叉烧酥、双麻饼、芝麻小面包、鲜肉烧饼。

3.油炸类

油条、南瓜饼、糍粑、芝麻球、炸饼、韭菜蛋饼、开口笑、麻团、糯米山芋饼、脆肉年糕萝卜饼、韭菜肉末盒或蛋盒、韭黄春卷、核桃酥、韭菜蛋皮饼、脆皮鲜奶、青豆饼、炸薯条、山芋麻球、荠菜春卷、葱油饼或糖油饼、一口酥。

（六）常用主食

鸡丝青菜木耳面条、三鲜馄饨、青菜肉丝年糕、糯米藕、牛肉菠菜拉面、菜肉水饺或馄饨、虾米荸荠馄饨、四川赖汤圆、血糯米干饭或稀饭、赤豆小元宵或酒酿、碎玉米或小米干饭、虾仁炒饭绿豆或红豆小米稀饭、八宝粥、鸭肝菜泥粥、麦片粥、麦片干饭、菜肉稀饭、百合绿豆粥、南瓜或山芋稀饭、玉米稀饭、碎花生米稀饭、面疙瘩、菠萝饭、水果粥、羊肉手抓饭、豌豆咸肉粒饭、扬州炒饭、肉汤米线、炒河粉、臊子面。

（七）食物中矿物质和维生素来源

1.钙

(1)丰富来源：香干、芝麻酱、蚕豆、虾皮、鲜骨制品、海参、小麦、大豆粉。

(2)良好来源：蛋粉、海米、芹菜、炼乳、杏仁、牛奶、冰淇淋、绿叶菜、鱼子酱、紫菜、白豆腐干、玉米。

(3)一般来源：木耳、香菜、花生米、韭菜、榨菜、毛豆、白豆腐丝、豆腐乳、酸奶、面包、蛤肉、蟹肉、杏干、桃干、柑橘、菠菜、虾米、海带、河蚌、河虾、豆腐脑。

2. 磷

(1)丰富来源:鱼粉、花生粉、南瓜子、米糠、大豆粉、全蛋粉。

(2)良好来源:牛肉、干酪、鱼、贝类、羊肉、肝、果仁、花生酱、猪肉、禽肉、虾米、葵花子、莲子、松子仁、炸鸡、干贝、芝麻。

(3)一般来源:面包、谷物、干果、蛋、冰淇淋、牛奶、大多数蔬菜、白面粉、麦片、蚕豆、绿豆、千张、赤豆、银耳、紫菜、花生、马肉、猪肾、鱼片、泥鳅、鱼子酱、蚌肉、鱿鱼。

3. 铁

(1)丰富来源:牛肾、鱼肝、鸡内脏、可可粉、鱼粉、肝脏、马铃薯、鸭血、精白米、黄豆粉、麦糠、发菜、紫菜、蛏子、墨鱼、鲍鱼、芝麻。

(2)良好来源:牛肉、红糖、蛤肉、干果、蛋黄、猪肾、羊肾、鸡肝、藕粉、腐竹。

(3)一般来源:芦笋、鸡、鱼、羊肉、扁豆、花生、豌豆、香肠、午餐肉、菠菜、全蛋、果丹皮、黄豆。

4. 锌

(1)丰富来源:海螺肉、面筋、米花糖、芝麻糖、口蘑、牛肉、肝、麦麸。

(2)良好来源:蛋黄粉、西瓜子、干贝、虾、花生酱、花生、猪肉、禽肉。

(3)一般来源:鱿鱼、豌豆、海米、香菇、银耳、黑米、牛舌、猪肝、牛肝、羊肝、金针菜、蛋、鱼、香肠、鱿鱼、牡蛎、鲜扇贝。

5. 视黄醇

(1)丰富来源:西兰花、芒果、猪肝、鹅肝、鸡肝、鸡心、鸭肝、枸杞子。

(2)良好来源:胡萝卜、苋菜、黄油、菠菜。

(3)一般来源:金针菜、马兰头、紫菜、蜜橘、鸡肉、奶酪、蚌肉、河蟹。

6. 抗坏血酸

(1)丰富来源:鲜枣。

(2)良好来源:花菜、芹菜叶、乌菜、苦瓜、灯笼椒。

(3)一般来源:山芋、红萝卜、芦笋、西兰花、青菜、卷心菜、草莓、金橘、鲜桂圆、鲜荔枝、枸杞子。

(八)患病儿童饮食

针对托幼机构中在班级和保健室接受观察的或在临时隔离室被隔离的患病或不舒服的幼儿,饮食上要给予特殊的照顾,根据幼儿的症状和病种供应饮食。由保健老师或班上老师通知食堂制作患病儿童饮食。食堂中要备方便面、八宝粥、小馄饨、麦片、藕粉等食品。

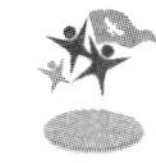

1.容易消化的食物

(1)软食:是介于普通饭与半流质之间的一种饮食,比普通饭容易消化,适宜恢复期的患儿,以及病情较轻、消化功能及食欲较好的患儿。

①食物要柔软、易于消化、易于咀嚼。主要以软饭、面食为主。蔬菜要选择含纤维少的,并将其切碎煮烂。肉类选用瘦肉、鸡肉、猪肝等,还须切碎或绞成肉糜。鱼类可煮汤或蒸。蛋类除禁用油煎外,其他烹调方法都可以。豆类可用豆制品,如豆腐、粉丝等,还可提供乳类食品。

②长期食用软食的患儿,因为软食中菜、肉等被切碎混入肉汁、菜水中,往往不能被完全食用,就会损失许多维生素及矿物质,所以应注意随时补充所需要的维生素,增加菜汤、西红柿汁、果汁等。

(2)半流质食物:比软食更易消化吞咽,是介于软食和流质之间的一种饮食。采用这种饮食的患儿,多半是发热或口腔有病,不能咀嚼及吞咽大块食物,或有消化道疾病,如腹泻、消化不良。

①食物是半液体及液体状态,易嚼易咽。

②应少吃多餐,每 2～3 小时进食一次,每天三餐两点为宜,以减轻肠胃负担。

③应尽量选用营养价值高的食品,各种营养应尽量达到或接近正常生理需要,如主食类可用大麦粥、小米粥、麦片、面条等。蛋类可用蒸鸡蛋、蛋花汤等,均在胃内停留时间较短。乳类可用羊乳、牛乳、酸奶,对胃黏膜有保护作用。蔬菜可用菜泥、菜汁等,并可含少量纤维。豆类可用豆浆、豆腐脑等。水果类可用水果泥、香蕉或将水果切成小丁。

④膳食中禁用纤维多的、质地坚硬的大块食物,以及油煎、油炸食品及刺激性食品。

(3)流质食物:是一种完全液体状的饮食,采用这种膳食的多属发高热、病情较重、口腔咀嚼及吞咽困难、食欲差、有消化道疾病、肠胃道需要休息的患儿。这种膳食营养素及热量都不足,不宜长期食用。

①多餐少食,每 2 小时进食一次,一天饮食 6～7 次,每次 200 mL 左右。

②选用营养价值较高的各种流质食品,如米汤、藕粉、杏仁露、蛋花汤、蒸嫩蛋、牛奶、肉汤、菜汤等,豆制品用豆浆等,可适量搭配果汁。

2.高营养的食物

(1)高热量(能量)膳食:对营养不良、体重不足及病后恢复期需要高热量的患儿,需要增加热量较高的食品,如鸡蛋、豆浆、牛奶、蛋羹、面条、麦片、馄饨等。

(2)高蛋白膳食:对贫血、营养不良的患儿,可于每餐增加荤菜食物一份,也可在三餐之间增加牛奶、鸡蛋、鱼、虾、肉圆等,以提高其蛋白质摄入量。

(3)少油、少渣膳食:对消化道有疾病的患儿,要用含纤维量少、脂肪少和富有营养素的膳食,如碎菜、烧烂的瘦肉、豆腐、鸡蛋、鱼、果汁、羹等,以减少肠蠕动及排便的次数。烹调时少用油,禁用粗粮、蔬菜、水果及纤维较粗的食品或大块肉类等。

3.低盐、低糖食物

低盐、低糖食物适用于患有肾炎、糖尿病的患儿。

4.不同患儿的膳食要求

(1)营养不良幼儿的膳食:幼儿营养不良是由于摄入热量和营养素不足,或不能充分吸收利用摄入的食物,以致出现生长发育停滞、身长体重低于同年龄标准、体重减轻等症状。对营养不良的患儿,除必须分析病因及时治疗外,加强营养及促进食欲也很重要。在食欲不佳时,切勿强迫进食,可选择清淡的、患儿喜欢吃的米面食物,应稍加糖类及瘦肉、鱼类以补充热量,但不宜过多,以免损害下一次的食欲。待食欲好转后再给予高热量、高蛋白、高维生素的饮食,同时补充米面食物。

(2)贫血幼儿的膳食:贫血是幼儿常见的综合征,不但影响幼儿的生长发育,长期贫血还会使抵抗力减退,易得感染性疾病,甚至影响智力的发展。贫血的原因主要是饮食当中铁的摄入量不足。此外,饮食中缺少蛋白质、维生素 C 等也可使机体不能利用膳食中的铁质,或因病菌感染导致红细胞大量遭到破坏或因外伤失血等引起贫血。对贫血患儿特别是轻度营养性缺铁性贫血的患儿,一般只要采取饮食治疗。

①含铁或铜质多的食物,如绿叶蔬菜(菠菜和青菜)、西红柿、胡萝卜、橘子、蛋黄、鸡蛋、瘦肉、动物肝脏、动物肾脏等,可增加蛋白质的供给量。

②含维生素 C 及矿物质多的水果,如红枣、橘子等,因为维生素 C 能刺激铁的吸收与利用。

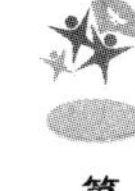

③半流质膳食或软饭。贫血患儿往往食欲减退、消化不良,应考虑易消化食品多一些,并注意饭菜的色、香、味,以增进患儿的食欲。

(3)发热幼儿的膳食:发热为幼儿最常见的症状,多数感染性疾病都有发热症状。发热时基础代谢率增高,体内消耗的热量增加,同时因受细菌、病毒等感染所产生毒素的作用,体内蛋白质的破坏增多。此外,因发热食欲缺乏,进食量减少,热量供应不足,水分损失也较大,在饮食上要注意增加蛋白质及糖的分量,还要提供大量的饮品。

饮食应注意提供容易消化的半流质或流质食品,少量多餐,多提供富含维生素 C 的橘子水、藕粉、米汤、西瓜水、绿豆汤、菜汤等,以利于体内毒素的排泄及增加对细菌的抵抗力。还要提供牛乳、鸡蛋、豆浆等高蛋白食物,以弥补体内营养的消耗。

(4)腹泻幼儿的膳食:腹泻是消化道有病的常见症状。当孩子腹泻时,除要及时查明原因,对症治疗,补充高蛋白食物以弥补体内营养的消耗外,还要补充口服补盐液(自配糖盐水)以免发生脱水、酸中毒。饮食方面,在急性腹泻期为使消化道得到适当休息,利于消化机能的恢复,可提供米汤、去油去脂的牛奶及酸奶、苹果泥等,等大便次数减少后,再提供低渣、少油、少糖、不产生气体的饮食,如大米粥、藕粉、蛋花汤、面条等。忌让患儿吃生、冷食物,牛奶、豆制品及含蔗糖多会产生气体的食物也应适当限制。

(5)便秘幼儿的膳食:便秘是由于大便习惯不良,没有养成按时大便的习惯,缺少运动,不吃蔬菜,吃肉类太多,补钙过多,饮食中缺少粗纤维等引起的。对便秘的幼儿要分清原因对症处理,其膳食应采用能促进肠道蠕动的多纤维食物,如青菜、水果、粗粮等。让幼儿多喝水,每天早上喝一杯淡盐水;适当增加脂肪含量多的食物或麻油来润肠通便。对长期便秘的幼儿在打饭菜时要多分点蔬菜。让家长对大便困难幼儿采取扩肛方法帮助排便。

(6)呕吐幼儿的膳食:呕吐分为生理性和病理性两种。生理性呕吐多为幼儿吃得过急、过快或强迫进食引起恶心导致;病理性呕吐多数是幼儿患病不舒服引起的。在呕吐严重时可暂停进食,让肠胃得到暂时休息,待呕吐稳定后再补充饮食,可提供低脂肪的半流质饮食及软饭,如藕粉、豆浆等。为生理性呕吐后的幼儿提供食物时,不要再给与呕吐前相同的食物,要换一种半流质食物,以免又刺激引起呕吐。

(7)呼吸道感染幼儿的膳食:呼吸道感染幼儿常见症状是咳嗽,严重时会伴有气喘,这部分幼儿常常因咳嗽气急影响进食,甚至吐出来。对咳嗽较重的幼儿应提供半流质饮食,如烂面条、蒸蛋羹、麦片糊等,让其少量多餐或暂缓进食。伴有气急气喘的幼儿,可在饭前 1 小时用些镇静、止咳止喘的药物,如酮替芬、氨茶碱、止喘药、镇咳药等,等稍缓解后再吃饭,发作期间不宜吃含糯米的食物和过甜食物。

(8)肥胖幼儿的膳食:幼儿发生肥胖症的主要原因是进食过多,进食的热量超过消耗量,故剩余的热量转化为脂肪而积聚于体内,也有因为遗传因素及内分泌失常,或缺乏运动所致。对肥胖幼儿的治疗以饮食管理最为重要,原因是饮食可以为幼儿提供基本营养及生长发育的需要。可逐渐控制进食量,开始要求体重不增加,以后再使体重逐渐下降,到超过年龄正常体重 10%左右时,可选择提供热量少而体积大的食物,如芹菜、黄瓜、萝卜等。蛋白质的供应量不宜过少,限制糖类和脂肪。对饥饿感强烈的幼儿,可适当增加瘦肉食品,以减缓胃的空。维生素及矿物质供给不应缺乏,总热量要控制。

(9)食欲缺乏幼儿的膳食:对长期食欲不好的幼儿要照顾其比别的幼儿先吃,每一次的饭菜量相对少一些,这样不容易增加其心理压力;也可另外烹饪一些容易吞咽的食物,如肉末蒸蛋、炒鱼片等。因为他的菜与别的幼儿不一样,容易增加其食欲。

(10)口腔疾病幼儿的膳食:对腮腺炎恢复期或可疑期的幼儿或口腔溃疡的幼儿,因张嘴痛,进食时有困难,一般应提供清淡的半流质食物,不能过甜过咸,以免刺激口腔引起疼痛,可以少食多餐。

第七章　保健资料登记统计

一、保健账册建立类别

托幼机构中保健账册主要分为登记类、统计类、营养膳食类、健康档案类及其他。

1. 登记类

常用的有体检手册、晨检记录、全日观察记录、健康教育记录、传染病记录、意外伤害记录、卫生消毒记录、常见病记录、患病儿童（体弱儿）管理记录、出勤记录、喂药记录。

2. 统计类

体格发育评价、体格增长速率统计、体检情况统计、患病儿童患病率（体弱儿）统计、五官患病情况统计、龋均情况统计、患龋情况统计、沙眼患病统计、常见病统计、传染病统计、预防接种统计、儿童意外伤害统计。

3. 营养膳食类

膳食计划、伙委会记录、带量食谱、食物用量、食堂用量、食品验收、食物营养素参考摄入量、伙食月结算、营养分析。

4. 健康档案类

保健手册、入园健康证明、预防接种证（登记完还给家长）。

5. 其他类

卫生保健工作计划和总结、健康证明、培训记录、药品出入账登记（仅限医师资格人员）。

二、托幼机构卫生保健常用指标

托幼机构卫生保健工作是儿童保健工作一个非常重要的组成部分。保健医生通过日常工作获得大量的统计数据后，经过科学的分析处理计算，可以获取有用的信息，不仅可以反映托幼机构的工作质量，指导日常工作，而且可以反映我国托幼机构群体工作水平，为上级领导决策提供理论依据。

(一)发病率

1.定义

表示一定时期内(一般为1个月或1年)，特定人群中发生某病的新病例数与在园儿童数之比。常用于对急性病在一定观察期内发生情况的调查研究。在托幼机构中，要求每月统计急性病的发病率。发病1次就为1个新病例，如在调查过程中发生几次就统计几次。

2.计算公式

某病发病率(%)＝一定时期内某幼儿园中某病新增病例数/同期在园人数×K，K＝100%，1000‰，10000/万，……

3.应用

(1)反映疾病发生的频率或强度，说明疾病的危险性。

(2)描述疾病的分布。

(3)探讨发病因素。

(4)提出病因假说。

(5)评价防治措施的效果。

4.注意事项

(1)分子和分母的确定：分子是一定时期内的新发病例数。若在观察期间内同一个人多次发病，则应分别计为多个新发病例，而不是一个新发病例。对发病时间难确定的一些疾病可将初诊时间作为发病时间。分母是同时期暴露人数，指有可能发生该病的人群，应该剔除那些在观察期间内不可能发病的人，包括因曾经患病或预防接种而获得免疫力的人和观察起始时正在患病的人。但实际工作中常不易做到，因此常用同时期平均人数近似地代替暴露人数。

(2)发病率可按不同特征(如年龄、性别、职业、种族、婚姻状况、病因等)分别计算，此即发病专率。

(3)由于发病率的准确度受许多因素的影响，所以在比较不同资料时，应考虑到年龄、性别等人口特征的构成，进行标准化。

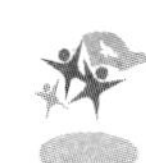

（二）患病率

1. 定义

患病率又称“现患率”，是指某特定时间内总人口中某病现患病例（包括新、旧病例）占的比例。常用于慢性病的横断面调查，如贫血、营养不良、视力低下等。

2. 计算公式

某病患病率（%）=某时期特定人群中某病现患（新旧）病例数/同期平均人数×K，K=100%，1000‰，10000/万，……

3. 应用

（1）反映疾病现存状况。

（2）常用来表示病程较长的慢性病的发生或流行情况。

（3）可为医疗设施规划、估计卫生设施及人力需求、医疗质量评价等提供科学依据。

4. 注意事项

（1）患病率可按观察时间的不同分为时点患病率和期间患病率两种。其中时点患病率较常用，理论上时点应是无长度的，但实际工作中常以不超过1个月为度。期间患病率的时间范围较长，通常超过1个月，但一般不超过1年。

（2）患病率与发病率、病程的关系：患病率受两个因素影响，一是发病率，二是病程。

5. 常用患病率

（1）营养不良患病率：

1）中重度低体重患病率：

①定义：使用世界卫生组织标准，根据儿童年龄别体重，比相应人群年龄别体重中位数低2个标准差的人数与同期接受评价的同年龄的人数之比。在托幼机构，要求幼儿轻度营养不良就进行管理，即体重小于同龄儿童年龄别体重中位数1个标准差的儿童。低体重儿童是指按年龄别体重，低于同年龄别体重中位数15%以上者。

②计算公式：中重度低体重患病率（%）=比相应人群年龄别体重中位数低2个标准差的人数/同期接受评价的同年龄人数×100%；

轻度低体重患病率（%）=比相应人群年龄别体重中位数低1个标准差的人数/同期接受评价的同年龄人数×100%。

2）中重度消瘦患病率：

①定义：使用世界卫生组织标准，根据儿童身高别体重，比相应人群身高别体重中位数低2个标准差的人数与同期接受评价的同年龄的人数之比。

②计算公式:中重度消瘦患病率(%)=比相应人群身高别体重中位数低2个标准差的人数/同期接受评价的同年龄人数×100%。

3)中重度发育迟缓患病率:

①定义:使用世界卫生组织标准及我国九市的标准,根据儿童年龄别身高,比相应人群年龄别身高中位数低2个标准差的人数与同期接受评价的同年龄的人数之比。

②计算公式:中重度发育迟缓患病率(%)=比相应人群年龄别身高中位数低2个标准差的人数/同期接受评价的同年龄人数×100%。

(2)营养性贫血患病率:

1)定义:观察时点内(指"六一"体检或入园入托体检)血红蛋白低于110 g/L的人数与同期内受检人数之比。

2)计算公式:营养性贫血患病率(%)=血红蛋白低于110 g/L的人数/同期内受检人数×100%。

(3)托儿所佝偻病患病率:

1)定义:托儿所本学期佝偻病活动期及恢复期的患病人数与托儿所0～2岁实查人数之比。

2)计算公式:佝偻病患病率(%)=本学期佝偻病活动期及恢复期的患病人数/0～2岁实查人数×100%。

(4)龋齿患病率:

1)定义:"六一"体检或入园(托)体检中患龋齿人数与受检人数之比。

2)计算公式:龋齿患病率(%)="六一"体检或入园(托)体检中患龋齿人数/受检人数×100%。

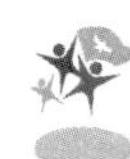

(5)龋均:

1)定义:受检者患龋齿的颗数之和与受检人数之比。

2)计算公式:龋均=受检者患龋齿的颗数之和/受检人数。

(6)弱视患病率:

1)定义:患弱视(以医院最后诊断为准)儿童数与受检人数之比。

2)计算公式:弱视患病率(%)=患弱视儿童数/受检人数×100%。

(7)视力异常患病率:

1)定义:视力异常(以复查结果为准)儿童数与受检人数之比。

2)计算公式:视力异常患病率(%)=视力异常人数/受检人数×100%。

(三)入园(托)率

定义:某地某年龄组入托幼机构儿童占当地同年龄儿童的比例。

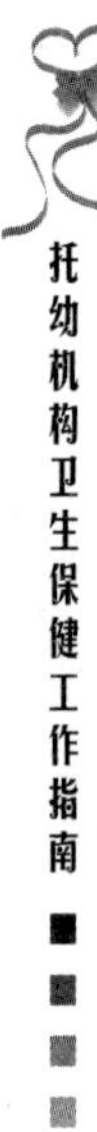

（四）体检率

1. 定义

每年“六一”儿童体检人数与应体检人数之比。

2. 计算公式

体检率(%)＝每年“六一”儿童体检人数/应体检人数×100%。

（五）儿童疾病治疗率

1. 定义

每百名有某种疾病的儿童中疾病被治疗的人数。

2. 计算公式

儿童某种疾病治疗率(%)＝某种疾病被治疗人数/有某种疾病的儿童总数×100%。

（六）患病儿童管理率

1. 定义

托幼机构对患病儿童进行管理的人数与筛查出的患病儿童数之比。

2. 计算公式

患病儿童管理率(%)＝对患病儿童进行管理的人数/筛查出的患病儿童数×100%。

三、托幼机构卫生保健资料常用表格（供参考）

托幼机构卫生保健资料常用表格如表 7-1～表 7-14 所示，其他相关表格见本书 339～344 页《托儿所幼儿园卫生保健工作规范》的附件 4、附件 5。

表 7-1　缺勤儿童家长联系登记表

日期	儿童姓名	班级	家长姓名	联系内容

表 7-2　　儿童伤害事故登记表　　年　月　日

姓名	性别	年龄	班级
发生的地点：		发生时的活动：	
损伤的部位：		损伤恢复时间：	
转归：		当班责任人：	
简述伤害事故发生经过(对损伤过程做综合描述)：			
医疗处理(医院的最后诊断和治疗意见)：			
分析(事故性质)：			
园领导意见：			

注：

(1)登记范围：在园内发生的伤害事故，包括各种中毒、溺水、触电、异物、烧伤、烫伤、其他外伤[切割伤与裂伤(缝合者)、骨折、脱臼、脑震荡、血肿]、窒息、死亡、走失、失明等。

(2)转归：按痊愈、好转、后遗症、死亡分别填写。

表 7-3　　幼儿园伙食月结算表

幼儿园名称：　　年　月　日

	班级项目	班级人数	应收伙食费	食品项目	用量金额		项目	金额
本月收入	小班			米面		本月结存	上月累计结余	
	中班			荤菜			本月结余	
	大班			蔬菜			本月累计结余	
	托班			豆制品			盈利(%)	
	合计			乳制品			亏损(%)	
				外购点心		备注		
本月退伙食费	班级	人数	退额	水果				
	小班			油			教工伙食费明细账	
	中班			调味品			本月就餐人数	
	大班			燃料			本月收入	
	托班						本月支出	
	合计						本月结余	
	减去退额费后实际费用			合计			累计结余	

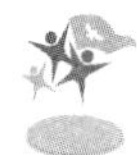

表 7-4　　**托幼机构儿童体检情况年报表**

填报单位(盖章)：　　　　填报人：　　　　填报日期：

<table>
<tr><td rowspan="2">总人数</td><td rowspan="2"></td><td rowspan="2">体检总人数</td><td>男</td><td rowspan="2">体检率</td><td rowspan="2">%</td><td rowspan="2">可比人数</td><td>男</td><td rowspan="2">患病人数</td><td rowspan="2"></td><td rowspan="2">疾病管理率</td><td rowspan="2">%</td></tr>
<tr><td>女</td><td>女</td></tr>
</table>

<table>
<tr><td colspan="12">疾病顺位</td></tr>
<tr><td colspan="2">龋齿</td><td colspan="2">贫血</td><td colspan="2">肥胖</td><td colspan="2">视力异常</td><td colspan="2">上感</td><td colspan="2">其他</td></tr>
<tr><td>人数</td><td>%</td><td>人数</td><td>%</td><td>人数</td><td>%</td><td>人数</td><td>%</td><td>人数</td><td>%</td><td>人数</td><td>%</td></tr>
<tr><td></td><td></td><td></td><td></td><td></td><td></td><td></td><td></td><td></td><td></td><td></td><td></td></tr>
</table>

<table>
<tr><td colspan="3">五官及其他情况检查</td></tr>
<tr><td>口腔检查人数</td><td>龋齿填充人数</td><td>上学年护齿人数</td></tr>
<tr><td></td><td></td><td></td></tr>
<tr><td>视力检查人数</td><td>视力异常人数</td><td>听力检查人数</td></tr>
<tr><td></td><td></td><td></td></tr>
<tr><td>听力异常人数</td><td>血红蛋白(Hb)化验人数</td><td>贫血人数</td></tr>
<tr><td></td><td></td><td></td></tr>
</table>

5岁以下儿童数		5岁以下儿童中重度贫血人数		5岁以下儿童低体重人数		5岁以下儿童生长迟缓人数		5岁以下儿童消瘦人数	

体格发育情况

<table>
<tr><td rowspan="3">指标
分级</td><td colspan="4">身高(H/A)</td><td colspan="4">体重(W/A)</td><td colspan="4">体重/身高(W/H)</td></tr>
<tr><td colspan="2">男</td><td colspan="2">女</td><td colspan="2">男</td><td colspan="2">女</td><td colspan="2">男</td><td colspan="2">女</td></tr>
<tr><td>人数</td><td>%</td><td>人数</td><td>%</td><td>人数</td><td>%</td><td>人数</td><td>%</td><td>人数</td><td>%</td><td>人数</td><td>%</td></tr>
<tr><td>上 (≥X+2SD)</td><td></td><td></td><td></td><td></td><td></td><td></td><td></td><td></td><td></td><td></td><td></td><td></td></tr>
<tr><td>中上(X+1SD～X+2SD)</td><td></td><td></td><td></td><td></td><td></td><td></td><td></td><td></td><td></td><td></td><td></td><td></td></tr>
<tr><td>中高(X～X+1SD)</td><td></td><td></td><td></td><td></td><td></td><td></td><td></td><td></td><td></td><td></td><td></td><td></td></tr>
<tr><td>中低(X−1SD～X)</td><td></td><td></td><td></td><td></td><td></td><td></td><td></td><td></td><td></td><td></td><td></td><td></td></tr>
<tr><td>中下(X−2SD～X−1SD)</td><td></td><td></td><td></td><td></td><td></td><td></td><td></td><td></td><td></td><td></td><td></td><td></td></tr>
<tr><td>下 (≤X−2SD)</td><td></td><td></td><td></td><td></td><td></td><td></td><td></td><td></td><td></td><td></td><td></td><td></td></tr>
<tr><td>增长合格</td><td></td><td></td><td></td><td></td><td></td><td></td><td></td><td></td><td></td><td></td><td></td><td></td></tr>
</table>

表 7-5 **疾病随访矫治管理登记表**

编号	姓名	性别	出生日期	年龄	家庭住址	联系电话	疾病名称	开始管理日期（年/月/日）	结案日期（年/月/日）	转归#

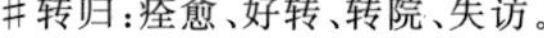
转归：痊愈、好转、转院、失访。

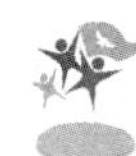

表 7-6　　蛋白质-能量营养不良儿童专案管理记录

儿童姓名：______ 性别：______ 出生日期：______年______月______日

开始管理日期：______年______月______日 出生史：早产□ 低出生体重□ 多胎□

6 个月内喂养史：纯母乳□ 部分母乳□ 配方奶□ 开始食物转换年龄：______月

既往患病情况：______

检查日期	年龄	体格检查		评估	存在问题	指导	检查者
		身高(cm)	体重(kg)				

结案日期：______年______月______日 转归：痊愈□ 好转□ 转院□ 失访□

表 7-7　　营养性缺铁性贫血儿童专案管理记录

儿童姓名：______ 性别：______ 出生日期：______年______月______日

开始管理日期：______年______月______日 母孕期贫血情况：孕周___周 Hb ______g/L

铁剂治疗：无□ 有□(药物：______剂量：______疗程：______周)

母乳喂养情况：纯母乳□ 部分母乳□ 配方奶□ 儿童开始添加含铁食物年龄：______月

儿童既往患病情况：______

检查日期	年龄	Hb(g/L)	存在问题	治疗(药物、剂量)	指导	检查者

结案日期：______年______月______日 转归：痊愈□ 好转□ 转院□ 失访□

表 7-8　　维生素D缺乏性佝偻病儿童专案管理记录

儿童姓名：______　性别：______　出生日期：______年______月______日

母孕期和哺乳期：未补充维生素 D □　日照不足 □　下肢痉挛 □

儿童服用维生素 D：无□　有□(开始服用维生素 D 年龄：______月______天

品名：______剂量：______IU/d)

儿童既往患病情况：______

体征：方颅□　肋骨串珠□　肋软骨沟□　鸡胸□　手(足)镯□　"X"形腿□　"O"形腿□

血液检查：血钙：________血磷：________血 AKP：________血 25-(OH)D：________

X 线检查：______

检查日期	年龄	户外活动时间(小时/日)	存在问题	维生素 D 治疗(品名、剂量)	指导	检查者

结案日期：______年______月______日　　转归：痊愈□　好转□　转院□　失访□

表 7-9　　视力异常儿童专案管理记录

儿童姓名：______　性别：______　出生日期：______年______月______日

开始管理日期：______年____月____日　出生史：早产□　低出生体重□　多胎□　难产□

用眼卫生史：看书姿势正确 □　观看电视、电脑或手机时间超长(每天≥1 小时)□

平时注意手卫生 □　观看电视、电脑或手机距离适合 □

既往患病情况：______

检查日期	年龄	视力情况		确诊视力异常	存在问题	指导	检查者
		左	右				

结案日期：______年______月______日　　转归：痊愈□　好转□　转院□　失访□

表 7-10 磨牙龋齿儿童专案管理记录

儿童姓名：______ 性别：______ 出生日期：______年______月______日

开始管理日期：______年______月______日 出生史：早产□ 低出生体重□ 多胎□ 难产□

口腔卫生史：平时注意刷牙 □ 出牙时补充钙剂□ 喜欢吃甜食□ 饮食后漱口□ 3 岁后氟化物护齿规范 □

既往患病情况：______

检查日期	年龄	磨牙龋齿情况		存在问题及干预措施	检查者
		左侧	右侧		

结案日期：______年______月______日 转归：痊愈□ 好转□ 转院□ 失访□

表 7-11

幼儿园班级日常消毒检查评分表

时间：　　　　　　　　　　检查人员：

检查项目及标准 / 班级	水杯餐具	擦嘴布	餐桌	毛巾	杯橱	楼梯扶手、门把手、水龙头、毛巾架	塑料玩具	小椅子	图书、纸制玩具	厕所	被褥	地面消毒	室内空气	消毒液配备方法	得分
	每天上午7:30～8:00蒸汽消毒30分钟	加餐前30分钟蒸汽消毒30分钟	餐前10分钟250mg/L消毒液擦拭，清水擦净	每天肥皂洗干净后阳光暴晒不低于6小时且暴晒时不相互叠夹	每天下午16:00用250 mg/L消毒液擦拭，清水擦净	每天上午9:00，下午16:00，250 mg/L消毒液擦拭	每周五用250 mg/L消毒液浸泡10分钟，清水冲洗晾干	每周二用洗衣粉刷洗干净，用250 mg/L消毒液擦拭	每周一阳光暴晒4～6小时，中间翻动一次	每天两次500 mg/L消毒液清刷干净	6～9月每周一次，10～5月每两周一次，传染病流行期间每周一次，阳光暴晒4～6小时，并换洗被套、枕套、褥套	每天至少两次，500 mg/L消毒液浸泡拖把10～30分钟沥干后拖地	春夏秋季节全日开窗，冬季幼儿入园前、户外活动时、午睡前、起床后、离园后开窗通风，每次15～20分钟；传染病流行期间每日放学后走廊用250 mg/L消毒液喷雾消毒，教室用紫外线消毒1个小时	日常消毒用250 mg/L，84片1片(500 mg)加2000 mL水；严重感染500 mg/L，1片药加1000 mL水；手的消毒100 mg/L，1片药加5000 mL水	
大班	10分	10分	10分	10分	5分	10分	5分	5分	5分	5分	5分	5分	10分	5分	
中班															
小班															

相应班级教师或保育员签名：

评析：

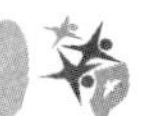

表 7-12

幼儿园卫生检查评分表

时间：　　　　　　　　　　检查人员：

检查内容及标准＼班级	地面	墙壁	门窗	桌椅	厕所	杯子	环境	玩具	被褥	衣帽橱	公共卫生区	得分
	时刻保持干净整洁，纸屑垃圾随时清理，用较干的拖布清洁地面，无死角	无高吊灰，干净，无胶纸粘贴痕迹，无乱涂乱画	窗框保持干净整洁，窗槽内无杂物、干净。玻璃干净整洁，及时擦玻璃	用温开水配洗涤用品擦洗桌椅，用清水擦净	厕所地面、墙壁随脏随洗，保持干燥；便盆无尿垢、无味；厕所内物品摆放整齐有序	毛巾用肥皂认真逐条搓洗，及时晾晒；杯子用洗洁精洗刷干净后，用流动水冲洗干净	活动区、教师物品摆放整齐，橱面作品摆放干净整齐，幼儿桌椅整齐，垃圾桶每天下班前刷干净	玩具要求分类有序，干净整齐，及时清洗消毒，玩具筐保持干净	被褥叠放整齐，定时清洗、暴晒	幼儿衣橱内的衣物叠放整齐；卫生间吊橱内物品分类清楚，摆放有序；橱面定时擦洗	随时保持走廊、楼梯干净整洁，无纸屑、杂物，无污渍。公共卫生区按规定打扫干净	
大班	10 分	4 分	8 分	8 分	10 分	12 分	15 分	10 分	10 分	5 分	8 分	
中班												
小班												
门卫卫生标准（100 分）	草坪无杂草、垃圾，定期修剪；及时喷洒农药除虫。户外环境干净整洁，每天一小扫，每周一大扫。园内地面不得有污渍。40 分			户外玩具每周定期用 1：200 的 84 消毒液消毒、清理一遍，再用清水清理干净。保持玩具干净卫生，以免病菌的传染。20 分			沙池每周用 1 ： 200 的 84 消毒液翻动喷洒消毒一遍。每周翻动暴晒一次。20 分			每天下班前将户外器械摆放在指定位置，保持整齐有序。10 分	户外围墙、小木屋和铁皮屋定期冲洗。10 分	
伙房卫生标准（100 分）	吸排油烟机每日用去油剂清擦干净，不得有油垢。10 分	排水道每日用刷子清洗干净。10 分		保持环境卫生和室内外卫生清洁，每日小扫除，每周大扫除。有防蝇、防鼠等措施。30 分		地面每日清扫干净，保持地面干燥无污水。10 分	每周清理墙壁一次，保持墙壁洁净。10 分	发现有苍蝇及时处理，工作室内不得有苍蝇。10 分		洗刷池使用完毕打扫干净，面板用完后及时清理，和面机每周清理一次。20 分	每周清擦门窗、吊扇、吊灯一次，保持门窗、吊灯明亮干净。10 分	

相应班级教师或保育员签名：

评析：

下周安排：

表 7-13

幼儿园幼儿生活卫生习惯检查表

时间：　　　　　　　　检查人员：

检查项目及标准 / 班级	洗手	入厕	指甲	加点	进餐	午睡	日常面貌	各项记录	得分
	能按 7 个步骤正确流动水洗手；能认识自己的毛巾并正确擦手；早晨入园后、加餐加点前后、户外活动后、入厕后计算洗手（按 5 个孩子的标准计算）	正确入厕，及时冲厕，便后正确洗手；女孩大小便后由前往后擦屁股（按 5 个孩子的标准计算）	指甲长短适度，每周剪手指甲一次，每两周剪脚趾甲一次（每人每次）	坐姿正确安静，点后漱口擦嘴，能认识自己的杯子（按 5 个孩子的标准计算）	自主有序取餐，正确使用餐具，进餐时安静不讲话，不掉饭粒，不剩饭菜。正式进餐时间不少于 15 分钟，不含饭离开座位，饭后漱口擦嘴（按 5 个孩子的标准计算）	寝室安静，无穿堂风，幼儿衣被适度；脱外衣午睡，衣服鞋子摆放整齐；值班老师随时巡视，掌握幼儿睡眠情况；起床后会自己穿衣服，整理床铺（每人每次）	梳洗整齐；会正确穿鞋子，系鞋带，扣扣子（按 5 个孩子的标准计算）	晨检记录、用药登记、消毒记录、幼儿因病缺勤登记及追踪记录等按时正确记录	
	15 分	15 分	10 分	10 分	15 分	10 分	10 分	15 分	
大一班									
大二班									
中一班									
中二班									
小一班									
小二班									

相应班级教师或保育员签名：

评析：

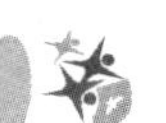

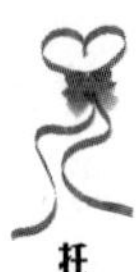

表 7-14 **幼儿园厨房日常工作抽查表**

时间： 检查人员：

内容		标准要求	分值	扣分	得分	备注
准备工作（20分）	辅料	每天按量出库	5			
	感官验收	不买不做腐烂、变质食品，生熟分开，冷冻食品重新加热	5			
	择洗菜	在粗加工间内择菜，检查蔬菜，清扫地面	5			
	液化气	提前采购，安全操作	5			
切炒菜（20分）	切、炒、尝菜	菜块大小适中，适合幼儿特点，色香味纯正，咸淡适中，不用手及炒勺尝菜，用专用小勺，接触熟食用食品夹子	15			
	科学分饭	根据班级幼儿数、带量食谱合理分饭，不少分多分	5			
卫生消毒（30分）	餐具	按时清洗消毒，生熟标志明显，正确存放	2			
	刀板	按时清洗消毒	3			
	熟橱	正确清洗消毒	5			
	抹布	擦灶台、熟橱、门窗的抹布分开，按时清洗消毒	5			
	拖把	定时清洗消毒	5			
	留样	按时正确留样并记录。留样盒定期消毒	5			
	洗菜池	专池专用有标志，及时清洗消毒	5			
工作人员个人卫生（20分）	查体	工作人员必须每年查体，按时参加培训	2			
	操作	上岗操作前换好工作服、洗手，帽子把全部头发遮住，禁止吸烟	3			
	个人卫生	讲好个人卫生，工作服、鞋、帽每周换洗一次	5			
	洗手	如厕前换下工作服，及时洗手	5			
	园内活动	服从分配，积极参加园内活动	5			
各项记录（10分）		按时正确做好各项记录	10			
厨房负责人签名： 评析：						

第八章　卫生与消毒

卫生与消毒工作是托幼机构减少疾病发生和防止传染病传染的有效措施。为给儿童提供整洁、安全舒适的环境，为保证入园儿童有一个健康的环境，有效地促进儿童的健康成长，适时地开展卫生与消毒工作是非常重要的。

一、基本知识

托幼机构防病工作主要包括日常清洁卫生、预防性清洁卫生与消毒、传染病发生后的卫生与消毒。在日常清洁工作中，工作内容主要有环境空气卫生、物体表面卫生、物品卫生、个人卫生。

(一)卫生与消毒的名词概念

(1)清洁：是指清洗保洁各种物体表面和物品，使其卫生。

(2)消毒：是指去除或消灭各种物体及物品上的病原微生物(病毒、细菌)，使其达到无害化。

(3)灭菌：是指杀灭一切活的微生物的处理。

(4)抑菌：对病原微生物，抑制其活性和毒性。

(5)预防性消毒：无明确传染源存在，对可能受到病原体污染的环境、物品进行消毒。

(6)疫源地消毒：对明确的传染源存在或感染过的环境、物品所采取的消毒措施。

(7)终末消毒：传染源隔绝后的彻底消毒。

(8)随时消毒：疫源地仍然有传染源存在所进行的随时消毒。

(9)隔离：对传染病患者及接触传染病后的可疑者进行的隔离检疫或治疗。

(10)检疫：对接触过传染源的人进行规定时间的医学观察。

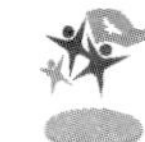

（二）传染病的概念

(1)传染源：指患传染病者及传染病的病原体赖以生存、寄宿繁殖的基地。

(2)传播途径：指病原体从传染源排出体外，经过一定的传播方式，到达与侵入新的易感者的过程。

(3)病媒生物：指病原体寄宿的鼠、蚊、蝇、昆虫、寄生虫等生物。

(4)宿主：指受感染者，如儿童、抵抗力弱者、营养不良者及患病者。

（三）常用消毒方法

1.物理消毒方法

(1)流动水：非传染病流行的季节，自来水可以达到清洁的目的，如日常清洁卫生利用水的机械作用清洗、刷洗擦拭、冲淋。此方法简便易行，无毒无害，操作范围较广。

(2)蒸汽消毒：

①性能与特点：可杀灭细菌、病毒等病原微生物。

②适用范围：餐饮具、毛巾、餐巾等耐湿热物品。

③使用方法：用于预防性消毒，每日需蒸汽消毒15～20分钟。用于污染物品消毒，需蒸汽消毒30分钟。不能使用蒸汽消毒的地区，可使用煮沸消毒。

④注意事项：流通蒸汽消毒餐饮具时，餐饮具之间要有距离间隙（约一根筷子的间隙），方能达到消毒效果。托幼机构的蒸饭箱也可用于蒸汽消毒。煮沸消毒时，物品要清洗干净，无油腻。水要浸没物品，水开后计算时间，中途如添加物品进去，需重新计算时间。采用流通蒸汽柜消毒时温度要达到100 ℃以上。不能把保洁柜或烘干箱当作消毒柜。

(3)空气消毒：

①性能与特点：空气消毒是大自然赋予的最好消毒方法，可有效去除空气中的微生物。

②适用范围：所有有门窗的房屋、空间。

③使用方法：常温季节每日无条件开窗通风。冬天温度过低，每日开窗通风2次，每次10～15分钟。夏季温度过高，每日开窗通风2次，每次10～15分钟。

④注意事项：无窗的房屋或不具备空气流通的空间，可采用紫外线灯消毒。雾霾天气时，可不开窗。

(4)紫外线消毒灯：

①性能与特点：可杀灭各种细菌、病毒，但必须在无人的情况下进行。紫外线杀菌灯对黏膜及皮肤有刺激。

②适用范围：用于托幼机构保健室、观察（隔离）室、食堂、教室、活动室、卧室。

③使用方法：采用移动或悬挂式。用于室内空气消毒，紫外线灯的要求为每立方米不少于 1.5 W，照射时间为 30～60 分钟。对于物体表面消毒，紫外线灯垂直距离应在 1 m 以内，照射时间为 30～60 分钟。一般教室采用 30～40 W 紫外线灯两盏。

④注意事项：利用紫外线杀菌灯或臭氧消毒灯进行空气消毒时，必须在无人的情况下，关好门窗消毒。紫外线灯开关必须和照明灯开关分开设置，让儿童碰不到紫外线灯开关。消毒后开窗通风，人方可进入。紫外线灯灯管表面要保持清洁，无尘，无油腻，否则会影响消毒效果。可每周用酒精纱布擦拭灯管。一般紫外线灯管使用寿命为 1000 小时，需定期请疾控部门检测效果，定期更换。紫外线的穿透力较弱，消毒物体表面时要将物体充分暴露。室内要干燥，如果室内潮湿要延长消毒时间。

(5)日光曝晒：

①性能与特点：利用日光中的紫外线和红外线达到消毒目的。

②注意事项：曝晒物品不要叠放，要翻晒，每次晒 4～6 小时。每周或每两周晒一次。

(6)空气消毒机：

①性能与特点：空气消毒机采用静电吸附除菌的原理，可过滤吸尘并吸附微生物，达到消毒目的。

②适用范围：有人或无人的房间都可使用，对人体安全。

③使用方法：必须使用有卫生部批件的产品，空气消毒灯可用于环境持续消毒。利用臭氧的空气消毒机，必须在无人的环境中使用。

④注意事项：空气消毒机的滤网须定期更换。

2. 化学消毒方法

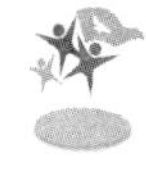

此方法是利用各种化学消毒粉剂、液体、片剂，对各种物体表面和物品进行消毒。化学消毒方法应用范围广，使用方便，价廉，但有一定的腐蚀性和刺激性，过量使用会造成环境污染。

性能与特点：可杀灭各种细菌、病毒。

适用范围：各种物体表面、环境及托幼机构常用物品，如玩具、家具等。

使用方法：擦拭、浸泡、喷洒、冲洗等方法。

(1)含氯消毒剂：

①常用消毒剂：含氯消毒剂的化学名称为次氯酸钠，包括 84 消毒液、漂白粉以及超市里的消毒剂等。

②适用范围：用于环境、物体表面、玩教具、便具、纺织品、分泌物、排泄物、垃圾、医疗器具等。流动人口多的地区可用消毒剂浸泡餐具和果蔬，但浸泡后

必须用清水冲洗干净，以防残留氯对人体产生影响。

③使用方法：用于预防性消毒，浓度根据包装说明，消毒液作用时间为5～10分钟。用于传染病消毒，消毒液作用时间为20～30分钟。

④注意事项：使用有效氯消毒液要现用现配。粉剂易受潮，要密闭保存并放置阴暗处。液体存放时间过长会失效，稳定性较差。含氯消毒液对织物有漂白作用，有颜色的玩教具及织物不宜使用。含氯消毒液对金属有腐蚀作用，所以不宜用金属器皿盛装。如果用金属器皿盛装含氯消毒液，使用后要用清水冲干净。含氯消毒液用于餐饮具、体温表消毒后，必须用清水冲干净残留氯，以免对人体造成伤害。

(2)皮肤黏膜消毒：

①碘伏：

性能与特点：可杀灭细菌、真菌和病毒。对皮肤黏膜无刺激。常用液体浓度为0.3％和0.5％。

适用范围：皮肤、黏膜、手、物体表面、物品。

使用方法：浸泡、擦拭、冲洗等方法。

注意事项：对碘过敏者慎用。液体不稳定，需使用前配制，避光密封保存。避免接触银和铝金属品。

②乙醇(酒精)：

性能与特点：常用浓度为75％。可杀灭细菌、真菌及部分病毒，但对肠道病毒灭活效果差。对黏膜有刺激作用。

适用范围：手、皮肤、医疗器械、体温计。

使用方法：可浸泡、擦拭，作用快速。

注意事项：有可燃性，容易挥发，要密闭保存。

③0.9％氯化钠(生理盐水)：常用于伤口清洗，刺激小，不会使伤口疼痛。

二、工作要求

托幼机构要建立卫生消毒规章制度，制定各类人员卫生消毒的工作职责，接受消毒知识的培训，有效防止集体机构传染病的发生流行。

(一)建立各项卫生消毒制度

建立各项卫生消毒制度，如室内外环境卫生消毒制度、玩教具清洁消毒、常用物品清洁消毒制度、食堂卫生消毒制度、餐饮具消毒制度、保健室卫生消毒制度、盥洗室卫生间卫生消毒制度、观察室(隔离室)卫生消毒制度、晨检室卫生消毒制度、污物垃圾处理制度。

（二）制定各级人员工作职责

1.园长（分管园长）工作职责

（1）园长主管托幼机构的卫生消毒工作，建立各项卫生消毒规章制度，制定各级人员卫生消毒工作职责。

（2）每学期组织对保健和保教人员的卫生消毒工作执行情况进行检查考评。

（3）为园内做好卫生消毒工作，配备消毒人员、消毒设备和消毒药品。

（4）每学期对员工进行防病知识和卫生消毒知识的培训。

（5）配合疾控部门和卫生监督部门做好对幼儿园传染病的防控，发生传染病及时与疾控部门联系。

2.保健人员工作职责

（1）在园长的领导下做好托幼机构的卫生消毒工作，严格执行卫生消毒的规章制度。

（2）履行本岗位工作职责，负责管理保教人员、炊事人员做好卫生消毒工作。

（3）每学期对保教人员、炊事人员进行防病知识及卫生消毒知识培训，并指导做好消毒液的配制、消毒物品的保洁及正确使用。

（4）定期接受上级卫生部门的业务培训，努力提高自己的业务水平。

（5）定期配合疾控部门做好卫生消毒工作的效果监测。发生传染病后配合疾控部门做好终末消毒。

3.保教、炊事人员工作职责

（1）在园长领导下，在保健人员指导下，开展本岗位的卫生消毒工作，严格执行园内的卫生消毒规章制度，履行工作职责，并做好本职工作的每日记录。

（2）熟练掌握卫生消毒工作的业务，为儿童提供舒适、卫生、安全的环境和清洁的物品。

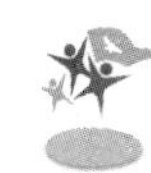

（3）定期接受保健人员的业务指导和防病知识、卫生消毒知识的培训。熟练掌握消毒方法和操作。

（4）保管好本岗位消毒剂及消毒器具，不随便摆放。

（5）发生传染病后，服从保健人员安排，配合疾控部门做好采样及终末消毒。

（6）发生食物中毒或疑似食物中毒，配合卫生监督部门留样及检测。

（三）污染与消毒质量监测

1.采样要求

每学期疾控部门和卫生监督部门对托幼机构微生物污染情况及消毒效果的采样监测，包括对环境、物体表面、室内空气、工作人员手、食堂用品、食物、医疗用品、消毒液、消毒灯等进行卫生标准的检测。

2. 消毒卫生标准评价

消毒卫生标准安全是指不同对象经消毒与灭菌后，允许残留的微生物最高数量。

3. 紫外线强度测定

把紫外线强度测试卡放置于紫外线灯下垂直距离 1 m 的中间，按照射的规定时间将色卡变色情况和标准色块比较，得出辐照强度值。

4. 消毒液有效氯测定

采用浓度试纸测定法。

三、实施方法

幼儿园清洁消毒内容包括环境空气清洁消毒、物体表面清洁消毒、物品清洁消毒、个人卫生。

（一）环境与空气清洁消毒

（1）保持室内外环境卫生安全，室外环境每日清扫，不留死角，消灭蚊、蝇、虫、鼠、蟑螂、跳蚤。垃圾桶加盖，垃圾袋扎口。

（2）室内环境每日湿式清扫 2 次，清水湿抹湿扫。传染病流行期间，先用一遍清水，再用一遍含氯消毒液。

（3）采用空气消毒法，每日开窗通风，冬季或夏季每日开窗 2～3 次，每次 10～15 分钟。不具备开窗通风条件时，可使用紫外线灯消毒，每次持续照射时间为 60 分钟。

（二）物体表面清洁消毒

（1）常用物体表面消毒包括地面、桌面、墙面、窗台、家具表面、楼梯扶手、玩教具、毛巾架、茶杯箱、保温桶，每日清水擦拭 2 遍。传染病流行季节用清水擦一遍，再用消毒液擦一遍。

（2）发生传染病时，可采用喷雾、擦洗、熏蒸等方法进行消毒，含氯消毒液消毒时间为 20～30 分钟。

（3）餐桌在就餐前使用“清-消-清”的方式消毒（1 遍清水、1 遍消毒液、1 遍清水，最后一遍用生活饮用水冲洗去除残留）。对很脏的桌子，可用肥皂水擦拭 1 遍，清水擦拭 2 遍。

（三）物品清洁消毒

1. 餐具、茶杯、炊具卫生消毒

（1）餐具、茶杯、炊具每次使用前要煮沸或蒸汽消毒 15～20 分钟。消毒后要保持清洁,防止二次污染。

(2)茶杯每日消毒一次,如上午喝牛奶或豆浆后,增加清洗消毒一次。

(3)使用含氯消毒液浸泡消毒餐具或茶杯的幼儿园,消毒时间为浸泡 5 分钟,然后用生活饮用水冲洗净,去除残留氯。

(4)使用消毒柜消毒,必须使用符合国家标准规定的产品。保洁柜无消毒作用,不得代替消毒柜具。消毒时要沥干水分,餐具之间应留有缝隙,以免影响消毒效果。

(5)餐具、炊具必须先去残渣,用洗涤剂去除油腻,然后用清水冲洗干净,再高温蒸汽消毒。

2. 毛纺织品卫生消毒

(1)托幼机构常用毛纺织品为擦手毛巾、擦嘴餐巾、擦脚巾、被褥、床单、枕套、窗帘、服装等。

(2)擦手毛巾、餐巾、擦脚巾每日清洗消毒,用肥皂搓洗后用清水过干净,放在阳光下照射 4～6 小时,不相互叠加。

(3)用煮沸或蒸汽消毒,时间为 15～10 分钟。

(4)用含氯消毒液浸泡消毒,浸泡时间为 20 分钟,消毒后用清水将残留氯冲干净。

(5)用消毒柜消毒毛巾、餐巾等时,要将毛巾松散开,不能叠放,每次消毒 30 分钟。

(6)被褥每两周曝晒一次,每次晒 4～6 小时,被褥不相互叠加。被套、床单、枕套每月清洗一次。窗帘每季度清洗一次。

3. 毛巾架、茶杯箱、保温桶卫生消毒

(1)毛巾架、茶杯箱、保温桶表面每日用清水擦拭一遍。保温桶内胆每周用肥皂水清洗,用清水冲干净,再用生活饮用水冲洗干净。保温桶壶嘴每日用清水擦拭。

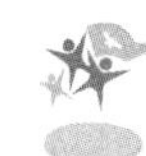

(2)茶杯放入茶杯箱内,杯口向上放。

(3)如使用含氯消毒液擦拭,消毒时间为擦后停留 10～15 分钟,然后用清水将残留擦拭干净。

4. 厕所、便具、水池卫生消毒

(1)每日水池、厕所用后随时冲洗干净,早晚用含氯消毒液刷洗,刷洗 10 分钟或浸泡 30 分钟。

(2)便具、吐泻物容器用含氯消毒液浸泡,浸泡消毒时间为 10～30 分钟。

(3)地面保持清洁干燥,每日用清水拖 2 遍。传染病流行季节再用消毒液拖 1 遍。

(4)水龙头每日用肥皂水、清水早晚各擦拭一遍。

5.玩教具、图书卫生消毒

(1)玩教具、图书每周至少通风晾晒一次,定期更新。对于可以湿式擦拭的玩具,可用清水擦拭或清洗。

(2)每周用含氯消毒液擦拭,表面擦拭或浸泡消毒时间为10～30分钟。

(3)对于不可以湿式擦拭的玩具、图书,可放在日光下曝晒,玩具和图书不相互叠加,曝晒时间不低于6小时。

6.牙具、脸盆、脚盆卫生消毒

(1)寄宿制幼儿园牙刷每3个月更换一把,牙刷专人专用。

(2)脸盆、脚盆每日用有效氯浸泡,有效氯浓度为400～700 mg/L,浸泡时间为30分钟。

7.抹布、拖把卫生消毒

(1)抹布、拖把每次使用后用肥皂水、清水冲洗净。每日用消毒液浸泡冲洗,浸泡消毒时间为20分钟。

(2)抹布、拖把消毒后可直接晾干存放。

(3)抹布也可用煮沸或蒸汽消毒方式消毒10～15分钟。

(四)手清洁

1.工作人员洗手要求

(1)打喷嚏、咳嗽用纸巾后。

(2)如厕后,给幼儿擦屁股后。

(3)分发食品前。

(4)处理分泌物、排泄物后。

(5)接触垃圾后。

(6)接触动物后。

(7)接触化学品后。

2.儿童洗手要求

(1)进餐前,大便后。

(2)接触分泌物、排泄物后。

(3)户外活动、手工美工、体育课后。

(4)接触动物后。

3.儿童洗手步骤

淋湿小手擦肥皂,搓洗手心、手背、手指缝,搓洗时间20秒,最后清水冲干净,甩甩小手擦毛巾。

(五)保健室、观察(隔离)室卫生消毒

(1)保健室、观察(隔离)室要独立,门口有标识。保健室内有独立的流水设施。

(2)传染病发生时,需要临时隔离患病儿童,观察室可改为临时隔离室。

(3)保健室、观察室每日空气消毒,开窗通风 2～3 次,每次 30 分钟。每日用紫外线杀菌灯照射消毒,每次 60 分钟。

(4)地面每日用清水和消毒液拖 2 遍。物体表面每日用清水和消毒液擦拭 2 遍。

(5)医疗器具有定期消毒制度,并有记录,有消毒日期。医疗器具可采用煮沸或蒸汽消毒方法,每次消毒 30 分钟。

(6)体温表用 75%酒精浸泡,时间为 3～5 分钟。

(7)床单被褥每被一个观察儿童用过,必须清洗消毒。保健室物品不能外借。

(8)污物桶内垃圾要定期焚烧。每周用消毒液浸泡消毒污物桶,时间为 30 分钟。

(六)食堂卫生消毒

(1)食堂工作人员着装上岗,食堂用工作服每周清洗消毒。

(2)食堂生熟流程合理,空气流通,光线明亮。每日用紫外线灯照射消毒 60 分钟。

(3)食堂人员使用的餐台、水池,每日用肥皂水、清水擦拭,然后用含氯消毒液擦拭 1 次,最后用自来水冲洗残留。

(4)刀具、砧板使用后洗刷干净,用洗涤剂和清水清洗干净,擦干晾放。

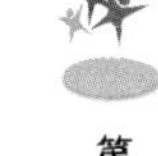

(5)桌面、地面每日用清水擦拭后,再用消毒液擦拭 1 遍。

(6)冰箱每周清理一次,先用清水擦拭,再用有效氯擦拭。冰箱生熟分开存放,食物留样要有独立存放的冰箱。留样的容器盒每日清洗后,需煮沸消毒或蒸汽消毒。

(7)蒸饭箱、消毒柜每日用后,需用清水擦拭干净。

(8)对于体积大的餐具和炊具,如炒菜铲、桶等不能用高温消毒时,使用有效氯消毒液浸泡消毒,时间为 20 分钟。

(9)患病儿童或患病儿童检疫班级使用的餐饮具要独立清洗、消毒、摆放。

(10)运输食物时消好毒的餐具要加盖,运输食物用的推车和电梯每次用后需用洗涤剂和清水擦拭,然后用有效氯消毒液擦拭,最后用清水冲洗残留氯。

(七)发生传染病后的消毒

1.传染病患儿的登记

发现传染病患儿的途径有晨检、午检、老师日常发现、家长报告、医院确诊等。发现传染病、疑似传染病、幼儿表现异常、幼儿缺席等情况时,保健老师应该严格按照要求进行登记、家访。

(1)缺席儿童登记:班级老师发现缺席儿童,当天必须进行家访,并做好缺席儿童登记和家访记录。如患儿因传染病或疑似传染病等原因缺席,班级老师应立即报告保健老师,进行班级内幼儿的医学观察。

(2)晨检、午检:每天幼儿入园进入班级前,保健老师负责对幼儿进行询问、观察和检查;幼儿午睡后,在保健老师指导下,由班级老师进行午检。

2.隔离室医学观察

对于表现异常的幼儿,应将其安置在隔离观察室,加强医学观察,并及时通知家长接患儿去医院就诊。

3.发生传染病后消毒隔离要点

(1)对于出现患儿(者)的班级,应立即撤离班级幼儿,并上报疾控部门,配合疾控部门做好终末消毒。(消毒方法参见"各类物品消毒方法一览表")

(2)对密切接触者进行医学隔离观察,在观察期间如出现新病例,应从最后一例患病儿童起重新计算观察期。(参见"常见肠道传染病隔离观察要求"及"常见呼吸道传染病隔离观察要求"等)

(3)医学观察期间,发病班级物品必须与其他班级分开进行消毒和保存。根据不同传染病,对易污染的物品或环节要加强消毒。

(4)加强儿童、工作人员等手的清洗消毒,教室加强通风。

(5)对全园儿童、工作人员和家长进行相关传染病的健康教育宣传。

第九章　儿童常见症状的鉴别与处理

托幼机构中的儿童常会突发一些症状，保健人员应沉着应对，简单分析哪些症状是病理性的，哪些症状是生理性的，很多症状可以在入院前给予适当的处理。

一、发热

发热是最常见的症状，见于各种全身性和（或）局部性感染，以及许多非感染性疾病。

人在安静状态下，体温一般恒定。体温呈明显昼夜波动：清晨最低，白天稍升，而晚上最高，但一日之差不超过 1 ℃。

年龄越小，中枢神经系统调节功能越差，体表面积相对越大，皮肤汗腺发育越差。饮食、剧烈活动、哭闹、穿衣过厚、室温过高、情绪激动等都可使体温暂时性升高，这不属于病理性发热。

发热是小儿很多疾病中的一种症状，也是对疾病的反射性反应，是人体对感染的防御性反应，能刺激机体的抗病解毒功能，抵抗病菌的侵袭，促进康复。

发热热度的高低与病情的轻重不一定平行，如婴儿患感冒或疹子等疾病，体温可突然升高至 40 ℃左右，但患儿一般情况较好，热退后恢复也较快。

正常体温为 36～37.4 ℃，低热为 37.5～38 ℃，中度发热为 38.1～39 ℃，高热为 39.1～41 ℃，超高热为 41 ℃以上。高热时必须降温，减少机体消耗，防止发生高热惊厥。

发热的观察包括精神状态，面色，呼吸，其他伴随症状如呕吐、头痛、皮疹等。

处理措施：通风散热，解开衣服。多饮水，吃清淡、宜消化的食物。物理降

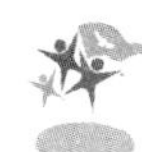

温，如用冷毛巾湿敷头部、洗温水浴等。体温超过 39 ℃时给退热剂或洗温水澡降温(有高热惊厥史的，发热初期即须给药)，每 4 个小时测体温一次。同时密切观察病情变化，及时送医院诊治，确诊引起发热的原因。

物理降温：采用 75%酒精，兑水一半。让幼儿平躺，用纱布沾上兑水酒精擦拭。先擦四肢、手脚心、腋下、腹股沟、头颈部，最后擦躯干。酒精擦浴后，立即给幼儿包好保暖。

二、惊厥

惊厥是最常见的一类不随意运动，表现为全身或局部肌群突然发生不自主收缩现象，常伴有意识障碍症状。

1. 惊厥先兆

见到下列临床征象的任何一项，应警惕惊厥的发作：极度烦躁或不时“惊跳”，精神紧张；神情惊恐，四肢肌张力突然增加；呼吸突然急促、暂停或不规律；体温骤升，面色剧变。

2. 临床症状

惊厥多数为骤然发作。典型者为突然意识丧失或跌倒，两眼上翻或凝视、斜视，头向后仰或转向一侧，口吐白沫，牙关紧闭，面部、四肢呈强直性或阵挛性抽搐，伴有呼吸屏气、面色发绀、大小便失禁，经数秒、数分或数十分钟后惊厥停止，进入昏睡状态。发作停止后不久意识恢复。低钙血症抽搐时，患儿可能意识清楚。

若意识尚未恢复前再次抽搐或抽搐反复发作呈持续状态者，提示病情严重。

如局限性抽搐部位恒定，常有定位意义。

3. 高热引起的惊厥

高热惊厥发生率很高，占儿童期惊厥原因的 30%。其特点是：①多发年龄为 6 个月～3 岁；②上感引起者占 60%；③全身性抽搐并伴有意识障碍症状，但停止后，意识很快恢复；④在一次发热性疾病中，一般只发作 1 次，很少发作 2 次或 2 次以上；⑤抽搐时间短暂；⑥可追寻到高热惊厥史和家族遗传史；⑦预后良好，少数可转变为癫痫(1%～3%)。

4. 处理措施

(1)保持呼吸道通畅，防止窒息。抽搐时，应使幼儿平卧，头转向一侧，及时清除口、鼻、咽喉内的分泌物或呕吐物，以防吸入气管而发生窒息。一旦发生窒息，除清除分泌物或呕吐物外，要立即进行人工呼吸，必要时做气管切开。

(2)惊厥发作时，应进行紧急止惊，同时注意观察抽搐情况。待惊厥停止后进行全面体检。注意神志、瞳孔大小、面色、呼吸、脉搏、肌张力、皮疹和淤点。

(3)防止意外损伤。为防止舌咬伤,可将纱布裹好的压舌板置于上下磨牙间,若牙关紧闭,不要强行撬开;为防止掉下床跌伤,须有人守护或加用护栏。

(4)控制惊厥。医院或医务室处理采用止痉药物。可用水合氯醛灌肠法止惊,此法见效快(适用于幼儿园),同时给予肛灌退热药。

(5)指压人中、合谷穴等,也可拳击幼儿足底心数下。

5. 护理

(1)专人守护,防止意外损伤。惊厥时防止分泌物呛入气管引起窒息。

(2)注意监护,详细记录呼吸、脉搏、血压、体温、精神、神志、瞳孔变化和惊厥发作情况。

(3)高热者应及时松解衣裤以利散热,并采用物理法降温。

(4)供给充足的热量和水分,观察排泄物性状,注意留取标本,并及时送检。

三、呕吐

呕吐是小儿常见症状之一,多由进食过快或厌恶食物引起,也有是因为消化系统疾病引起,也可由全身各系统和器官的多种疾病引起。

(一)病因

1. 神经性呕吐

(1)咽食过急过快,条件反射。

(2)心理障碍,厌食。

2. 消化系统疾病

(1)动力性:急性胃炎、肠套叠、机械性或功能性肠梗阻等。

(2)感染性:感染性腹泻病、急性胆囊炎、病毒性肝炎、急性肠系膜淋巴结炎和阑尾炎等。

(3)消化道畸形,如幽门痉挛、贲门松弛等。

3. 消化道外疾病

(1)颅内疾病:各种脑膜炎、脑炎、脑外伤等。

(2)呼吸道疾病:上呼吸道感染、支气管炎、肺炎等。

(3)其他:喂养不当、各种食物或药物中毒、一氧化碳中毒、美尼尔氏综合征、阵发性呕吐、晕车、晕船等。

(二)处理

1. 一般处理

安抚儿童,呕吐后饮用适量温开水,避免剧烈活动。如因咽食过快呕吐,吐

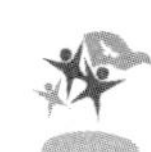

完后给予补充与呕吐前不一样的食物。

2.频繁呕吐

短时间内多次呕吐或呕吐量较多时,或有腹泻、腹痛时,常易引起脱水及电解质紊乱。应及时给予口服补液盐或送医院给予输液,并纠正电解质紊乱。

3.长期呕吐

长期呕吐会影响营养素吸收,可致营养不良及维生素缺乏。应及时到医院进行检查,针对病因进行治疗。尽量减少引起呕吐的不良刺激,同时少食多餐,增加热量,保证营养补充。

(三)呕吐鉴别诊断

1.年龄

不同的年龄有不同的呕吐原因。

2.呕吐方式

(1)一般呕吐:此种呕吐常伴有恶心,呕吐物量多少不定。由厌恶饭菜、吞咽过快引起。一般吐完后舒服,不需要治疗。

(2)喷射状呕吐:指大量呕吐物从口鼻喷涌而出,除因医生检查咽部时按压舌面不当及家长喂药刺激外,常见于吞入大量空气及中枢神经系统疾病。

3.伴随症状

呕吐的同时伴有发热、头痛,神经系统体征呈阳性则提示颅内感染。呕吐伴有发热、恶心、上腹部不适者须注意是否是病毒性肝炎。呕吐伴有发热、腹痛、腹泻者应想到可能是消化道感染。呕吐伴有血便,可能为痢疾、肠套叠、坏死性肠炎。不明原因的反复呕吐应考虑到可能是颅内肿瘤、结核性脑膜炎。若呕吐的同时有高热、惊厥、昏迷或休克,须考虑败血症或严重感染。

四、腹痛

腹痛是小儿最常见的症状之一。引起腹痛的原因很多,几乎涉及各科疾病。既可以是腹内脏器病变,也可以是腹外病变;可以是器质性的,也可以是功能性的。

1.临床表现

小儿腹痛随幼儿年龄大小而有不同的表现。幼儿多无自述腹痛的能力,更不能确切陈述腹痛的性质、部位及其演变过程,仅以其表现可被家长及医生理解为腹痛,如阵发性或持续性的哭吵、两下肢蜷曲、烦躁不安、面色苍白、出汗、拒食以及精神萎靡。年长儿腹痛时常哭闹或辗转不安,双下肢向腹部蜷曲,并以手护腹部,而对腹痛性质、经过常常描述不确切,定位能力差。

2.病因

(1)儿内科疾病:急性胃炎、胃肠炎、胃及十二指肠溃疡、肠痉挛、肠及胆管蛔虫症、肠系膜淋巴结炎、急性坏死性肠炎、病毒性肝炎、尿路感染、细菌性痢疾等。

(2)儿外科疾病:急性阑尾炎、胃和十二指肠溃疡合并穿孔、机械性肠梗阻、肠套叠等。

3.处理

(1)病因诊断未明确前,禁止服用止痛药,以免耽误病情。

(2)功能性肠痉挛发作时应卧床休息,保暖,注意饮食,喝一点热盐开水,或去排便,排便后会缓解。

(3)疑似患有急性腹痛时,应立即给予观察,不能缓解时送医院。

五、头痛

头痛是指头部的痛觉感受器受到物理因素和生物因素的刺激而引起的一种症状,通常指头颅上半部的疼痛,不包括面部、咽喉及耳内的疼痛。头痛在小儿期并不少见,可轻可重,可为暂时性的或持续性的,亦可反复发作。但多数儿童不会说头痛,需要老师仔细地辨别。

(一)病因

1.全身性疾病

导致小儿期头痛最常见的原因是全身性疾病。患儿的头痛症状多种多样,轻重程度不等,但往往是暂时性的。

(1)发热:任何原因(感染、高温环境、脱水等)所致的发热,都有可能导致不同程度的头痛、头昏和头涨。

(2)慢性消耗性疾病或其他原因所致的精神紧张、过度疲劳是头痛的常见原因,尤其是体力衰弱、睡眠休息不够、饥饿或营养供给不足时多见。头痛常于饭前加重,且患儿会觉得疲乏无力。适当休息,增加营养或控制原发病,头痛可以逐渐缓解。

(3)高血压:小儿期高血压患者不多,大多是由肾脏疾病(如急性肾炎、慢性肾炎、肾发育不良等)引起的。高血压患儿大多数会头痛,常为全头胀痛或双颞侧头痛。如果出现持续性的比较剧烈的头痛,伴呕吐、复视等症状,应注意是否已发展为高血压脑病(脑水肿)。

(4)代谢失调的疾病:尿毒症、酸中毒、糖尿病昏迷早期、低血糖等。

(5)各种中毒:一氧化碳中毒,苯胺类中毒,金属中毒,磷、氯、硫杀虫剂和农药、氰化物、亚硝酸盐类、四氯化碳、汽油、硫化氢等中毒均可导致头痛,患儿同时迅速出现其他中毒症状，结合中毒史可以鉴别。

(6)神经官能性头痛：头痛轻重程度和部位不一，检查不出异常体征。这种情况在小儿期比较少见，应慎重排除其他原因，才可考虑为此病。

2.颅脑外局部因素

在小儿期，因眼、鼻、鼻咽、耳、颈部疾病而发生头痛者甚为常见，症状也各不相同。

(1)眼部疾病：头痛多见于屈光不正（近视、远视、散光）、眼内压增高性疾患。其中，屈光不正所致的头痛最多见，此时的头痛多发生在前额部，有时向枕后放射，表现为持续性胀痛，有时较剧烈，看书或集中注视一点后头痛加重。小儿角膜基质炎、虹膜炎、虹膜睫状体炎、葡萄膜炎、先天性晶体脱位、先天性青光眼、眶内肿瘤等眼部疾病均可使眼内压增高，导致患儿有明显的头痛症状。

(2)鼻窦炎：急、慢性鼻窦炎常伴有头痛。头痛部位与发炎的鼻窦黏膜在同侧，与体位及鼻分泌物排空条件有关，而且有一定的时间性。

(3)鼻咽部疾病：腺样体肥大、咽后壁脓肿、鼻咽部颅咽管瘤可引起一侧或双侧前额疼痛。

(4)中耳炎：急、慢性中耳炎均可引起头痛。头痛为反射性，与患耳同侧。

(5)颈部疾病：头痛可见于颈肌损伤或炎症、颈椎病变（骨髓炎、肿瘤）、颈部皮肤或皮下组织炎症等。此种头痛多发生在后枕部，与颈部疼痛同时发生，且在颅颈交界部位有压痛，也有的呈放射性头痛，可持续数月，时轻时重。

3.颅脑内疾病

小儿期颅脑内疾病几乎均有头痛症状，大部分由颅内压增高、硬脑膜直接刺激或牵引以及脑血管异常收缩、舒张或搏动等原因引起。此外，脑神经及颈神经对痛觉较敏感，受损时亦可发生头痛。颅脑内疾病所致的头痛常伴有其他神经系统症状，如意识障碍、脑膜刺激征、浅和深反射异常、自主神经功能失调、定位和运动障碍、共济失调和感觉异常等。颅脑内疾病引起的头痛常见于以下几种情况。

(1)中枢神经系统感染性疾病：脑膜炎、脑炎、中毒性或感染性脑病。

(2)颅脑损伤：脑震荡、硬膜下血肿、蛛网膜下腔出血、脑组织损伤。

(3)颅内占位性病变：各种颅内肿瘤和转移瘤、脑寄生虫病和脑脓肿。

(4)脑血管病变：若患儿的颜面有明显血管痣且出现脑神经症状时，应考虑颅内脑膜血管瘤的可能性。

(二)临床表现

(1)头痛：为一侧额、颞、顶、枕部头痛，可扩展到半侧头部或整个头部。可为胀痛、搏动性头痛，可为阵发性头痛，也可为持续性头痛。幼儿不会诉说头痛，仅表现为哭闹不安、呕吐、拍头、抓发、面色苍白、精神萎靡等。具有语言表达能力的幼儿会述说头痛的部位及性质。

(2)伴随症状：发热、呕吐、视觉障碍、胃肠道不适等。

(三)诊断要点

由于部位和伴随症状均不相同，必须结合病史、体征以及必要的化验检查进行综合分析，才能查明原因。

1.病史

(1)头痛发生的缓急，是否有周期性发作的倾向及有无进行性加重。

(2)头痛的部位。

(3)头痛发生的时间(清晨、白天、夜晚)及持续时间。

(4)性质(刺痛、跳痛、钝痛、劈裂痛)，活动、震动后有无加剧。

(5)程度(轻、中、重)。

(6)有无先兆、前驱症状、伴随症状、视觉异常、呕吐、恶心、眩晕，有无情绪、思维、语言、运动障碍，有无发热、流涕、咽痛、鼻塞。

(7)头痛激发、加重和缓解因素。

(8)有无头痛家族史。

2.体格及实验室检查

(1)细致的全身及神经系统检查，包括必要的五官检查。

(2)必要的辅助检查，如血压、血常规、脑 CT、脑 MRI、脑电图、鼻窦片、视力、眼底、经颅多普勒等。

(四)处理

1.一般治疗

急性头痛发作时使患儿保持安静卧床，解除心理上和精神上的负担、紧张和恐惧。房间光线宜暗。颅内出血的患儿应尽量保持安静，避免情绪激动，保持大便通畅，防止用力排便、严重的咳嗽等，以避免再次出血。对偏头痛、高血压患儿应保持生活规律化，合理安排饮食、睡眠、学习及文体活动，勿运动过度。避免诱发偏头痛发作的一切因素，如精神紧张、劳累、睡眠不足，以及声音、光、化学气味刺激。

2.对症治疗

发热时用退烧药，有颅内压增高者用脱水剂，头痛剧烈、烦躁不安者可适当应用镇静剂。

3.查找头痛原因，对症治疗

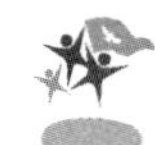

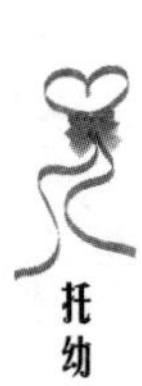

六、腿痛

腿痛是儿童期常见的症状之一，尤以幼儿期、学龄前以及学龄期的儿童多见。

1.外伤性关节痛

腿痛最常见的原因是儿童运动、玩耍中引起膝髋关节附近的韧带损伤，骨折相对少见。特点是一般有外伤史，儿童生性好动，有时不能明确说明受伤的经过，检查可以发现关节部皮肤青紫肿胀、压痛，关节活动障碍，X线检查有诊断价值。

2.生长痛

生长痛是无明确外因的良性关节痛，多发生在学龄期前后的小儿生长发育快的春季，主要与这一时期儿童活动量相对增多，长骨生长较快，局部肌肉筋腱生长发育不协调有关，典型表现为肢体的疼痛，以两下肢大腿部位多见，尤以膝关节酸痛最常见，特点是疼痛一般较轻，多为双侧性。疼痛时间多发生在下午和晚间，尤其是体育运动等剧烈活动后当晚疼痛明显，经一夜休息，可基本恢复正常。关节外观无红肿、无压痛，反复发作，青春期后自愈。总之，生长痛是一种良性的、生理性疼痛，一般不需要特殊治疗，很快会自行消失。期间注意不要摄入过多的甜食。

3.免疫反应性腿痛

免疫反应性腿痛是全身免疫反应的局部表现，如风湿性关节炎。半数患儿发病前1～4周有感冒史，以膝、肩、肘、腕等大关节游走性、多发性红肿热痛、血沉高、免疫检查异常为特点。

4.炎症性关节痛

(1)一过性髋关节骨膜炎：症状是突发性腿痛，晨起后突然不会走路、不能站立，孩子没有明确的外伤史，有时伴有发烧等症状，检查能发现髋关节活动受限，X线检查髋关节正常，少数患儿髋关节肿胀。

(2)结核性髋关节炎：此病多见于学龄前儿童，发病较缓慢，以单侧多见。疾病早期患侧肢体酸痛，因此儿童在走路时步态发生改变，以后疼痛逐渐加重，尤其是夜间睡眠时被痛醒，此为本病的主要特征。

(3)股骨头坏死：此病起病缓慢，疼痛较轻，逐渐出现跛行，发病前数周常有过外伤，髋关节X线正位片可显示患侧股骨头变小。此病需及时治疗，延误可造成髋关节脱位后致残。

(4)骨软骨炎：这是一种无菌性局部缺血营养障碍性骨软骨坏死性疾病，好发于儿童大腿根部。此病的发病以男孩为多见，考虑与活动过度致局部损伤有关。多数患儿为单侧性病变，疼痛呈逐渐进行性加重，病侧肢体外展活动受限，活动后可使疼痛加重，常呈跛行。

(5)骨关节化脓性炎症：如有关节红肿、发热，可做血常规化验帮助确诊。

第十章　儿童常见疾病

一、常见呼吸道疾病

(一)扁桃体炎

扁桃体炎是咽部扁桃体发生急性或慢性炎症的一种病症，为儿童时期常见病。

位于咽部的扁桃体是人体重要的免疫器官。1岁以前扁桃体还未充分发育，1岁后逐渐增大，4～10岁达到高峰，14～15岁逐渐退化，因此扁桃体炎多见于学龄前和学龄儿童。

1.病因

常见病因为细菌和病毒混合感染。

2.临床表现

(1)急性扁桃体炎：小儿患急性扁桃体炎时全身的感染症状明显，主要表现为高烧，可达38.5～40℃。有些幼儿可因高热而引起惊厥，同时伴有寒战、全身乏力、咽痛、头痛及全身痛、食欲缺乏甚至吞咽困难。检查咽部时可见扁桃体红肿，表面有淡黄色或白色的脓点，下颌淋巴结肿大。细菌感染者可见血白细胞增多。

(2)慢性扁桃体炎：有急性扁桃体炎反复发作史，发病多在春秋季，当身体受凉、疲劳、抵抗力下降时会发作，儿童发病率较高。表现为咽部不适，有轻度梗阻感或异物感，咽喉疼痛不明显。检查时可见咽部和扁桃体潮红，扁桃体大小不等，表面不平，有黄色分泌物。偶尔有低热及食欲不佳等现象。扁桃体肥大可造成呼吸困难，特别是睡眠时，因舌头松弛后坠，致使鼾声如雷，天长日久会因慢性缺氧而影响生长发育，慢性缺氧还会使儿童的智力发育受到影响。

3.治疗

(1)急性扁桃体炎的治疗主要是控制感染,必要时使用抗生素,其中青霉素类最有效。对高热者可让其服解热镇痛药。中医治疗可清热解毒,服用对咽部有消炎作用的中成药,有利咽解毒冲剂、双黄连口服液等。同时选用氯己定溶液漱口,也可含服有抗菌作用的喉片。患者注意休息,多饮水,进流质饮食。

(2)慢性扁桃体炎的治疗可采取综合性措施,包括增强体质和免疫力,进行中医中药治疗。必要时可手术摘除扁桃体,但应严格掌握适应证与禁忌证。慢性扁桃体炎患儿有以下情况,可考虑切除扁桃体。

①化脓性扁桃体炎反复发作,扁桃体周围曾脓肿,炎症波及邻近器官,经常发生中耳炎及颈淋巴结炎,扁桃体上常见酪状分泌物。

②扁桃体重度肥大,妨碍呼吸、吞咽和发音,入睡打鼾,影响睡眠。

③慢性扁桃体炎引起风湿热、肾炎等疾病。

④慢性扁桃体炎引起长期低热、食欲减退,影响儿童的生长发育。

4.预防

(1)加强锻炼,特别是冬季,要多参与户外活动,使身体对寒冷的适应能力增强,减少扁桃体发炎的机会。

(2)注意口腔卫生,保持口腔清洁,多喝水,吃东西后要漱口。患病期间在家休息。

(3)不要带患儿到人群密集场所。

(4)平时要锻炼身体,增强体质,注意加强饮食营养,提高机体抵抗力。

(5)室内开窗通风,下午幼儿离园后用消毒灯消毒房屋空间。

(二)急性上呼吸道感染

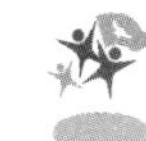

急性上呼吸道感染简称“上感”,俗称“感冒”,是小儿时期最常见的疾病。本病主要侵犯鼻、咽和鼻咽部,常诊断为“急性鼻咽炎”“急性咽炎”“急性扁桃体炎”等,也可统称为“上呼吸道感染”。本病冬春季多发,各种病毒和细菌均可引起,以病毒为多见,占90%以上,主要有鼻病毒、流感病毒、副流感病毒、呼吸道合胞病毒、腺病毒、冠状病毒、柯萨奇病毒、埃可病毒等。其次为细菌感染,如链球菌、流感嗜血杆菌等,肺炎支原体亦可引起。

1.临床表现

(1)一般类型的上感:

①年长儿症状较轻,常于受凉后1～3天出现鼻塞、喷嚏、流涕、干咳、咽痛、发热等;婴幼儿局部症状不显著而全身症状重,可骤然起病,高热、咳嗽、食欲差、烦躁,甚至高热惊厥。

②有些患儿可伴有呕吐、腹泻,阵发性脐周疼痛。

③体检:咽部充血,扁桃体肿大,颌下淋巴结肿大、触痛等;肺部呼吸音正常;部分患儿可有不同形态的皮疹。

④可伴有中耳炎、鼻窦炎、咽后壁脓肿、颈淋巴结炎、喉炎、气管炎、支气管肺炎等。年长儿若患链球菌性上感可引起急性肾炎、风湿热等。

⑤血常规:病毒性感染时白细胞总数正常或偏低,分类以淋巴细胞增多为主。如为细菌感染或合并细菌感染,白细胞总数大多升高。

(2)特殊类型的上感:

①疱疹性咽峡炎:系柯萨奇A组病毒所致,好发于夏秋季。表现为高热、咽痛、流涎、厌食、呕吐等;咽部充血,咽腭弓、腭垂、软腭等处有2～4 mm大小的疱疹,周围有红晕,疱疹破溃后形成小溃疡,病程1周左右。

②咽-结合膜热:由腺病毒3型和7型所致,常发生于春夏季,可在儿童集体机构中流行。以发热、咽炎、结合膜炎为特征;咽部充血,一侧或两侧滤泡性咽结合膜炎;颈部、耳后淋巴结肿大,有时伴胃肠道症状。病程1～2周。

2.治疗

(1)一般治疗:休息,多饮水;保持室内通风,适宜的温湿度(室内温度20 ℃,湿度60%);预防并发症。

(2)对症治疗:

①发热:低热可给物理降温;体温高于38.5 ℃可口服对乙酰氨基酚或布洛芬(如百服宁糖浆、泰诺林滴剂或美林糖浆、滴剂);如发生高热惊厥可予镇静止惊等处理;如既往有复杂性惊厥史,体温高于38 ℃即给予药物退热治疗。常用退热药物有:

泰诺林混悬滴剂:口服,每4～6小时一次,每24小时不超过4次。24～36个月幼儿1.6 mL/次,12～23个月幼儿1.2 mL/次,4～11个月婴儿0.8 mL/次,3个月及以下婴儿0.4 mL/次。

美林混悬液:口服,0.25～0.5 mL/(kg·次),每6～8小时可重复用药,每24小时不超过4次。2岁以下应遵医嘱,2～3岁5 mL/次,4～5岁7.5 mL/次,6～8岁10.0 mL/次,9～10岁12.5 mL/次,11岁及以上15 mL/次。

②鼻塞:严重者可给予小儿新麻滴鼻剂。

③其他:复方锌布颗粒剂具有良好迅速的解热、镇痛、消炎、抗过敏及缓解全身症状的作用。用法:3岁以下每次半包或酌减;3～5岁每次半包;6～14岁每次1包;14岁以上每次1～2包,每日3次。儿童每日最大量不超过3包。

(3)病因治疗:常用抗病毒药物。

①利巴韦林(新博林):广谱抗病毒作用,治疗 5～7 日。剂量为 10～15 mg/(kg·d),分 3～4 次口服。

②中药:可选用小儿感冒冲剂、小儿热速清口服液、柴胡饮冲剂、双黄连口服液等。

如病情严重,有继发细菌感染,或有并发症者可选用抗生素,常用者有青霉素类、头孢一代、头孢二代抗生素,疗程 3～5 日。如证实为链球菌感染、化脓性扁桃体炎,或既往有风湿热、肾炎史者,青霉素疗程应为 10～14 日。

病毒性结合膜炎可用 0.1%阿昔洛韦滴眼。

3.预防

主要是加强体格锻炼,加强营养,增强抵抗力。避免去人多拥挤的公共场所。室内每日开窗通风,要勤洗手。

(三)急性气管-支气管炎

本病是由病毒、细菌或混合感染引起的气管、支气管黏膜发生炎症。常继发于上呼吸道感染后,或为急性传染病的一种临床表现。婴幼儿多见。常见的诱发因素有:免疫功能失调、营养不良、佝偻病、特异性体质、鼻炎、鼻窦炎等。

1.临床表现

(1)大多先有上呼吸道感染症状,咳嗽为主要症状,开始为干咳,以后有痰。

(2)发热可有可无,体温可高可低。婴幼儿常有呕吐、腹泻等症状;年长儿常述头痛、胸痛。

(3)体检双肺呼吸音粗,可有不固定的、散在的干湿啰音;一般无气促、发绀。

(4)胸片显示正常,或肺纹理增粗,肺门阴影加深。

(5)特殊类型的支气管炎——哮喘性支气管炎系指婴幼儿时期有哮喘表现的支气管炎。除上述临床表现外,其特点为:①多见于 3 岁以下,有湿疹或其他过敏史者。②有类似哮喘的症状,如呼气性呼吸困难,肺部叩诊呈鼓音,听诊两肺布满哮鸣音及少量粗湿啰音。③有反复发作倾向。一般随年龄增长而发作逐渐减少,多数痊愈,少数于数年后发展为支气管哮喘。

2.治疗

(1)一般治疗:同上呼吸道感染。经常变换体位,多饮水,使呼吸道分泌物易于咳出。

(2)控制感染:由于病原体多为病毒,一般不采用抗生素;对婴幼儿有发热、脓痰、白细胞增多者,病毒性感染病程 7 天及以上者,或考虑有细菌感染时可适

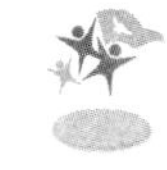

当选用抗生素(如青霉素类、头孢类)。青霉素类首选,如青霉素过敏可选大环内酯类等广谱抗生素。疗程7～10天。病原体为肺炎支原体、衣原体者平均疗程常需2周以上。

(3)对症治疗:

①化痰止咳:痰稠者可选用棕铵合剂、乙酰半胱氨酸(富露施)、氨溴索(沐舒坦)等;刺激干咳为主者,可用愈美甲麻敏糖浆、右美沙芬;如干咳严重、影响休息者可短期选用复方可待因(可愈糖浆)。

②止喘:对喘憋严重者可口服特布他林[0.1 mg/(kg·次),每天3次]、盐酸丙卡特罗片[1 μg/(kg·次),每12小时一次],或雾化吸入沙丁胺醇或吸入用复方异丙托溴铵溶液。

(四)急性感染性喉炎

急性感染性喉炎是由病毒和细菌感染所致的喉部黏膜急性弥漫性炎症,以春季多见,婴幼儿多发。

1.临床表现

(1)起病急,症状重。

(2)可有发热、犬吠样咳嗽、声嘶、吸气性喉鸣和三凹征;严重时出现发绀、烦躁不安、面色苍白、心率加快,甚至因窒息死亡。

(3)间接喉镜检查:喉部、声带有轻度到明显的充血、水肿。

(4)外周血化验:在细菌感染时白细胞数量增多。

(5)按病情轻重程度,将喉梗阻分为4度:

Ⅰ度:安静时无呼吸困难,活动后常出现吸气性喉鸣和呼吸困难。

Ⅱ度:安静时出现喉鸣和吸气性呼吸困难,心率增快。

Ⅲ度:Ⅱ度喉梗阻症状加烦躁不安、发绀,肺部呼吸音明显降低,心率快。

Ⅳ度:Ⅲ度喉梗阻症状加全身衰竭、昏睡或昏迷状态,三凹征可不明显,面色苍白发灰,肺部呼吸音几乎消失,心音低钝,心律不齐。

2.治疗

(1)保持呼吸道畅通:有明显呼吸困难、发绀者,给予吸氧。可用1%～3%麻黄碱和肾上腺皮质激素超声雾化吸入,有利于黏膜水肿消退。2岁以下儿童:吸入用布地奈德混悬液0.5 mg+盐酸氨溴索口服溶液7.5 mg/1 mL+生理盐水1 mL空气压缩泵雾化吸入;2～6岁儿童:吸入用布地奈德混悬液1 mg+盐酸氨溴索口服溶液15 mg/2 mL空气压缩泵雾化吸入。

(2)控制感染:早期给予足量广谱抗生素治疗,轻者可口服。

(3)对症治疗:烦躁不安者宜用镇静剂,如异丙嗪有镇静和减轻喉头水肿的作用。氯丙嗪不宜应用。

(4)气管切开术:经上述处理呼吸困难、发绀不缓解或喉梗阻达Ⅲ、Ⅳ度,应及时做气管切开术。

(五)支气管肺炎

肺炎是指不同病原体或其他因素等所引起的肺部炎症。

1.病因

支气管肺炎是小儿时期最常见的肺炎,2 岁以内儿童多见,一年四季均可发病,多发生于冬春寒冷季节及气候骤变时。室内居住拥挤、通风不良、空气污浊、致病微生物较多时,易发生肺炎。此外,营养不良、维生素 D 缺乏性佝偻病、先天性心脏病等及出生体重低的幼儿均易发生本病。

最为常见的是细菌或病毒感染,也可由细菌、病毒“混合感染”。病原体常由呼吸道侵入,少数由血液进入肺。

2.临床表现

肺炎的主要临床表现为发热、咳嗽、气促、呼吸困难和肺部固定性中、细湿啰音,重症患者可累及循环、神经、消化系统而出现相应的临床表现,如中毒性脑病及中毒性肠麻痹等。

2 岁以内的婴幼儿发病多数较急,发病前数日多先有上呼吸道感染。

3.主要症状

(1)发热热型不稳定,多为不规则发热。

(2)咳嗽:较频繁,早期为刺激性干咳,极期咳嗽反而减轻,恢复期咳嗽有痰。

(3)气促:多在发热、咳嗽后出现。

(4)全身症状:精神不振,食欲减退,烦躁不安,轻度腹泻或呕吐。

4.体征表现

(1)呼吸增快:40～80 次/分,可见鼻翼扇动和三凹征。

(2)发绀:口周、鼻唇沟和指趾端发绀,轻症患儿可无发绀。

(3)肺部啰音:早期不明显,呼吸音粗糙、减低,以后可闻及较固定的中、细湿啰音。

(4)重症肺炎的表现:由于严重的缺氧及毒血症,除呼吸系统改变外,可发生循环、神经和消化系统功能障碍。

5.治疗

采用综合治疗,原则为控制感染,改善通气功能,对症治疗,防止和治疗并发症。

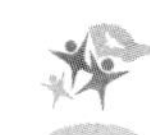

(1)一般治疗及护理:室内空气流通,温度 18 ~20 ℃、湿度 50%~60%为宜,给予营养丰富的饮食。

(2)抗感染治疗:①抗生素治疗,明确为细菌感染或病毒感染继发细菌感染者应使用抗生素。②抗病毒治疗,利巴韦林可滴鼻、雾化吸入、肌注等。

(3)对症治疗。

(六)支气管哮喘

支气管哮喘是一种常见的慢性呼吸道疾病,是一种由多种因素引起的复杂疾病。近年来,在托幼机构中哮喘儿童有上升趋势,主要是气道的炎症引起反复发作性的喘息、呼吸困难、胸闷或咳嗽,夜间和清晨加剧。

1.发病情况

(1)发病年龄:很多哮喘自动发病,并且发病年龄也在逐渐提前。我国流行病调查表明哮喘的患病率以 1~6 岁较高。

(2)发作类型:哮喘发作类型分缓慢发作及突然发作两种。发作时间多为中半夜,以不规则发作为主,其次为临睡及清晨发作。哮喘发作症状中有眼痒、鼻痒、打喷嚏等症状,其中不少为过敏性鼻炎症状。在哮喘发作中最主要的症状是咳嗽,约有半数症状有呼气延长及呼吸困难现象,在肺部听诊呼气有哮鸣音。

2.发病因素

(1)遗传因素:儿童哮喘有较明显的遗传倾向,起病越早遗传倾向越明显。目前大多数学者认为哮喘是一种多因子遗传病,其遗传度在 70%~80%。哮喘是儿童常见的变态反应性疾病,与其过敏性体质有关。哮喘儿童常伴有个人过敏性疾病史,其中以婴幼儿湿疹、过敏性鼻炎及荨麻疹为主。

(2)感染因素:儿童哮喘发作常与呼吸道感染有关。有报道儿童哮喘 70%以上是由呼吸道感染而诱发。哮喘发作与病毒性呼吸道感染关系密切,婴幼儿哮喘常与腺病毒及流感病毒感染有关,较大儿童与鼻病毒和流感病毒有关。病毒感染还能导致哮喘持续。当感染消除以后,如有其他病毒感染又可激发哮喘反复发作。支原体等感染也可引起哮喘发作。

(3)吸入物因素:分为特异性(抗原性)及非特异性(非抗原性)物质两种。前者如花粉、尘螨、霉菌、动物毛屑及吸入性药物等,后者如工业刺激性气体、烹调时的油味、烟等。季节性发作以花粉、尘螨、霉菌为主,非季节性发作与居住环境、接触物有关。

(4)气候变化因素:气温的突然变化不仅使呼吸道感染增多,而且诱发哮喘发作。华东地区每年 4 月下旬~5 月下旬由于气温变化较大,哮喘发作人数会明显增加。哮喘最易发作时的日均气温是21 ℃。空气温度、大气压强及空气离子的变化等都可影响哮喘发作，这是某些过敏原或其他非致敏原与气象因素综合作用的结果。

(5)饮食与运动因素：部分患者可因食物过敏诱发哮喘发作，幼儿的食物过敏情况高于成人，尤其是具有特殊性体质的婴幼儿。婴儿期食物过敏以牛奶最多，牛乳喂养的婴儿过敏性疾病发作情况比母乳喂养者多见。一般认为食物过敏现象可随年龄增长而逐渐减少乃至消失。食品过甜、过咸或过酸，对某些患儿也可诱发哮喘。

运动性哮喘常发生于活泼好动的儿童，尤其是已患哮喘的儿童更易因运动及放声大笑等而诱发。凡在运动后有哮鸣、咳嗽、胸闷或不能耐受大运动量者皆可怀疑有哮喘，须进一步做肺部功能检查。

3. 儿童哮喘的社会经济问题

哮喘的反复发作，对患者及家属身心和经济以及整个社会所造成的影响已引起全世界的关注。

哮喘儿童与正常儿童相比，较少参加体育活动，学习成绩相对较差，社会适应能力较弱，交朋友困难，感觉孤单，生活较多不愉快。在精神心理状态方面，较多表现为沮丧、易怒、紧张、睡眠障碍及头晕。有的研究发现，情绪低落是哮喘发病的危险因素之一，哮喘发作率的增高与高度焦虑及情绪波动有关。

4. 婴幼儿哮喘诊断标准

(1)年龄不大于3岁，喘息发作不少于3次。

(2)发作时双肺闻及呼气相哮鸣音，呼气相延长。

(3)具有过敏性疾病史，如过敏性湿疹、过敏性鼻炎等。

(4)父母有哮喘病等过敏史。

(5)除外其他引起喘息的疾病。

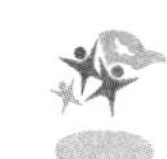

凡具有以上(1)(2)(5)3条标准即可诊断为哮喘。如喘息发作2次，并具有(2)(5)两条标准，可诊断为可疑哮喘或喘息性支气管炎，如同时具有第(3)和(或)第(4)条时，可考虑给予哮喘诊断。

5. 儿童哮喘的防治

(1)皮质激素是目前最肯定的抗炎药物，在发作时采取吸入法。它是局部的气道用药，长期应用副作用小，可以预防哮喘发作。

(2)发作时用支气管扩张剂，如哮喘的喷雾剂等。

(3)哮喘儿童在入园时应到保健室登记，以便保健人员做好其日常生活护理。

二、常见营养性疾病

(一)缺铁性贫血

营养性缺铁性贫血是由体内铁缺乏导致血红蛋白合成减少所致。

1.病因

(1)铁摄入不足:这是缺铁性贫血的主要原因。人乳、牛乳、谷物中含铁量均低,如不及时添加含铁较多的辅食,容易发生营养性缺铁性贫血。

(2)生长发育因素:生长发育较快,如不及时添加含铁丰富的食物,则容易缺铁。

(3)铁的吸收障碍:食物搭配不合理可影响铁的吸收。慢性腹泻不仅使铁的吸收不良,而且使铁的排泄也增加。

(4)铁的丢失过多:长期慢性失血可致缺铁,如肠息肉、寄生虫病等可致慢性失血。

2.临床表现

(1)一般表现:皮肤黏膜苍白,无力。

(2)髓外造血表现:肝脾肿大。

(3)消化系统症状:食欲减退,少数有异食癖、口腔炎、萎缩性舌炎,可有呕吐、腹泻。

(4)神经系统症状:淡漠或易激惹,注意力不集中,记忆力减退。

(5)心血管系统症状:心率增快,心脏扩大,重者可发生心力衰竭。

3.实验室检查

(1)血象:血红蛋白(Hb)量降低为主,呈小细胞低色素贫血,红细胞平均体积(MCV)小于 80 fL,红细胞平均血红蛋白量(MCH)小于 26 pg,红细胞平均血红蛋白浓度(MCHC)小于 0.3。血涂片红细胞大小不等,小细胞为主,中心淡染区扩大,网织红细胞正常或轻度升高。

(2)骨髓象:红细胞增生活跃,以中、晚幼红细胞增生为主,各期红细胞体小,胞浆少,胞浆成熟度落后于胞核,细胞外铁明显减少或消失(0～+),铁粒幼细胞数量小于 15%。

(3)血生化:血清铁蛋白(SF)小于 16 μg/L,血清铁(TIBC)小于 8.95 μmol/L,转铁蛋白饱和度(TS)小于 15%,总铁结合力(TIBC)大于 62.7 μmol/L,各种含铁酶类降低,红细胞游离原卟啉(FEP)大于 0.9 μmol/L。

4.治疗原则

治疗主要为去除病症和补充铁剂。

(1)铁剂治疗:口服铁元素 1～2 mg/(kg·次),每日 2～3 次,两餐之间服,同时口服维生素 C 效果更佳。对口服铁剂不耐受,严重腹泻患儿可用铁剂注射,常用右旋糖酐铁(含铁 50 mg/ mL),能肌注者尽量不用静脉注射。至 Hb 正常后 6～8 周停用铁剂。

(2)病因治疗:合理膳食,驱虫,手术治疗肠道畸形,控制慢性失血等。

(3)输血:一般不需输血,重症合并心功能不全或严重感染可输适量浓缩红细胞。

轻度贫血的患儿可以采取调整饮食的治疗方法。在原来饮食的基础上注意补充优质蛋白和增加含铁丰富的食物,如肝、动物血、瘦肉等,使每日所供给的蛋白质、铁和热量均高于正常饮食,并给予新鲜的绿色蔬菜和水果,直至消除贫血现象。

(二)蛋白质、能量缺乏性营养不良

蛋白质、能量缺乏性营养不良是由于缺乏能量和(或)蛋白质所致的一种营养缺乏症,临床上以体重明显减轻、皮下脂肪减少和皮下水肿为特征,常伴有各器官系统的功能紊乱。

1. 病因

营养摄入不足,消化吸收不良,需要量增加;长期患病、做了大手术等。

2. 临床表现

体重不增是营养不良的早期表现。患儿主要表现为消瘦,皮下脂肪逐渐减少甚至消失,皮肤干燥、苍白,皮肤逐渐失去弹性。早期表现为体重不增,随后体重减轻,活动减少;进一步发展为皮下脂肪逐渐变薄、消失,肌肉松弛、萎缩,皮肤、毛发干枯,失去弹性;当病情加重时,身高增长迟缓,水肿,反应迟钝,智力落后,抗病能力下降。

3. 诊断

(1)体重低下。

(2)生长迟缓。

(3)消瘦。

4. 治疗

(1)处理危及生命的并发症。

(2)祛除病因:在查明病因的基础上,积极治疗原发病。

(3)调整饮食,促进消化,提倡科学喂养。轻度营养不良治疗时,热量、蛋白质、脂肪从低值开始,以不影响消化吸收为要,逐步递增到常量;中度营养不良起点量稍低一些;重度营养不良者消化功能差,补充营养应从极少量开始。

(4)给予促进消化吸收的药物,并注意补充锌、铁,也可采用中医推拿方法。

(三)维生素缺乏

维生素是维持人体正常物质代谢和某些特殊生理功能不可缺少的低分子有机化合物,主要参与各种酶的组成。

造成维生素缺乏的主要原因:膳食中维生素含量不足,贫困、膳食单调、偏食等因素可使膳食中摄入维生素的量不能满足机体的需求;体内吸收障碍,如肠动加快、吸收面积减少、长期腹泻等因素使维生素的吸收、储存减少;排出增多,可因授乳、大量排汗、长期大量使用利尿剂等使之排出增多;因药物等作用使维生素在体内加速破坏;生理和病理需要量增多;食物加工烹调不合理使维生素大量被破坏或丢失。

预防维生素缺乏的措施:提供平衡膳食;根据人体的生理、病理情况及时调整维生素供给量;及时治疗影响维生素吸收的肠道疾病;食物加工烹调要合理,尽量减少维生素的损失。

1.维生素A(VA)

维生素A又名“视黄醇”,与类胡萝卜素一样对热、酸、碱稳定,一般加工烹调方法不会引起破坏,但易被氧化,高温与紫外线可促进这种氧化。

(1)生理功能:①参与视网膜视紫质的合成与再生,维持正常的暗适应能力,维持正常视觉。②促进蛋白质的生物合成和骨细胞的分化,促进机体的生长和骨骼的发育。③免疫蛋白也是糖蛋白,其合成与VA有关,故VA有增加机体抗感染的作用。④VA可促进上皮细胞的正常分化并控制其恶变,从而有防癌作用。

(2)VA缺乏症:由于VA和VA原摄入不足所引起的营养缺乏病,临床上首先表现为视觉适应能力降低,进一步发展可形成夜盲症。皮肤基底细胞增生和过度角化,特别是毛囊口角化为毛囊丘疹(多发生在四肢伸肌表面、肩部、颈部、背部、臀部的毛囊周围);汗腺、皮脂腺萎缩,皮肤干燥,毛发干枯脱落;结膜角化,泪腺分泌减少,形成眼干燥症,进一步发展可出现角膜溃疡、穿孔、失明,还可出现结膜皱褶和毕脱斑;骨骼发育受阻,免疫和生殖功能下降。

(3)VA过多症:VA进入机体后排泄效率不高,长期过量摄入可在体内蓄积,引起VA过多症。主要症状为厌食、易怒、长骨末端外周疼痛、肢体活动受限、头发稀疏、肝大、肌肉僵硬、皮肤瘙痒、头痛、头晕等。及时停止食用,症状可很快消失。

(4)食物来源:天然VA只存在于动物体内。动物的肝脏、鱼肝油、奶类、蛋类及鱼卵是VA的主要来源。VA原(VA的前体)为类胡萝卜素,广泛分布于植物性食品中，其中最重要的是β-胡萝卜素。红色、橙色、深绿色植物性食物中含有丰富的β-胡萝卜素，如胡萝卜、红心甜薯、菠菜、苋菜、杏、芒果等。

2. 维生素 D(VD)

VD 是所有具有胆钙化醇生物活性的类固醇统称。其中 VD_2(钙化醇)与 VD_3(胆钙醇)是最重要的 VD。VD_2与 VD_3结构相似、功能相同，皆为脂溶性维生素，对热、氧、酸、碱均较稳定，主要区别在于两者的来源不同。VD_2来源于植物，大多数植物中含有微量的麦角固醇，植物叶暴露于日光后形成 VD_2(麦角钙化醇或钙化醇)；VD_3(胆钙固醇或胆钙醇)来源于动物，人与动物皮肤中的 7-脱氢胆固醇经紫外线照射后即可转变成 VD_3，然后运往肝、肾转化为具有生物活性的形式，再发挥其重要的生理功能。

(1)生理功能：VD 对骨骼形成极为重要，其主要功能是调节钙和磷代谢，促进小肠对钙和磷的吸收与利用，构成健全的骨骼与牙齿。

(2)VD 缺乏症：VD 与机体内钙、磷代谢密切相关，故当 VD 缺乏时，儿童易发生佝偻病，成人易出现骨软化症和骨质疏松症。佝偻病常在婴幼儿中发生，因骨骼的软骨连接处及骨骼部位增大，临床上可见到方颅、肋骨串珠、鸡胸；由于骨质软化，承受较大压力的骨骼部分发生弯曲变形，如脊柱弯曲，下肢弯曲，还可发生囟门闭合迟缓，胸腹之间形成哈里逊沟。

(3)VD 过多症：VD 可以在体内蓄积，过多摄入可以引起 VD 过多症。如果成人每日摄入 2500 μg，儿童每日摄入 500～1250 μg，数周后即可发生中毒，表现为头痛、厌食、恶心、口渴、多尿、低热、嗜睡、血清中钙磷增加、软组织钙化，可出现肾衰竭、高血压等症状。停止食用数周后可恢复正常。

(4)食物来源：VD_3含量最丰富的食物为鱼油、动物内脏和蛋黄，牛奶与其他食物中 VD_3的含量较少。VD_2来自植物食品。一般说来，人只要能经常接触阳光，在一般饮食条件下，不会造成 VD 缺乏。以牛奶为主食的婴儿，应适当补充鱼肝油，并经常接受日光照，这样有利于生长发育。

3. 维生素 E(VE)

VE 是所有具有α-生育酚生物活性的色酮衍生物的统称，对热与酸稳定，对碱敏感，可缓慢地被氧化破坏。

(1)生理功能：VE 具有很强的抗氧化作用，能阻止不饱和脂肪酸受到过氧化作用的损伤，从面维持着不饱和脂肪酸较多的细胞的完整性和正常功能；由于预防了脂质过氧化，从面消除了体内其他成分受到脂质过氧化物的损害。因此，VE 具有延缓衰老、预防大细胞性溶血性贫血的作用。临床上常用 VE 来治疗不孕症、习惯性流产。

(2)食物来源：各种植物油(麦胚油、棉籽油、玉米油、花生油、芝麻油)、谷物

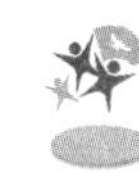

的胚芽、多数绿色植物、肉、奶油、奶、蛋等都是VE较好的来源。

4. 维生素B_1(VB_1,硫胺素)

维生素B_1在高温时,特别是在高温碱性溶液中,非常容易被破坏,并易被紫外线破坏;在酸性溶液中稳定性较好,至加热时也是稳定的。

(1)生理功能:维生素B_1是脱羧辅酶的主要成分,参与糖类代谢中丙酸及α-酮戊二酸的氧化脱羧作用;能抑制胆碱酯酶的活性,维持胃肠道的正常蠕动和消化腺的分泌作用。

(2)维生素B_1缺乏症:维生素B_1缺少时,引起多发性神经炎和脚气病,多见于以大米为主食的地区,在东南亚地区特别是菲律宾、越南、泰国、缅甸等国尤为多见。中华人民共和国成立后,VB_1缺乏症已不多见,但近年来由于生活水平提高,食用精白米增多,在某些地区患病率又有回升。VB_1缺乏症还可因酗酒,各种胃肠道疾病使维生素B_1吸收过少,结核、甲亢等消耗性疾病使维生素B_1相对不足而发生。

由饮食因素引起者,一般在3个月低VB_1饮食后出现症状,早期表现为疲乏无力、肌肉酸痛、食欲下降、体重减轻、感觉异常、心动过速,心前区疼痛,严重者表现为心力衰竭、水肿。

(3)食物来源:富含维生素B_1的食物有谷类、豆类、干果、硬壳果类,尤其在谷类食物的表皮部分含量更高,故碾磨精度不宜过度;动物内脏、蛋类及绿叶菜中含量也较高,芹菜叶、莴笋叶中含量也较丰富,应当充分利用;土豆中虽含量不高,但以土豆为主食的地区,土豆也是维生素B_1的主要来源;某些鱼类及软体动物体内含有硫胺素酶,生吃可以造成其他食物中维生素B_1的损失。

5. 维生素B_2(VB_2,核黄素)

维生素B_2为橙黄色晶体。

(1)生理功能:维生素B_2是机体各种黄素酶的辅酶部分,在生物氯化过程中广泛地起着递氢作用;参与机体内三大生热营养素的代谢过程,与热量代谢直接相关。

(2)维生素B_2缺乏症:机体缺乏维生素B_2则出现能量不足和物质代谢的紊乱,表现为外生殖器、舌、唇、口角的综合征。据我国两次营养调查显示,居民平均VB_2摄入量只有供给量标准的一半。目前我国人民食用动物性食品较少,易造成VB_2缺乏,临床表现为口角炎、唇炎、舌炎、睑缘炎、阴囊炎、脂溢性皮炎。

(3)食物来源:动物性食物含维生素B_2较多,尤以肝、心、肾中丰富,奶、蛋类食品中含量也不少;植物性食品除绿色蔬菜和豆类外一般含量都不高。

6. 尼克酸(VPP,烟酸)

(1)生理功能:VPP是辅酶Ⅰ和辅酶Ⅱ的重要成分,两者均为脱氢酶的辅酶，在生物氧化过程中，起到传递氢原子的作用。如果没有 VPP，人体就不能利用糖类、脂肪和蛋白质来产生能量，也无法合成蛋白质和脂肪。VPP 对维持皮肤、神经和消化系统正常功能起着重要作用，还有扩张血管的作用。

(2)VPP 缺乏症：VPP 缺乏症又称“癞皮病”“糙皮病”，多发生在以玉米为主食的地区。VPP 缺乏症的典型症状为皮炎、腹泻及痴呆，即所谓“三 D”症状。早期常有食欲缺乏、消化不良、腹泻、头痛、无力、体重减轻等现象。继之，于皮肤裸露部位出现对称性皮炎，较痒，皮肤呈暗褐色，有色素沉着，皮肤粗糙，有明显水肿，可伴有疱疹、溃疡与感染。消化道与舌部也有炎症，舌呈猩红色，有溃疡，易出现恶心、呕吐、腹泻等症状。神经系统除早期症状外，还有肌肉震颤、腱反射过敏或消失、烦躁、焦虑、抑郁、健忘等症状，少数患者精神失常。女性的其他症状有阴道炎、月经不调，男性为排尿时有烧灼感、性欲减退等。

(3)食物来源：富含 VPP 的食物为动物肝脏、酵母、花生、全谷、豆类及肉类。

7.维生素 C(抗坏血酸，VC)

(1)生理功能：参与体内氧化还原过程，维持组织细胞的正常能量代谢和调节细胞内氧化还原电位；将血浆运行的铁蛋白中的三价铁还原为二价铁，促进铁的吸收；增加机体的抗病能力，促进伤口愈合；阻断亚硝胺在体内的形成，具有防癌和抗癌作用；大量 VC 还可促进心肌利用葡萄糖和促进心肌糖原的合成。

(2)VC 缺乏症：缺乏 VC 可引起坏血病，表现为毛细血管脆性增加，牙龈肿胀与出血，牙齿松动、脱落，皮肤出现淤血点与淤斑，关节出血形成血肿，鼻出血，便血，月经过多，还会影响骨骼正常钙化，出现伤口愈合不良、抵抗力低下、肿瘤扩散等现象。

(3)食物来源：VC 主要来源于新鲜蔬菜和水果，水果中以酸枣、山楂、柑橘、草莓、猕猴桃等含量为多，蔬菜中以辣椒含量最多。

(4)供给量：从出生至 12 岁供给量为 30～50 mg/d，少年、成年、老年皆为 60 mg/d，孕妇为 80 mg/d，乳母为 100 mg/d。

(5)营养水平评定：①负荷试验：口服 500 mg 的 VC，4 小时后尿液中排出 VC 的含量大于 3 mg 为正常，1～3 mg 为不足，小于 1 mg 为缺乏。②测定白细胞中 VC 的含量，小于 2 mg/100 g 时为营养不足。

(四)锌缺乏症

锌缺乏症是因体内长期缺乏微量元素锌所引起的。

1.病因

(1)摄取不足：以谷类为主食，或者长期只吃蔬菜，不吃荤菜。挑食、偏食的儿童，食物中摄入的锌很少，容易缺锌。

(2)吸收障碍：长期腹泻会妨碍锌的吸收。谷类食物中含较多植酸和粗纤维，这些物质可与锌结合而妨碍其吸收。

(3)丢失过多：锌主要是通过汗液和大小便排泄，因此出汗很多的儿童容易缺锌。另外，反复出血、大面积烧伤等都会使得锌丢失过多，从而发生锌缺乏。

2.临床表现

锌参与体内100多种酶的形成，缺锌可影响蛋白质的合成和其他许多生理功能。

(1)消化功能减退：表现为食欲缺乏、味觉异常、复发性口腔溃疡、异食癖等。

(2)生长发育落后或停滞：缺锌常导致生长停滞、身材矮小、性发育延迟。

(3)免疫功能降低：易与感染性疾病并发，如霉菌感染。

(4)智力发育迟缓：儿童长期缺锌可影响脑发育，使智力发育迟滞。

(5)孕妇锌缺乏可引起胎儿发育不良、早产或婴儿出生时体重低。

(6)其他：如地图舌、创伤愈合不良、视敏度下降。

3.实验室检查

(1)血清锌检测：正常值最低限为75 μg/L。

(2)发锌检测：头发部位的不同和洗涤方法的不同会影响检测结果，所以发锌检测的结果不能反映近期体内的锌的营养状态。

4.治疗

(1)轻度缺锌者最好采取食疗，平衡膳食，多食含锌丰富的食物。锌的主要食物来源有贝壳类海产品、红色肉类、动物内脏类、禽蛋类、坚果类等，一般植物性食物含锌较低。

(2)严重缺锌者应在医生指导下使用锌制剂治疗。常用葡萄糖酸锌，每日剂量为锌元素0.5～1.0 mg/kg(体重)。

5.预防

锌的每日需要量为：0～6个月儿童3 mg，7～12个月儿童5 mg，1～10岁儿童10 mg，10岁以上儿童15 mg。锌对儿童生长发育至关重要，平时应注意平衡膳食，纠正挑食、偏食的不良习惯。对早产儿、双胎儿、营养不良儿以及长期腹泻、多汗等的儿童，应适当补充锌，预防缺锌。

(五)碘缺乏

碘缺乏是一种分布广泛的地方病，是自然环境缺碘对人体造成的损害。碘缺乏病不仅表现为甲状腺肿大、克汀病、聋、哑、瘫痪，同时缺碘影响胎儿的脑发育，导致儿童智力和体格发育不良。碘缺乏已成为深受社会关注的疾病之一。

1. 病因

根本原因是食物和水源中缺碘。碘是合成甲状腺素的原料，甲状腺素与人体健康休戚相关，能促进蛋白质的合成，促进新陈代谢，加速生长发育，提高神经系统的功能。缺碘会使甲状腺素合成有障碍，从而影响儿童生长发育。

2. 临床表现

(1)孕妇缺碘，会使胎儿甲状腺素合成不足。幼儿出生后表现为不同程度的聋哑、痴呆、身材矮小、智力低下、甲状腺功能低下等。另外，缺碘可造成孕妇的流产、死胎、死产、早产及产儿先天畸形，使新生儿死亡率增高。

(2)儿童及青春期缺碘会引起地方性甲状腺肿大、地方性甲状腺功能减低症。儿童长期轻度缺碘常使得体格发育落后。

(3)碘过量容易造成碘中毒，引起甲状腺功能亢进。

3. 实验室检查

(1)血清总三碘甲状腺原氨酸(T_3)、四碘甲状腺原氨酸(T_4)或游离 T_3、T_4 明显降低，而促甲状腺激素(TSH)增高。

(2)尿碘小于 25 μg/g。

4. 治疗

(1)碘剂：主要用于治疗缺碘引起的弥漫型重度甲状腺肿大。

(2)甲状腺素制剂：主要用于治疗甲状腺功能减低症。

5. 预防

碘每日需要量为：0～6 个月儿童 40 μg，7～12 个月儿童 50 μg，1～7 岁儿童 70 μg，8～12 岁儿童 120 μg，12 岁以上儿童 150 μg。烹调时应采用碘化食盐，平时多吃海产品，如紫菜、海带等。适当补充碘酸钾制剂也可以有效预防碘缺乏。

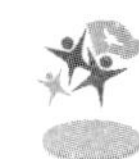

(六)单纯性肥胖症

儿童期单纯性肥胖症已成为我国儿童生长发育中一个值得注意的健康问题。

单纯性肥胖症是与生活方式密切相关，以过度营养、运动不足、行为偏差为特征，全身脂肪组织普遍过度增生、堆积的慢性疾病。

1. 诊断方法

(1)身高体重超出同年龄、同性别参照人群值的中位数 1SD 以下是存在风险。

(2)身高体重超出同年龄、同性别参照人群值的中位数 1～2SD 是超重。

(3)身高体重超出同年龄、同性别参照人群值的中位数 2SD 以上是肥胖。

2.流行病学研究

肥胖已成为学龄前儿童严重的健康问题,脂肪重聚年龄超前,肥胖、超重比例过大,提示控制肥胖的重要时期在学龄前。

3.特点与预防

(1)脂肪重聚年龄为 4～8 岁。

(2)1 岁和 5 岁是控制学龄前儿童单纯性肥胖症的关键时期。

4.主要危险因素

(1)产前因素:出生体重超重。

(2)家长动机因素:过度喂养。

(3)西方饮食模式:甜食、软饮料、快餐。

(4)传统饮食习惯中的陋习:暴饮暴食、大吃大喝、逼迫式劝饮(食)。

(5)体育运动少:运动量小、运动方式少、长期长时间静坐。

(6)生活行为方式:喂养不当,食物选择不科学,进食习惯不良。

5.肥胖的危害

(1)肥胖成为高血压、冠心病、糖尿病等疾病的危险因素。超重儿中10%～30%血压偏高;20%有高脂血症;糖尿病性糖耐量曲线、转氨酶升高,易患脂肪肝、肝硬化、胆病、骨关节病、肾病、恶性肿瘤等。

(2)部分单纯性肥胖儿存在促性腺激素、催乳素、性激素的异常代谢改变,部分呈糖原导致的高糖血症、高胰岛素血症、低生长激素反应。

(3)对生理功能的损伤:①有氧能力下降。②无氧阈左移。③心肺功能性损伤,提前动用心肺储备。

(4)对儿童心理、行为的损伤:①自我形象感和自信心差,有自卑感。②易受排斥,压抑。③潜能发育受阻。

6.治疗方案

(1)原则:不干扰儿童的正常生长发育,不留下损害生长发育的危险因素。

(2)禁忌:①禁止采用禁食、饥饿、半饥饿、变相饥饿疗法。②禁止短期、快速减肥或减重。③禁止使用减肥药物或减肥食品。④禁止使用手术治疗。

(3)控制目标:①近期目标。减脂,减重,提高健康水平;促进生长发育(身高、体重、骨、器官、脑正常增长);控制体重在正常增长速率,促进有氧能力发育,提高体质健康水平,提高运动能力。②远期目标。建立科学、正确的生活方式;充分发挥潜能;加强性格塑造、品德培养,促进气质养成、能力发挥。

7.预防

(1)婴幼儿期:主要强调母乳喂养,按照婴儿实际需要量进行适度喂养,在出生后的前 3 个月内避免喂固体食物;出生后 4 个月的肥胖儿,避免使其继续摄入过多热量;出生后 6~8 个月的肥胖儿应减少奶入量,代以水果、蔬菜,用全米代以精面制品。对家长来说,不要把食物作为奖惩幼儿行为的东西。

(2)学龄前期:主要是养成良好的进食习惯,不得偏食糖类、高脂、高热量食物。养成参加各种体力活动、劳动的习惯,如可走路的不坐车,可爬楼的不坐电梯。养成每天都有一定的体育锻炼的习惯,使之成为一生的生活方式,这对防止成年后多采取静坐生活方式有重大意义。

(3)青春期:这是一个危险时期,特别对于女孩子来说,体格发育上脂肪量增加,心理发育上也为一个关键时期,在追求苗条的心理压力下会产生许多错误的认识和片面追求节食减肥。所以,应加强关于营养知识和食物选择知识的正确教育。对于已经肥胖和可能肥胖的青年予以个别指导,并且鼓励其双亲参加,共同帮助其安排生活。

8.治疗方法

以运动处方为基础,行为矫正为关键,健康教育(包括饮食调整)贯彻始终,以肥胖儿童为中心,教师、家长和医务人员共同参与。

(1)运动处方:

①强度:根据幼儿体质采用适当的强度。

②每日训练 1~2 小时,每周训练 5 天。

③运动方式:跑步、散步、滑冰、游泳、骑自行车、各种球类运动、划船、跳绳。

(2)行为矫正方案:

①在饮食行为方面:需要控制和杜绝的行为有进食速度过快、喝甜饮料、吃甜食过多、进食频率过高(包括非饥饿状况、看见食物、看见别人进食、看电视时、临睡前进食等)、成人用食物作为对肥胖儿的奖惩品等。

②在运动行为方面:引导肥胖儿积极上体育课,参与户外运动,多参加移动身体的运动项目。

③在心理、行为状态方面:消除肥胖儿的自卑感,鼓励他们与人交往。

指导肥胖儿童对自己的饮食行为、运动和生活行为做个案分析,找出主要问题。对家长进行相关知识教育,了解家长对肥胖及子女的态度和家庭生活模式,向家长提出配合治疗的具体要求。干预重点集中在保障正常生长发育,增强体能,促进运动能力,稳定匀速地降低体脂含量。干预目标:控制增重、增强体能是肥胖干预方案的第一线目标,养成科学、健康的生活方式则是其远期目标。

(3)饮食调整:对每日摄入的热量严格进行计算和控制,有选择地进食,避免食用一些高热量食物或加工很精细的糖类,如含淀粉多的土豆、脂肪、油煎食品、糖、巧克力、奶油制品等是肥胖者禁食食品,并限制甜饮料摄入。对于热量

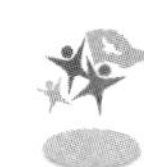

控制要充分考虑到儿童生长发育所需。每天多摄入 200 cal 热量(约 22 g 蛋白质或 50 g 糖类),5 年内可存 8 kg 脂肪。控制 5 岁以下肥胖儿每日摄入 600～800 cal 的热量,5 岁以上肥胖儿每日 800～1200 cal。对于蛋白质、维生素、矿物质、微量元素,每日维持在高于低限的摄入量,在体重控制满意后按国家规定的标准维持热量供应。

三、常见消化道疾病

(一)小儿腹泻

小儿腹泻是一组由多病原、多因素引起的以大便次数增多和大便性状改变为特点的消化道综合征,是我国婴幼儿最常见的疾病之一,是造成小儿营养不良、生长发育障碍的主要原因之一。6 个月～2 岁婴幼儿发病率高,1 岁以内约占半数。

1. 产生因素

(1)婴幼儿消化系统发育尚未成熟,胃酸和消化酶分泌少,酶活力偏低,不能适应食物质和量的较大变化。

(2)婴幼儿生长发育快,所需营养物质相对较多,且食物以液体为主,进入量较多,胃肠道负担重。

(3)机体防御功能差,肠道菌群失调。

(4)人工喂养不当。

2. 病因

(1)感染因素:肠道内感染可由病毒、细菌、真菌、寄生虫引起,以前两者多见,尤其是病毒。

(2)非感染因素:

①饮食因素:喂养不当可引起腹泻。

②过敏性腹泻:对牛奶或大豆过敏而引起腹泻。原发性或继发性双糖酶缺乏或活性降低,肠道对糖的消化吸收不良而引起腹泻。

③气候因素:气候突然变化,腹部受凉使肠动增加;天气过热消化液分泌减少或由于口渴饮奶过多等,都可诱发消化功能紊乱而导致腹泻。

3. 临床表现

(1)临床分期:连续病程在 2 周以内的腹泻为急性腹泻,2 周～2 个月的为迁延性腹泻,2 个月以上的为慢性腹泻。

(2)腹泻的共同临床表现:

①轻型,常由饮食因素及肠道外感染引起。发病可急可缓,以胃肠道症状

为主，会使得食欲缺乏，偶有呕吐，大便次数增多，但每次大便量不多，大便稀薄或带水，呈黄色或黄绿色，有酸味，常有白色或黄白色奶瓣和(或)泡沫。无脱水及全身中毒症状，多数在数日内痊愈。

②重型，多由肠道内感染引起。常急性发病，可由轻型逐渐加重转变而来，除较重的胃肠道症状外，还有较明显的脱水、电解质紊乱和全身感染中毒产生的症状，如发热、精神烦躁等。

4.治疗原则

调整饮食，预防和治疗脱水，合理用药，加强护理，预防并发症。不同时期的腹泻病治疗各有侧重，急性腹泻多注意维持水、电解质平衡及抗感染，迁延性及慢性腹泻则应注意肠道菌群失调问题及饮食疗法问题。治疗不当往往会适得其反。

5.预防

(1)合理喂养，提倡母乳喂养，及时添加辅助食品，每次限一种，逐步增加，适时断奶。

(2)对于生理性腹泻的婴儿应避免不适当的药物治疗，不要因为婴儿大便次数较多而怀疑其消化能力，而不按时添加辅食。

(3)养成良好的卫生习惯，注意生活用品的消毒；气候变化时，避免过热或受凉；居室要通风。

(4)感染性腹泻儿童，如在托幼机构，应积极治疗，做好消毒隔离工作，防止交叉感染；避免滥用及长期使用广谱抗生素。

(二)儿童厌食症

厌食症是指较长期的食欲减退或消失，缺乏进食欲望。

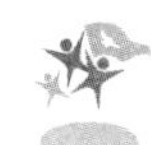

突然的食欲缺乏往往是疾病的前驱症状，长期食欲缺乏可能是某些慢性疾病的症状，但是绝大多数食欲缺乏却是由不良的饮食习惯造成的。

1.病因

(1)大多数的厌食症与不良的饮食习惯有关，如平时吃过多的零食，餐前饮用大量的饮料，进食时注意力不集中，如边听故事或看电视边吃饭等。这些不良的习惯，可以扰乱或抑制胃酸及消化酶的分泌，从而使患儿食欲减退。

(2)部分儿童的厌食，是家长长期强迫儿童进食的结果。强迫进食的做法，大大影响了儿童的情绪并逐渐使其形成了条件反射性拒食，最终发展成厌食。

(3)多种急、慢性疾病常常伴有厌食情况，这可能与发热、病原体毒素的作用有关，如病毒性肝炎、结核、肠道有寄生虫、营养缺乏症(锌缺乏症、铁缺乏症)等疾病都可有厌食表现。

2.治疗

对于各种急、慢性疾病引起的厌食，应在医生的指导下，针对原发病进行治疗。

(1)缺乏微量元素，如缺锌、铁会表现出食欲缺乏，可在膳食中增加富含铁、锌的食物，严重的可适量服用铁剂、锌剂等。

(2)消化不良，可选用乳酶生、胃酶合剂、多酶片、益生菌等。

(3)某些药物，如红霉素、复方新诺明、钙片等，可引起食欲减退，一般停药后症状会自然消失。

(4)采用中医中药治疗，服用健脾开胃的中成药和采用捏脊疗法对厌食的儿童有一定的帮助。

3.由非疾病因素引起的厌食症防治应注意的问题

(1)饮食合理搭配，注意各营养素间的比例，以求均衡饮食。每天不仅吃肉、乳、蛋、豆类，还要吃五谷杂粮、蔬菜、水果。要荤素、粗细、干稀搭配，如果搭配不当，会影响小儿的食欲，如肉、乳、蛋、豆类吃多了，因它们富含脂肪和蛋白质，胃排空的时间就会延长；粗粮、蔬菜、水果吃得少，消化道内纤维素少，容易引起便秘。

(2)讲究烹调方法。在饮食结构上，做到荤素搭配、米面搭配、各种颜色搭配。要注意刀工和火候，注意食物的色、香、味、形，激起儿童的好奇心和食欲。

(3)保证儿童充足睡眠，适量活动，定时排便。睡眠时间充足，儿童精力旺盛，食欲就强；适当的活动可促进新陈代谢，加速能量消耗，促进食欲。总之，合理的生活制度能诱发、调动、保护和促进食欲。

(4)改善进餐环境。儿童的注意力容易转移，应该排除各种干扰，让儿童专心吃饭。不能强迫儿童进食，否则儿童会感到有压力，抑制进食要求。应注意保证儿童有愉快的进餐情绪，力求为儿童创造一个安详、和睦的家庭气氛。另外，尽量让儿童与大人共餐，这样可以提高其进餐的积极性。

(5)适当采用“饥饿”疗法，当幼儿对食物失去兴趣时，可暂停进食。

(6)让儿童参与制作食物。在制作过程中，可以让儿童充分发挥自己的创造力，这会使他们对自己的作品充满兴趣，并积极品尝。

(7)食前要有进食的准备时间，不要在儿童玩得高兴时立刻要他进食，也不要让他边吃边玩。每次不要给过多饭菜，宁可吃完以后再添。

(8)家长应以身作则，不偏食、不挑食。

(三)便秘

便秘是指粪便在结肠内停留时间过久，水分被过量吸收，致使大便干硬，大便次数减少，排便困难。必须指出的是，儿童排便习惯的个体差异性较大，有的儿童 2～3 天才排便一次，但只要大便性状正常，儿童生长发育正常，就不能算是便秘。根据大便性状诊断便秘比根据排便次数诊断更为合理，如虽然每日排便一次，但大便干硬、量少、排便困难，仍有大量坚硬的粪便留在结肠或直肠中，亦属便秘。便秘会使儿童食欲缺乏、身体虚弱、情绪急躁、坐卧不安，影响学习和生活。便秘还与痔疮、脱肛、肛裂等病症的发生发展有关。

1. 病因

(1)饮食因素：进食太少，食物被消化吸收后残渣少，致使大便减少、变稠。大便性质和食物成分关系密切，当食物中含大量蛋白质，而糖类不足时，肠道菌群会发生改变，大便会是碱性、干燥的。纤维素有促进肠道蠕动的作用，小儿偏食，喜食肉类，少吃或不吃蔬菜，造成食物中纤维素太少，也易便秘。饮水量少，特别是在天气炎热时容易便秘。

(2)疾病因素：多种疾病能引起肠道功能障碍，肠壁肌肉张力减低，肠道蠕动减慢，导致便秘，如巨结肠、营养不良、佝偻病、呆小症、高钙血症等。局部疾病，如肛裂，会因排便时疼痛而导致便秘，肛周急性炎症或脓肿可使儿童长期抗拒排便，这也是儿童便秘常见的原因。

(3)生活不规律：生活不规律和缺乏按时大便的训练，未形成排便的条件反射可导致便秘。环境与生活习惯的突然改变，精神刺激，都能引起轻重不等的短时间的便秘。缺少体力活动，可导致肠壁肌肉乏力、蠕动减慢而发生便秘。

2. 治疗

治疗原则是改善饮食内容和习惯，训练排便，必要时辅以药物治疗。针对不同的病因导致的便秘可以采取不同的治疗措施。

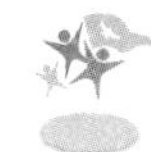

(1)调整饮食结构。多食粗粮、蔬菜、水果等富含纤维素、有通便作用的食物。便秘时可酌情在食物中加一些芝麻油，吃一些五花肉。

(2)培养每日按时排便的良好习惯。儿童进食后通常会产生胃结肠反射，要充分利用这种反射让儿童在进食后大便。切不要长时间蹲坐，否则会引起脱肛，造成排便抑制。

(3)合理用药。可以用一些微生态制剂。儿童不宜用泻药，以免形成习惯，危害健康。

(4)每日进行腹部按摩，从脐部开始，逐渐向外顺时针按摩腹部(与肠动方向一致)，帮助加速肠动，有一定效果。

(5)有时用开塞露或小肥皂条插入肛门内刺激排便，可收到暂时的效果，但不能常用。因为一旦养成习惯，正常的“排便反射”消失，便秘更难纠正。

四、常见皮肤病

(一)荨麻疹

荨麻疹是由于皮肤黏膜小血管反应性扩张及渗透性增加而产生的一种局限性水肿反应,主要表现为边缘清楚的红色或苍白色的瘙痒性皮疹风团。

1. 病因

荨麻疹的病因复杂,大多数患者不能找到确切原因。常见的病因如下:

(1)食物:以鱼虾、蟹、蛋类最常见;其次是某些肉类和植物性食物,如可可、草莓、西红柿等。

(2)药物:许多药物引起机体的变态反应而导致本病,常见引起反应的药物有青霉素、血清制剂、各种疫苗等。

(3)感染:包括病毒、细菌、寄生虫等。主要是引起呼吸道感染的病菌,其次是乙肝病毒。

(4)物理因素:如冷、热、日光等物理性刺激。

(5)动物及植物因素:如昆虫叮咬、花粉刺激等。

2. 临床表现

荨麻疹为常见病,15%~20%的人一生中至少发生过一次。根据病程,荨麻疹分为急性和慢性两类,前者在短时期内痊愈,后者则反复发作达数日至数月。

荨麻疹的基本损害为皮肤出现风团,发作常很突然,发展较快。短时间内皮肤出现多处风团,逐渐扩大,并可互相融合成大片状皮疹,境界一般清楚,皮疹稍高起,呈正常肤色或淡红色或鲜红色或苍白色。毛孔扩大、下凹,皮肤增厚,自觉有程度不等的瘙痒,大多瘙痒剧烈。皮疹可以自然消退,风团持续时间短则几分钟,长则数小时,极少有超过 24 小时以上不退者,但容易复发,一批消退之后,另一批又出现。患者可伴有血管性水肿,水肿部位境界不清楚。某些结缔组织疏松的部位,如眼睑、颈部、下颌、手背、足背、口唇,水肿更为明显。

(1)分类:

①急性荨麻疹:发病急,发作突然,皮疹数量较多,面积比较广泛,风团常为大片状。病程不超过 6 周,易反复发作。严重时可伴有全身症状,如头痛、发热、全身无力、疲劳等,合并血管性水肿的机会较多,伴有呼吸道黏膜病变者可致胸闷、窘迫感、呼吸困难,甚至部分皮肤青紫。

②慢性麻疹:风团反复发作,病程超过 6 周,有的病程可达数月甚至数年。

发作一般较轻，皮疹数量少，有时仅少数风团，呈一过性而不引起患者的症状，常在晚上发作。

(2)常见类型：

①皮肤划痕症：摩擦、划刺或击打皮肤，均可引起风团发作。起病突然，青年人较多见，反复发作，病程可长达数月甚至数年。病因大多不明，病毒感染、药物和环境因素均可导致发病。发作程度不等，有的轻，有的重，伴瘙痒。发疹一般仅限于刺激、搔抓或摩擦的部位。

②压力性荨麻疹：皮肤经受压力刺激后4～6小时发生深在性水肿，持续8～72小时，伴痒感、烧灼或疼痛是本型的特点，并有全身症状，如全身不适、疲劳、发热、发冷、头痛、全身关节痛等，可与慢性荨麻疹、血管性水肿同时存在，好发部位为手、足、颈、躯干、臀部和面部。

③寒冷性荨麻疹：本型荨麻疹常与皮肤划痕症伴存。患者常在气温骤降时或接触冷水之后，皮疹分布广泛或伴有血管性水肿，可能引起严重的全身症状。

④日光性荨麻疹：暴露在日光下可引起本病发作，经1小时左右可以消退。

⑤接触性荨麻疹：其特点是皮肤接触某些物质0.5～1小时内引起风团和红斑。发作可为局限性荨麻疹或系统性荨麻疹，或荨麻疹伴有哮喘，或荨麻疹伴有其他过敏反应。

3.诊断

皮疹为风团，发生及消退迅速，消退后不留痕迹，根据以上发病情况及各型的特点，不难诊断。但病因诊断较为困难，应详细询问病史，做认真细致的体格检查，全面综合分析病情。

4.治疗

夏季选用止痒液、炉甘石洗剂、氧化锌软膏等外用药，冬季则选用有止痒作用的乳剂，如苯海拉明霜。症状严重的患者配合全身治疗。

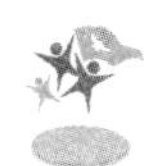

(二)湿疹

湿疹是一种慢性皮肤病，是遗传性过敏体质对环境中某些因素的过敏反应，通常在出生后第二个月或第三个月开始发生，好发于颜面及皮肤皱褶部，也可累及全身。该病一般随着年龄增长而逐渐减轻至痊愈，但也有少数病例继续发展至儿童期，甚至成人期。

1.病因

(1)对牛羊奶、牛羊肉、鱼、虾、蛋等食物过敏。

(2)过量喂养而致消化不良。

(3)吃糖过多，造成肠内异常发酵。

(4)肠寄生虫。

(5)强光照射。

(6)肥皂、化妆品、皮毛、化纤、花粉、油漆的刺激。

(7)乳母接触致敏因素或吃了某些食品,通过乳汁影响婴儿。

(8)遗传因素。

2. 临床表现

(1)渗出型湿疹:常见于肥胖型婴儿,初起于两颊,发生红斑、丘疹、丘疱疹,常因剧痒搔抓而显露有大量渗液的鲜红糜烂面,严重者可累及整个面部甚至全身。如有继发感染可见脓疱及局部淋巴结肿大、发热。

(2)干燥型湿疹:多见于瘦弱的婴儿,好发于头皮、眉间等部位,表现为潮红、脱屑、丘疹,但无明显渗出。呈慢性时局部皮肤也可表现为轻度浸润性肥厚,有皲裂、抓痕或结血痂。干燥型湿疹常因阵发性剧烈瘙痒而引起婴儿哭闹和睡眠不安。

3. 治疗

该病主要是对症治疗,了解诱发湿疹的原因,才能有效地控制湿疹的发生。

药物治疗,可使用外用或内服的药物,主要是止痒、抗敏感、消炎及杀菌作用,如抗生素、类固醇或高锰酸钾药液。使用药物治疗时需要留意对药物的反应,要按医嘱涂药于适当的部位,注意使用次数及药的用量。

4. 护理

(1)选择透气、吸汗的纯棉衣服,羊毛化纤衣物切勿直接接触皮肤,避免使用引起过敏的洗衣粉。

(2)避免进食某些易发生过敏反应的食物,不吃含有人造色素或防腐剂的食物或饮品,均衡饮食,不偏食和挑食。

(3)保持家居清洁,减少室内尘埃飞扬,避免用地毯,应用湿布或吸尘器除去尘埃。

(4)尽量避免饲养有毛的宠物及种植有花粉的植物。

(5)注意手的清洁,指甲要剪短,避免抓破皮肤引起感染。

(6)尽量避免在阳光剧烈时做户外活动,避免太热及出太多汗。

(三)白色糠疹

白色糠疹是一种原因不明的慢性皮肤病,表现为边缘模糊的色素减退斑,组织病理示黑素细胞减少,易发生于皮肤较黑或有异位性素质的人。白色糠疹又名“桃花癣”“单纯糠疹”“链球菌红斑”“链球菌糠疹”“单纯面部糠疹”“寄生性色素缺乏”“面部干糠疹”“吹花癣”等,该病皮肤局部病灶改变较为简单。

1. 临床表现

本病主要表现为皮肤上有白色斑片，开始为少数孤立的圆形或椭圆形的斑片，呈淡白色或淡红色，边界清楚，斑片逐渐扩大增多，表面较干燥，多有少量灰白色鳞屑。斑片多见于颜面部，尤以面颊部、额部多见，偶见于颈部、四肢及躯干。患儿一般没有自觉症状，部分患儿可有轻度瘙痒。经过数月至一年后，斑片可自行消退，仅留轻度的色素减退斑。其临床特点有：

(1)该病为儿童的常见病，青少年也可发病，无性别差异，多春天起病，秋季消退。

(2)病因不明，皮肤干燥者经强烈的阳光照射可患此病。

(3)好发于面部，亦多见于颈、肩、上臂处。

(4)表现为色素减退性圆形或椭圆形斑片，大小不等，淡白色或淡红色，边界清楚，上覆少量的鳞屑。

(5)一般无自觉症状，部分患者有轻度瘙痒。

(6)斑片经数月或更长的时间可自行消退。

2. 病因

白色糠疹的发生，主要是因为春天人们皮肤的新陈代谢变得十分活跃，皮脂腺和汗腺的分泌物日渐增多，在接触到各种过敏原后易发生过敏反应。

3. 防治

春暖花开适宜于花粉和细菌、病毒等微生物的传播和繁殖，这些东西随着阵阵春风到处飘扬，飘落到了人们细嫩的皮肤上，就易引起过敏性皮炎和斑疹。据测定，春季阳光中紫外线含量最高，人对紫外线的敏感性也最高，尤其是在冬季深居简出的女性，长时间接触强烈紫外线照射后易引发白色糠疹。各种家庭宠物身上的昆虫，如臭虫、跳蚤、虱子、蠓虫等的叮咬，部分过敏体质人群吃鱼、虾、蛋后，均可造成过敏反应，引发白色糠疹。另外，消化不良、维生素摄入不足也会诱发白色糠疹。

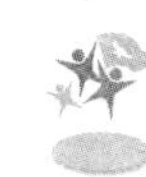

对白色糠疹要注意综合防治。要针对病因，禁食刺激性食物，避免风吹日晒，停用劣质润肤品。生活要有规律，限制多脂肪、多糖饮食，忌饮酒类，多吃新鲜蔬菜。白色糠疹不能乱用癣药，可内服复合维生素 B 片，外用 5%硫黄软膏。中药处方为当归、生地、防风、蝉衣、知母、苦参、胡麻、荆芥、苍术、牛蒡子、生石膏各 10 g，木通、甘草各 5 g，煎汤服用，每日 1 剂，儿童量减半。

(四)血管瘤

血管瘤是胚胎期间成血管细胞增生而形成的常见于皮肤和软组织内的先天性良性肿瘤或血管畸形，多见于婴儿出生时或出生后不久。残余的胚胎成血管细胞，活跃的内皮样胚芽向邻近组织侵入，形成内皮样条索，经管化后与遗留下的血管相连而形成血管瘤，瘤内血管自成系统，不与周围血管相连。血管瘤可发生于全身各处，发生于口腔颌面部的血管瘤占全身血管瘤的60%，其次是躯干(25%)和四肢(15%)。其中大多数发生于颜面皮肤、皮下组织及口腔黏膜，如舌、唇、口底等组织，少数发生于颌骨内或深部组织。该病女性多见，男女比例约为1∶3。

1.病因

该病病因不明，有研究表明，妊娠期应用黄体酮或接受绒毛膜穿刺、妊娠期高血压病及婴儿出生时低体重可能与血管瘤的形成有关。有学者认为，血管瘤是人体胚胎发育过程中，特别是在早期血管性组织分化阶段，由于其控制基因段出现小范围错构，而导致其特定部位组织分化异常，并发展成血管瘤。在胚胎早期，胚胎组织遭受机械性损伤，局部组织出血造成部分造血干细胞分布到其他胚胎性细胞中，其中一部分分化成为血管样组织，并最终形成血管瘤。

2.临床表现

血管瘤是由血管增生引起的良性肿瘤。按照血管增生的部位和增生的程度，该病在临床上表现为许多类型。

(1)毛细血管型血管瘤：肿瘤是由大量交织、扩张的毛细血管组成。表现为鲜红或紫红色斑块，与皮肤表面平齐或稍隆起，边界清楚，形状不规则，大小不等。以手指压迫肿瘤时，颜色退去；压力解除后，颜色恢复。

(2)海绵状血管瘤：海绵状血管瘤由扩大的血管腔和衬有内皮细胞的血窦组成。损害为大小不等的紫红、暗红或青红色结节或斑块，质软，血窦大小不一，有如海绵状结构，窦腔内充满静脉血，彼此交通。瘤表面呈半球形或分叶状，压之体积可缩小，多为单发。组织病理示真皮下部和皮下组织的血管扩大成不规则的空腔，腔内充满血液。血管外膜细胞增生，表现为无自觉症状、生长缓慢的柔软肿块。头低位时，肿瘤因充血而扩大；恢复正常体位后，肿块即恢复原状。表浅的肿瘤，表面皮肤或黏膜呈青紫色；深部者，皮色正常。触诊时肿块柔软，边界不清，无压痛。挤压时肿块缩小，压力解除后则恢复原来大小。

(3)蔓状血管瘤：主要由扩张的动脉与静脉吻合而成。肿瘤高起呈念珠状或蚯蚓状。扪之有搏动感与震颤感，听诊有吹风样杂音。若将供血的动脉全部压闭，上述之搏动及杂音消失。

2.治疗

目前，对血管瘤治疗常用方法有药物治疗、激光治疗及手术治疗，还没有一种方法可以治疗所有类型的血管瘤。治疗方法应根据肿瘤的类型、部位、深浅及患者的年龄等因素而定。治疗方法有手术切除、放射治疗、冷冻外科、硬化剂注射及激光照射等。

治疗原则是：①预防或治疗严重危及生命或功能的相关并发症；②预防血管瘤消退后产生的畸形或面容缺陷；③预防溃疡及感染，对已经产生溃疡的患者，促进溃疡愈合，减少瘢痕产生，并缓解疼痛；④减轻患儿及其家属的心理压力；⑤避免对能够自行消退并且预后较好的病变进行过度治疗。

五、儿童铅中毒

铅是一种多亲和性毒物，进入机体后对机体多系统产生不利影响，在亚临床水平已使机体产生多种生理变化，影响孩子的智力发育及生长发育。90%的铅在骨骼系统，其他存在于血液中。铅毒性持久，半衰期长达10年，并且不易被人体排出，因此人体内铅的含量为环境中的5倍，而且铅污染不存在下限，任何程度的铅污染都会对人体健康产生不利影响。即使脱离铅污染环境，进行驱铅治疗，血铅水平下降，也并不能使已经受损的神经细胞恢复到原先正常水平。

1.诊断与分级

美国CDC（国家疾病控制中心）1982年的《儿童铅中毒指南》规定，血铅水平超过或等于100 μg/L，无论是否有相应的临床症状、体征及其他血液生化变化，都可诊断为儿童铅中毒，并且把儿童的血铅水平分为5级，用以表示不同的铅负荷状态。鉴于铅毒对儿童危害的无阈值性，近年来发达国家及我国政府提出开展“零铅工程”（即体内含铅量为“零”的理想水平）。目前，部分发达国家及我国大城市的医疗儿童保健机构已将儿童铅中毒的诊断标准确定为50 μg/L。

Ⅰ级：小于100 μg/L。相对安全（但已具胎儿毒性，易使孕妇流产、早产，胎儿宫内发育迟缓）。

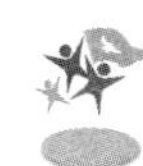

Ⅱ级：100～199 μg/L。可影响神经传导速度和认知能力，使儿童易出现头晕、烦躁、注意力涣散、多动。

Ⅲ级：200～449 μg/L。可引起缺钙、缺锌、缺铁，生长发育迟缓，免疫力低下，运动不协调，视力和听力损害，反应迟钝，智商下降，厌食、异食，贫血，腹痛等。

Ⅳ级：450～699 μg/L。可出现性格改变，易激惹，攻击性行为，学习困难，腹绞痛，高血压，心律失常和运动失调等。

Ⅴ级：大于等于700 μg/L。可导致多脏器损害，铅性脑病，瘫痪，昏迷，甚至死亡。

对于60 μg/L以下铅中毒儿童，以预防为主。Ⅱ～Ⅲ级铅中毒必须在医生指导下以国家认定驱铅食品做驱铅治疗，才能使铅中毒儿童尽快康复。Ⅳ～Ⅴ级铅中毒应于48小时内复查血铅，如获证实，应立即予以驱铅治疗，同时进行染铅原因的追查与干预。

2.预防

国际上关于儿童铅中毒的防治，有著名的一句话：环境干预是根本手段，健康教育是主要方法，临床治疗是重要环节。所以，儿童铅中毒专家为年轻父母们推荐了防铅的13种方法：

(1)培养儿童养成勤洗手的良好习惯，特别注意在进食前一定要洗手。

(2)常给幼儿剪指甲，因为指甲缝是特别容易匿藏铅尘的部位。

(3)经常用湿拖布拖地板，用湿抹布擦桌面和窗台。食品和奶瓶的奶嘴上要加罩。

(4)经常清洗儿童的玩具和其他一些有可能被孩子放到口中的物品。

(5)位于交通繁忙的马路附近或铅作业工业区附近的家庭，应经常用湿布抹去儿童能触及到的部位的灰尘。

(6)不要带小孩到汽车流量大的马路和铅作业工厂附近玩耍。

(7)以煤为燃料的家庭应尽量多开窗通风。

(8)儿童应少食某些含铅较高的食物，如松花蛋、爆米花等。

(9)有些地方使用的自来水管道材料中含铅量较高，每日早上用自来水时，应将水龙头打开3～5分钟，将前一晚囤积于管道中、可能遭到铅污染的水放掉，且不可将放掉的自来水用来烹食和为小孩调奶。

(10)儿童应定时进食，空腹时铅在肠道的吸收率可成倍增加。

(11)保证儿童的日常膳食中含有足够量的钙、铁、锌等。

(12)应加强对学习用品生产及销售的管理，生产厂家应向学校提供质量检验证明等。

(13)直接从事铅作业劳动的工人下班前必须按规定洗澡、更衣后才能回家。

3.治疗

(1)西药驱铅：适用于血铅水平在450 μg/L以上的重度铅中毒患者和驱铅试验阳性的中度铅中毒患者，须住院由医生进行治疗。

(2)中药驱铅：这是当前国内治疗儿童铅中毒的手段之一，必须选用经国家药监部门正式批准的准字号排铅中药制剂，适用于轻、中度铅中毒及高铅血症的儿童。该方法安全、有效，无明显不良反应。

(3)辅助治疗：多吃蔬菜水果，多喝牛奶，补充维生素和钙、铁、锌等微量元素，辅助驱铅，减轻铅的毒害作用。

(4)定期带儿童到正规的医院进行血铅水平检测。儿童铅中毒的发展是一个缓慢的过程，早期并无典型的临床表现。通过筛查早期发现高铅血症儿童，及时进行干预，以降低铅对儿童机体的毒性作用。

六、儿童感觉统合失调

近年来感觉统合训练已在医学部门及托幼机构中广泛应用，尤其是医学部门将其用于某些疾病的辅助治疗。托幼机构则利用游戏活动，将感觉统合器材与体育游戏结合，面向全体幼儿进行训练。

感觉统合就是神经系统把各种感官获得的感觉刺激(信息)综合起来，以供大脑使用，使大脑做出正确的反应。

1. 儿童感觉统合失调

儿童感觉统合失调意味着儿童的大脑对身体各器官失去控制和组合能力。患有此症的儿童往往存在着性格上的障碍，如注意力不集中、多动、紧张、胆小、退缩、不合群、吃饭挑食、暴饮暴食、写字过重或过轻、字的大小不一、写字出格、阅读困难(常常漏字窜行)、计算粗心、动作不协调、手脚笨拙等。这些孩子智力正常，但由于感觉统合失调，智力水平没有得到充分发展，在学习能力、运动能力、社会适应能力等方面都有障碍。

当大脑对感觉信息的统合发生问题时，就会使大脑机能不运作，称为“感觉统合失调”。其主要表现有以下几个方面。

(1)听觉识别不足：听觉神经形成最早，但成熟最晚。声音刺激过大、过小都会造成幼儿和别人沟通困难，变得脾气古怪、注意力分散，造成学习障碍。

(2)前庭平衡失常：重力，也就是地心引力对人类的影响很大。人类爬、坐、站、跑都和重力有关。掌握重力感的是前庭网膜，其不但可以掌握身体的操作，更可协助身体和周围环境的协调，即对平衡感、方向感、距离感的正确掌握。胎位不正、早年活动不足、爬行不足、长时间坐都会导致幼儿前庭平衡的失常。症状是经常左右手不分，方向感不明，鞋子左右穿反，经常撞到墙、碰到桌椅；喜欢爬高，追着圈子跑；怕爬楼梯或走平衡台；注意力无法集中，喜欢捉弄人，坏脾气，做事没信心，学习能力差，等等。

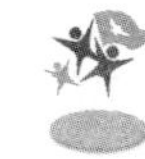

(3)本体感不足：本体感不足的幼儿笨手笨脚，做事消极，缺乏自信，手眼动作不协调，脾气暴躁，粗心大意，并有严重的语言障碍。由于掌握小肌肉及手眼协调的脑神经和掌握舌头、唇部肌肉、呼吸和声音动作的神经是相同的，所以本体感操作不良的孩子，唇部、舌头运作不佳，发音常不准确，而且呼吸不顺畅，使声带受影响，造成口吃或不喜欢说话。

(4)触觉敏感过度:触觉敏感过度的婴幼儿普遍怕人摸,怕洗脸,怕洗澡,怕剪指甲,怕换衣服等。早产儿、低体重儿以及活动限制太多的婴儿易产生触觉敏感过度症。这部分孩子神经质,惊慌胆小,爱哭泣,害怕人多,怕羞认生,喜欢独处,不爱群体活动,孤僻,注意力不集中,黏着妈妈或保姆等。

2. 儿童感觉统合训练

感觉统合训练涉及心理、大脑和躯体三者之间的相互关系,而不只是一种生理上的功能训练。儿童在游戏训练中获得熟练的感觉,增强自信心和自我控制的能力,并在指导下感觉到自己对躯体的控制,由原来焦虑的情绪变为愉快。

感觉统合训练在临床应是根据家长填写的标准化感觉统合检验表判断儿童有无感觉统合失调,如需训练,训练的项目应根据失调的类别而有所侧重。每次训练约一个半小时,国外报道该训练持续时间至少半年,主要训练治疗其注意力集中度、动作协调度、运作协调度、运动能力、学习能力以及改善胆小害羞、有攻击性行为等问题。儿童经过一段时间集中训练后,动作较前协调,手的操作能力提高,情绪较稳定,暴怒行为明显减少,注意力得到改善;在低年级中,学习能力有所长进,成绩得到提高。

感觉统合的治疗主要在医疗、保健部门,由专业人员制订治疗计划,并在专业人员指导下进行训练和治疗。

由于 0～6 岁幼儿的感官本身仍在成长中,感觉统合不健全也是正常的,因此这期间所有感觉统合的游戏对于成长中的幼儿都有很大帮助。

七、泌尿系统疾病

(一)鞘膜积液

1. 病因

小儿阴囊正常的鞘膜囊内有少量液体,如果液体量超过正常,就形成鞘膜积液。小儿鞘膜积液与成人不同,是因为伴随睾丸的下降,由腹膜形成的鞘状突没有及时闭合,使腹腔内的液体经过它流入造成的。而成人的鞘膜积液多是后天因素,如因炎症、外伤、肿瘤、丝虫病等引起。

2. 临床表现

本病分为睾丸鞘膜积液和精索鞘膜积液,主要表现是阴囊或腹股沟精索部的椭圆形肿块。在阴囊部的肿块一般较大些,精索部的较小,除少数儿童积液较多时会有坠胀感外,一般没有明显的不适。新生儿中鞘膜积液较常见,但由于出生后鞘状突会继续闭塞,所以部分病例在 1 岁以内可自行康复。

3. 诊断要点

儿童鞘膜积液经过有经验的专科医生仔细检查可以诊断，B超可观察积液和睾丸的情况。

4. 治疗方法

一般鞘膜积液不用治疗，可以自行吸收。如不能吸收时，手术是最安全可靠的治疗方法。鞘膜积液如体积不大，张力不高，可不急于手术，手术一般在1岁以后进行。如张力高，影响睾丸血液循环，导致睾丸萎缩，应及时手术治疗，实行鞘状突高位结扎术，人工封闭未闭的鞘状突。

（二）隐睾

1. 病因

隐睾也称"睾丸下降不全"，是指在婴儿时期睾丸未能按正常发育过程下降至阴囊。隐睾在早产儿中发生率较高，可达9.2%～30%，1岁时发生率降为0.06%，1岁以后睾丸自行下降的机会不大。内分泌失调或睾丸本身及附睾发育缺陷都是造成睾丸不能正常下降至阴囊的原因。隐睾中约2/3为单侧，1/3为双侧。单侧中右侧不降较左侧为多，这与右侧睾丸较左侧下降晚有一定关系。隐睾并发斜疝时，易发生嵌顿，还可压迫损伤精索血管，使隐睾进一步萎缩，甚至发生睾丸坏死。

2. 临床表现

隐睾的表现是阴囊内没有睾丸，患侧的阴囊较对侧扁平，双侧隐睾整个阴囊发育都差。触摸阴囊时，患侧摸不到睾丸。约80%的隐睾可以在腹股沟处摸到睾丸，压之有酸胀感。但要注意，阴囊内摸不到睾丸的不一定就是隐睾，因为小儿的提睾肌反射比较活跃，受到寒冷、惊吓等刺激后，提睾肌收缩而将原来在阴囊内的睾丸提到阴囊上方，甚至进入腹股沟管，使其临床上很像隐睾。在经过仔细检测或热敷后可将睾丸推至阴囊内并停留一段时间，这种情况称为"睾丸上缩"，不需手术。如果睾丸可以从腹股沟管推到阴囊内，但松手后睾丸又缩回到原来的位置，这为隐睾，须治疗。

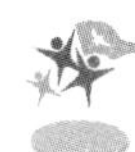

3. 诊断要点

隐睾的诊断并不困难，经过专科医生仔细检查可以确诊，影像学检查有助于睾丸的定位，尤其是在腹股沟部不能摸到睾丸时。

(1)B超检查腹股沟部和腹膜后可以探及睾丸组织，如睾丸发育差则较难探及。

(2)CT和磁共振可用于没有摸到睾丸、B超也未探及的患儿，对诊断有一定的帮助。

(3)腹腔镜检查能发现位于腹腔的睾丸。

4.治疗方法

隐睾确诊后应积极进行治疗。

(1)内分泌治疗:应用绒毛膜促性腺激素(HCG)或黄体生成素释放激素(LHRH)进行治疗,一般在10个月时开始治疗。

(2)手术治疗:内分泌治疗无效的隐睾,做睾丸下降固定手术。手术在1岁后即可进行,2岁前应完成。

(三)包茎、包皮过长

包茎是指由于包皮口狭小,包皮不能向上翻开露出阴茎头。儿童刚出生时,阴茎头与包皮之间因为有粘连,形成了先天性的包茎。它发生在每一位新生儿身上,但数月后粘连逐渐吸收,包皮和阴茎头也就开始分离,再加上阴茎及阴茎头的发育、阴茎的勃起,使得包皮向上退缩,到3～4岁约90%的先天性包茎能自行消失。如果儿童的包皮口非常小,甚至小若针孔,就会使包皮不能退缩,还会影响阴茎头和阴茎的发育,有的甚至引起排尿困难。而包皮不能翻开就会使分泌物和尿液积在包皮下,产生较多乳白色豆腐渣样的包皮垢,积成块后在包皮外看像小肿块,会被误认为是肿瘤。这些分泌物的刺激,还容易引起阴茎头包皮炎,急性发炎时会有脓流出。

1.诊断要点

该病经一般体检即可诊断。

2.治疗方法

(1)儿童包茎的治疗一般在学龄前(5～6岁)进行。因针孔样包茎导致排尿困难和反复引起阴茎头包皮炎的包茎,须提前手术治疗。

(2)大部分包茎不需手术,可先试行上翻来扩张,也可到医院门诊进行包皮口扩张并分离包皮粘连,再坚持上翻扩张。如仍不能翻开以及包皮口因炎症、外伤形成了瘢痕的患儿,则须进行狭窄环切开包皮成形术或包皮环切术,由医生根据病情和经验选择手术形式。包皮短少,有隐置性阴茎的患儿不宜进行包皮环切术,以免导致包皮过少,影响阴茎的发育和勃起。包皮垢积聚较多时,应分离去除,以免引起感染。

3.诊疗中可能出现的问题

(1)包皮扩张需要家长的配合,动作要轻柔,用暴力会引起包皮撕裂。每次上翻后要将包皮复位,以免发生包皮嵌顿。

(2)包皮切除术后会有一段时间的水肿,有切口出血、感染的可能。少数切口瘢痕挛缩会引起包皮口再狭窄。

(3)对隐匿性阴茎合并包茎的患儿，可先处理包茎，使阴茎可以正常生长发育。早期阴茎外观可能感觉较小，随着年龄的增大会逐渐好转。

八、先天性心脏病

先天性心脏病是胎儿期心脏及大血管发育异常而导致的先天畸形，是小儿最常见的心脏疾病。

1.病因

在胎儿心脏发育阶段，若有任何因素影响了心脏发育，使心脏某一部分发育停顿或异常，即可造成先天性心脏畸形。

绝大多数先天性心脏病患者病因尚不清楚，可能是胎儿周围环境因素与遗传因素相互作用的结果。因此，加强孕期保健，特别是妊娠早期适量补充叶酸，积极预防风疹、流感等病毒性疾病以及避免与和发病有关的因素接触，对预防先天性心脏病有积极的意义。

2.分类

先天性心脏病的种类很多，且可有两种以上的畸形并存，可根据左右两侧及大血管之间有无分流分为三大类。

(1)左向右分流型：潜伏青紫型(室间隔缺损、动脉导管未闭、房间隔缺损等)。

(2)右向左分流型：青紫型(法洛四联症、大动脉转位等)。

(3)无分流型：无青紫型(肺动脉狭窄和主动脉缩窄)。

3.诊断

对先天性心脏病的正确诊断必须将病史、症状、体征及其他辅助检查经过精密的综合分析才能得到正确的结论。患儿病史和体征是提示先天性心脏病的重要线索，而辅助检查，尤其是超声心动图、心导管检查及造影术是先天性心脏病的确诊依据。

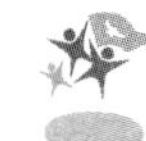

(1)对于较大的幼儿，除可能出现的先天性心脏病症状外，心脏杂音常提示有先天性心脏病存在。有目的地选择相应的检查方法进行确诊。

(2)儿童在体检中听诊发现心脏有杂音，要向家长仔细询问病史，如无生长发育障碍，则给予观察心脏杂音情况。有的儿童会随着年龄增长杂音消失。如伴有心律不齐，儿童生长发育受限，那就要做心脏的进一步检查，可做心脏B超以确诊。

(3)部分儿童在患病时，尤其是呼吸道感染阶段，心脏也会出现杂音。随着机体的恢复，杂音消失。

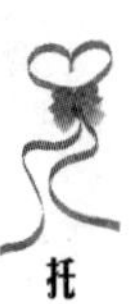

(4)还有的儿童是体位性的心脏出现杂音，当儿童平躺时闻及心脏杂音，坐起来即消失。

4.治疗

部分患儿随着机体发育可自愈，不能自愈的情况下手术治疗是最佳的选择。

第十一章　儿童心理卫生保健

儿童心理发展的状况，不仅仅是评价儿童生长发育的重要指标，而且是衡量其健康的一个重要依据。一个健康的儿童，要没有疾病，体格健壮，还要有良好的行为习惯、健康的心态去参与学习与生活。

随着医学模式的改变，重视儿童心理健康，普及儿童心理保健，已成为托幼机构卫生保健工作以及衡量教学质量的重要内容。

心理保健即心理卫生。儿童心理卫生的总目标是按照儿童心理发展的规律和心理年龄特征，在自身的气质基础上，在家庭和社会的影响下，通过教育、训练以及医疗预防措施，培养儿童健康的心理行为、良好的性格、较强的适应能力和融洽的人际关系，以增进儿童身心健康，预防心理偏差的发生。幼儿园的儿童正处于学龄前时期，是心理发育的早期，也是各种心理行为问题发展的萌芽期。保教人员应在了解儿童心理发展特点的基础上，从卫生保健的角度来培养儿童良好的行为习惯，及时发现儿童的行为问题，及时诊治，以利于儿童身心健康发展。

学龄前时期的儿童生理发育特点是体格发育呈缓慢而平稳的增长态势，而神经系统发育较快，表现为大脑重量增加，大脑皮质细胞的分化基本完成，神经纤维已形成髓鞘化。这一切都为大脑功能的进一步完善、心理活动的日趋复杂化奠定了生理基础。随着大脑的发育，大脑的机能日益完善，大脑皮层与皮质下中枢的联系日益巩固，使大脑皮层对机体各器官的调控得到加强，同时大脑皮层的兴奋和抑制机能也不断加强，但抑制机能仍较差，兴奋过程占优势，表现为儿童容易兴奋、好动。这时，儿童进入幼儿园后，逐渐学会服从集体，开始控制和调节自己的行为，但也常常会出现一些行为问题。

一、儿童心理保健

1. 儿童心理保健特点

(1)学龄前儿童神经系统调节兴奋过程占主导,行为上表现为易兴奋激动、吵闹、好动,容易被误以为是多动症,实际是此期儿童的心理特点。相反,如儿童很安静、呆板、少活动,则应警惕是否有生理或心理异常。

此时期的保健重点为注意防范儿童因好动、没有危险意识而造成意外伤害。由于儿童坐不住,故应合理安排儿童上课的时间,不宜太长,注意动静结合。

(2)此时期儿童思想活跃而无目的性,注意力不易集中,易受外界影响而转移。各种心理活动都带有很大的不稳定性和随意性,这也是神经系统兴奋性增强的表现。

心理保健工作要求保教人员适当地安排教育活动。游戏是最适合这一时期儿童的活动内容,是寓教于乐的教学活动。通过不同类型的游戏活动,可使儿童心理过程得到丰富,个性特征得到体现,语言和思维得到发展,各种随意动作得到训练,身体各器官机能得到协调发展。

(3)此阶段语言能力有了较大发展,是学龄前儿童的一大特点。儿童语言词汇量的增长使儿童能表达自己的意愿并且对社会有所了解。此时期儿童话多,好奇,好提问题,在教育上要持积极耐心的态度,切忌不予理睬,不能挫伤孩子的自尊心,而使其心理压抑。老师要坚持正面教育,对提问给予正确回答,鼓励儿童勤学好问,并注意语言的文明和规范,以助儿童语言的发展。

幼儿园儿童处在一个语言的过渡期,会出现自言自语现象。3～4 岁的儿童在游戏时表现为游戏语言,4～5 岁时则可出现问题语言,7 岁以后自言自语现象消失。自言自语是儿童心理的表白,是语言发育过程中的一个阶段,为今后的思维打下基础。老师应熟悉儿童这一语言特点,7 岁后仍出现自言自语现象,则应警惕是否存在精神障碍。

(4)4 岁前儿童语言发展较差,主要靠直观想象来感知和认识。其思维方式以形象思维为主,对感性性状的事物容易认识并记忆,而理性知识,由于比较抽象,难以被儿童理解和记忆。处于这一阶段的儿童,无意注意占优势,有意注意正在逐步形成中,因此记忆的方式只能为简单记忆,以无意记忆为特点,时间保持短,内容少且简单。直到上小学后,才开始有意记忆,这种记忆能记住大量的内容,且保持时间长。如果把记忆作为专门、有目的的活动,对学龄前儿童来说是有困难的。保教人员要注意儿童的这些特点,了解他们的理解力、记忆力是有限的，某些有目的、有一定理解和记忆难度的学习活动，对他们来说是有困难的。不要苛求他们按照成人的标准、成人的喜好去做某些事。家长的期望值不要过高，不要超出儿童生理和心理承受的能力和范围，使儿童难以接受。若强迫其接受，则会使其因神经紧张而造成心理压力，极易产生心理障碍，出现逃避、不服从，甚至毁物、强迫症等行为问题。了解儿童的这些特点，有助于在教养观念和对儿童期望值方面持正确态度，有利于儿童智力开发。

(5)幼儿园时期是儿童个性开始形成的时期。幼儿自我意识开始萌芽，心理活动进一步丰富发展，各种心理过程之间逐步达到相互协调统一，并在一定的生活环境的影响下，逐步开始形成比较明显的个性倾向。

个性在形成的初期，是不稳定的、易变化的，可塑性强。因此，儿童教育应抓早、抓小，按照目标去培养和塑造儿童良好的个性品质，使他们的个性从形成的初期就能得到正确的引导。

2. 儿童心理保健的内容

(1)儿童个性受遗传因素的影响和制约，环境和教育起决定作用。父母品质的优劣，家庭环境的好坏决定着幼儿早期个性的倾向性。家长应坚持民主教养，正面启发诱导，避免专横教育、溺爱型教育，否则易造成儿童自我意识的畸形发展，不利于儿童的成长。家长的榜样作用、家长的良好素质对儿童个性发展起着潜移默化的作用。

(2)随着年龄的增长，个性形成的社会影响日益增大。通过良好的幼儿教育，可使儿童逐渐形成对现实的正确态度和行为的正确倾向性，使其个性的优势方面被肯定并得到发展，不良行为习惯得到纠正，从而使儿童逐步懂得用正确的态度来对待人和事，逐步形成良好的个性品质。

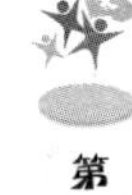

(3)在教养工作中，教师要不断向儿童提出新的要求和目标，促进其转化为儿童的需要，可以推动儿童个性积极性的进一步发展，从而形成新的更多更好的个性品质。

(4)在引导儿童心理发展的过程中，要注意满足儿童各种合理的需要，以激发儿童积极性的发展。对不合理、不正确的需要和动机，应及时纠正或制止。

3. 儿童的需要

儿童的需要分两大类：生理需要和心理需要。生理需要包括睡眠、饮食、运动、休息、活动、衣着等；心理需要包括情感、安全感、独立感、荣誉感和自尊心等。年龄越小，基本生理需要越多。随着年龄的增长，心理方面的需要越来越多，也越来越迫切。当儿童生理或心理需要得不到满足时，就会产生消极情绪和偏异行为，造成心理异常。心理研究资料表明，儿童时期的心理问题大多表现在行为方面，如某种孤立和偏异。虽然没有形成心理疾病，但也不可轻视，因为这有可能成为成人期心理障碍的先兆和隐患。

预防儿童心理问题，应注意防止生理和心理因素给儿童造成的心理压力。生理因素包括基本生理需要，如温饱、空间、噪音、照明等。心理因素包括人际关系、社会关系、过高要求以及儿童需要得不到满足后产生的内在压力等。通过普及儿童心理卫生知识，使保教人员在工作中自觉为儿童创造优化心理的社会环境，减少外界环境给儿童造成的心理压力，有利于保护儿童的心理健康。

二、特殊儿童的心理保健

（一）"问题家庭"中儿童的心理保健

"问题家庭"有：父母离异后，幼儿生活在"单亲家庭"中；父母离异后，幼儿和继父（母）一起生活在"重组家庭"中；父母感情不和、貌合神离，幼儿生活在"形式家庭"中。这些生活在特殊家庭中的儿童，是产生儿童心理行为问题的高危人群。这些儿童进入幼儿园后，是心理卫生保健的重点对象。

不良家庭环境对儿童个性会产生严重的不良影响，幼儿会表现出与健全家庭儿童不同的心理特点。这类儿童容易激动和兴奋，也容易产生焦虑和恐惧，情绪极不稳定，或表现出孤僻、自卑、冷漠、忧郁等情感障碍，表现出任性、好事、暴怒、不驯服等品行问题。究其根源是环境变化对其造成情感的巨大打击，以致出现心理压力，导致行为问题发生。

由于儿童具有极大的可塑性，尽管他们承受了情感失落，但幼儿园老师的爱心关怀可以让他们感受到集体的温暖和爱，不再感到孤独。老师可用各种手段和形式帮助儿童渡过情感困难期。儿童的注意力容易转移，可用其感兴趣的物品或活动吸引他们，如图书、游戏、故事或为集体做些事等，以分散他们的注意力。要宽容孩子的行为变化。由于巨大的压力，儿童可表现出一些行为的偏异，老师应给予理解和宽容，适时进行教育疏导，帮助儿童重新建立情感的自我控制。重视和有意识地培养儿童的心理承受能力，培养他们的独立性和生活能力。为保护孩子的合法权益，幼儿园要和孩子的生父母保持联系，了解父母离异后儿童的生活情况，如有不利于儿童的行为发生，应配合有关部门给予必要的过问和干预。

（二）独生子女的心理卫生保健

独生子女的性格行为问题具体表现在：第一，家庭过分地爱护，使部分儿童娇生惯养，形成娇气、懒惰、胆怯、意志薄弱等性格障碍，缺乏自我管理能力，动手能力较差。第二，由于过分溺爱、顺从，对独生子女管教方式不当，致使有些独生子女骄横、任性，易被激怒，有攻击性行为，不懂得礼貌谦让，不尊重别人等。第三，独生子女中，高消费、攀比风盛行，不懂得珍惜、占有欲强等自私的品行十分突出。

独生子女表现出的种种行为问题或不良心理倾向，主要是家庭教育不当造成的。溺爱型的教养使儿童依赖性太大，限制了儿童的积极性、独立性和创造性，妨碍了儿童心理的正常发展和对环境的适应能力。

在纠正独生子女的性格行为问题上，幼儿园保教老师要注意自身品格的修养，使独生子女从小对正确的行为准则、道德规范有一个明确的认识，生活中有效仿的榜样。同时，要求家长正确对待独生子女，为儿童身心的健康成长创造良好的家庭氛围。

要让独生子女参加一些力所能及的劳动，给予其自我服务的机会，提高其动手能力。促进儿童间的交往，培养独生子女的人际交往能力和社会适应能力。教会独生子女正确对待自己，学会尊重和理解别人，学会克制自己的欲望，懂得礼貌、谦让。

(三)残疾儿童心理保健

幼儿园中常有部分生长发育异常的儿童，如兔唇、斜视、口齿不清、智力低下以及先天性心血管疾病的患儿。这些儿童常常因为自己生理上的缺陷，在能力上、外貌上不如正常儿童而受歧视、嘲弄，表现为自卑、胆小、独处、不爱活动，有的表现为执拗、反抗、易暴怒或以破坏行为发泄内心的压抑和不平衡感。对这些有残疾的儿童，老师要有爱心，要对他们的生活和学习给予特殊的关怀和爱护。老师还要关注他们的心理活动，适当地安排他们有充分表现自己的机会，让他们丢掉自卑，建立信心，帮助他们走出心理阴影，养成坚强的性格，树立乐观豁达的人生态度。

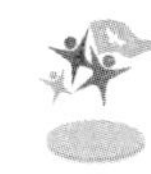

幼儿园要加强家园联系，共同努力，爱护残疾儿童，并注意对他们的言谈举止和生活习惯的训练，注重个性品德的培养以及劳动技能的训练。

三、性教育

性教育是家庭教育、幼儿园教育、社会教育中不可忽视的内容。童年时期儿童或多或少地接触到性的问题，自觉不自觉地从各个途径接受了性教育。由于他们年幼，分辨是非能力差，有些儿童会有一些性问题上的不良行为。因此，开展早期性教育是儿童心理卫生教育的重要内容。

(一)进行性别观念的教育

儿童从3岁开始，就认识到男女之间在外生殖器上的差别，并对成人或同伴的生殖器官、男女小便姿势的不同产生好奇，并可能会产生与性有关的游戏

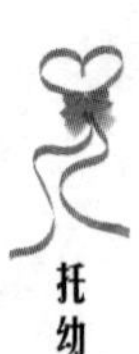

和对性的探究行为。幼儿时期的这种心理活动是很自然的，与他们因对一切事物感到新鲜好奇而萌发的探究心理一样，是一种求知的欲望。成人应了解儿童时期的心理特点，对他们提出的性别差异等有关性方面的问题，不失时机地给予回答。宜用最简单的道理和比喻，在儿童能理解的水平上，介绍人体生殖系统知识，使儿童初步懂得人类性别上的生理差异和自身的性别角色，懂得生殖器官是人体不可缺少的部分，有自己的用途，从而消除神秘感。

性别教育还要注意进行性别意识和行为的培养教育，包括让儿童的穿着打扮、言谈举止都要和性别要求相符。避免性意识障碍等心理疾病发生，如给男孩梳小辫子、穿花裙子等，长期的和性别不相符的言谈举止容易造成儿童成年后的心理变化。

（二）对儿童提出问题的回答

儿童出生的秘密使其感到神秘。在儿童能理解的水平上，成人宜用最浅显易懂的比喻讲解，教给他们一些初步的人类生育方面的知识，消除他们的神秘感，如“爸爸妈妈共同培育了一粒种子，种子成熟了变成了小宝宝，医生就帮助妈妈把小宝宝接出来了”。口气要轻松自然，讲解简单明了，切忌说谎哄骗或拒绝回答、有意回避。回避只能刺激儿童的好奇心，误导儿童，影响其心理的健康发展。

（三）性卫生习惯的培养

加强儿童性卫生习惯的培养可以减少一些不良行为的发生。儿童要勤洗澡、勤换内裤，女童要每晚用水清洁会阴，保持外生殖器官的清洁卫生。阴茎包皮过长的男童要注意包皮内藏纳的污垢，如不能翻开清洗，可尽早行手术治疗。女童尽早穿封裆裤。内衣应宽松、柔软、清洁。

要为儿童提供良好的卫生条件，严格做到儿童用品专人专用。儿童5岁前和家长分床睡，5岁后和家长分房睡。大小便用蹲式厕所，有条件的园所男女厕所分开。对儿童玩弄外生殖器的不良习惯要采取分散注意力的方法，否则由于不洁易引起性器官感染。

（四）性不良行为的干预

由于儿童的生理特点，其性不良行为是无意识的、不自觉的，大多与不良影响和好奇模仿有关。教育的原则是以分散注意力的方式干预。教育方法切忌简单粗暴，不可大惊小怪地指责或嘲笑，甚至歧视，否则会使之心理压力更大，不利于不良行为的纠正。

纠正的方法是：第一，加强心理卫生教育。在教养活动中要多注意观察儿童的行为，发现异常行为采取分散注意力的方法，不能频繁地提醒。在日常教养活动的安排上，应尽量安排得紧凑些，转移他们对这方面的注意力，使异常行为渐渐淡化，以至完全消失。第二，家园教育要互相衔接、紧密配合。不让儿童看"儿童不宜"的影视节目。关键还要培养儿童按时作息、上床就睡、睁眼起床的好习惯，不给性不良行为发生的机会和时间。有性关注行为的儿童可以让儿童很瞌睡了再上床睡觉。第三，改善居住环境和条件，有利于纠正和预防性不良行为。儿童和父母同床共寝是激起儿童好奇、空想的祸根，应尽早地让儿童拥有自己的卧室，独睡一床，可避免因过早窥视成人性活动后模仿，成为以后性犯罪的隐患。第四，生理性疾病所导致的性不良行为，只有在确诊并矫治后才能消失。应检查儿童肛门、会阴有无感染性疾患，如寄生虫、细菌感染引起的瘙痒和不适。男童包皮过长，藏纳污垢，易致龟头充血而发炎。还有因儿童穿着不当引起的反应，如内裤过小过紧，牛仔裤、裤袜包裹太紧，刺激阴部充血引起的冲动与不适，都是诱发某些性不良行为的病因。经过适当的治疗和纠正，性不良行为会得到改善或消失。

四、儿童言语发育障碍

幼儿期言语发育障碍表现为以下两个方面。

(一)言语发育迟缓

1～3 岁是儿童言语迅速发育的时期。1 岁时能说出 5～6 个有意向的词，如"爸""妈"；2 岁时开始使用简单的短语。随着对言语的理解，儿童开始说出更多的言语。从 2 岁末到 3 岁的时候，言语的概括作用和对行为的调节作用都明显地发展起来。

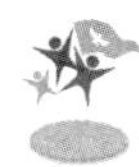

儿童在言语发育的时间上可有 4～6 个月的正常差异。如果儿童言语发育落后于正常水平半年以上，2 岁仍不会说出任何字，3 岁仍不会说出简单句，就要考虑有语言发育迟缓的可能。造成儿童言语发育迟缓的原因很多，首先要检查儿童有无耳聋，发音器官有无异常。神经精神发育迟缓也是造成儿童言语障碍的一个主要原因。当然社会心理因素也不可忽视，如语言环境不良或家庭关系紧张，也会造成口语表达障碍。

发现儿童言语发育迟缓，应及时介绍家长到儿童保健部门进行全面检查。如果儿童无听力异常，发音器官无器质性问题，智力发育正常，此时保健人员须指导教师对儿童进行语言训练。儿童在宽松、愉快的环境中，在具备一定量的词汇后，容易学说短句。通过语言训练，能促进儿童的智力发展，尤其对胆小或刚入托的儿童，只有让他们高兴，才能使他们开口、开窍，可从念儿歌、唱歌训练起。

(二)口吃

口吃俗称“结巴”,是一种常见的言语节律障碍。主要表现为说话时不由自主地重复、延长或阻滞,而使得说话不流利。口吃的儿童往往伴有易兴奋、情绪不稳定、胆小、恐惧、紧张等神经现象,被同伴或亲友嘲笑后会变得自卑、孤僻或产生其他障碍,如食欲缺乏、遗尿等。

儿童口吃的发生率为男孩约4%,女孩约2%。口吃多发生在2～5岁,这正是儿童语言和心理发展最迅速的时期。这个时期有时由于词汇量迅速扩大,但言语功能尚不熟练,儿童不善于选择词汇,说话时经常迟疑不决、重复、声音不流利而出现口吃现象,这种口吃称为“生理性口吃”,一般在愉快的环境中,两三周自愈。如果环境不良,有部分儿童会发展成为持久性口吃。

1.造成口吃的原因

(1)突然的精神刺激因素,如火警、地震、亲人死亡等,使儿童受惊吓,事后即发生口吃。

(2)父母在儿童学说话时过于急躁,做过多矫正,或恐吓和逼迫孩子说话,以致儿童说话时心理紧张而发生口吃。

(3)由于儿童模仿性强,常因模仿他人的口吃而口吃。

(4)疾病或脑创伤后,大脑功能活动削弱,容易在紧张过度的情况下发生口吃,并逐渐变成习惯。在胎儿时期母亲患病,如妊娠毒血症、出血等,也可导致出生后儿童口吃。

2.临床表现

因发音器官或呼吸器官的紧张性痉挛,导致语言节奏失调,在恐惧或情绪激动时更易发生。除口吃以外,还伴有其他神经症现象,如易兴奋、情绪不稳定、易激惹、胆小、睡眠障碍、恐惧以及其他情绪反应、遗尿、食欲低下等。

3.治疗

(1)口吃的治疗,必须尽可能地从早期开始。

(2)治疗口吃不仅要治疗患儿,还要做家长、老师和同学的工作。要消除环境中的不良因素,如周围人的模仿、嘲笑,勿使周围人过分注意患儿的缺陷,以解除患儿的紧张心情。口吃严重时期,让患儿安静,不要强迫他说话,不要催促他重复说清楚。治疗的目的是提高儿童的自信心,改善孩子的自我形象,使口吃患儿适应人际环境,以减少恐惧感、挫折感和压力感。

(3)较严重的口吃患者需要言语治疗,由专业的语言治疗师指导儿童进行语言训练。成人在很轻松的环境下重复儿童口吃的某个词,不要刻意让他说。

(4)尚无确切有效的药物能治疗口吃。

五、情绪发育障碍

情绪是指与机体的生理需要是否得到满足相联系的最简单的体验。情绪是人们从事某种活动时产生的兴奋心理状态，持续时间较短，外部表现特别显著，容易观察，是人和动物均有的。

儿童的情绪很不稳定，随着年龄的增长，情绪逐渐趋向稳定。在3岁时，恐惧情绪出现高峰，对物体、动物、黑暗等决定客观场合的一些因素都会产生恐惧。如果儿童在幼儿期遭受到突然的或不良的刺激，则会反复出现紧张和焦虑而导致情绪障碍。

（一）焦虑症

儿童焦虑症的表现为多虑、敏感、缺乏自信，其表现形式可分为3种类型。

（1）过度焦虑：这类儿童常因一点小事就过度焦虑不安、烦躁、担心，甚至对与实际情况毫无关系的事件也焦虑，影响食欲、睡眠。

（2）分离焦虑：这类儿童胆小，不肯与亲人分开，哪怕是短暂分离也会出现严重的痛苦。这类儿童惧怕入托、入园，很久不能适应幼儿园的集体生活。

（3）回避性障碍：这类儿童多温顺、老实，但总对陌生人或陌生环境表现出焦虑、退缩、恐惧，不愿与人交往。

焦虑症发生的原因是由于平时父母或亲人教育过于溺爱或苛刻，儿童本身又易敏感、紧张，一旦受入托、生病或父母经常争吵等不良因素刺激，容易诱发此症。

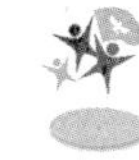

对待有焦虑症的儿童，保教人员要加倍的亲切，给其耐心的引导、细心的照顾，遇事不苛求，多鼓励，尽快让其对保教人员建立信任感，逐渐消除其紧张心理。同时注意培养儿童的坚强意志，克服其焦虑症。

（二）恐惧症

儿童恐惧症的表现为对某些客观事物或情景表现出异常强烈的恐惧情结，出现尖叫、面色苍白、全身发抖、紧抱成人不放等现象，同时伴有心悸、出汗，甚至会有睡眠障碍、遗尿、咬指甲等行为问题。这类儿童所惧怕的往往是黑暗、某种声音、大型动物或旷野等，虽然平时也自知这类东西并不可怕，但只要身临其境时就不能控制。恐惧症发生的原因有以下几个方面。

（1）遗传素质：往往这类儿童的父母也有敏感、胆怯、紧张等神经质表现。

（2）教育方法不当：成人经常用恐吓、威胁的言语刺激儿童，而这个年龄的儿童又正值想象和现实分不清的阶段，容易引起恐怖感。

（3）父母过分溺爱：儿童过分依赖父母，不愿离开，一旦离开就感到恐怖。

(4)精神紧张:一旦遇到突然改变的生活环境或见到电视中出现的恐怖镜头,就出现恐惧现象,甚至夜里做噩梦、哭叫、惊醒。

对待患恐惧症的儿童,保教人员要寻找诱因并将其消除。在托幼机构为儿童创设一个温暖、安全、愉快的生活环境使其心情愉快,再引导儿童逐步接触恐惧对象。如儿童怕狗,先让他看画上的狗,然后找个玩具狗,让他一点一点接近,能伸手去玩狗的尾巴,最后再让他看真狗,先从远处看,再走近看,在成人的引导下让他伸手摸一摸狗。这种从恐惧到安全、不害怕的引导方法称为“系统行为疗法”。

(三)孤独症

1. 临床表现

(1)语言障碍,说话不清或不说话,用肢体动作表达需求。在言语方面,言语很少、重复、口齿不清。对亲人不会微笑。

(2)患儿两三岁后与周围的人失去情感接触,不乐意与小朋友在一起,宁愿一个人玩,无论谁同其讲话都不理睬,对亲人不亲。

(3)对一些非生物的东西,如竹筷、红砖、西瓜、塑料袋、毛绒感的布料等有特殊依恋。有部分儿童还有一种要保持环境不变的强烈愿望,如要求吃饭时座位和碗筷放的地方不变。

(4)在行为方面的特点就是东张西望、注意力分散,不能和别人对视交流,活动过多,没有危险意识。

(5)常有刻板姿势和奇怪动作,如眨眼、嘴鼻抽动、耸肩、咬衣服等。

(6)有的患儿对外界刺激无反应或过分敏感。

(7)有的患儿智力水平明显下降,甚至到精神发育迟滞的程度。

2. 病因

孤独症发生的原因是多种多样的。幼儿未出生前母亲孕期有感染,宫内窒息或缺氧,出生时和出生后中枢神经系统受有害因素的影响等,均会增加孤独症发生的可能性。此外,孤独症的发病与遗传因素有关。在同胞中约占2%比例的儿童也患此症,与一般人群比较发生率约高50倍。

3. 治疗

对待孤独症的儿童应采取积极的治疗,其目的在于减轻行为症状,促进延缓发展的功能得到发展。第一,可采取家庭心理治疗。保健人员应向家长介绍专科知识,为父母提供咨询,再进行行为矫正治疗。这种治疗应用学习原理,对适宜的行为给予奖励,以强化;对不适宜的行为则予以惩罚,促使其消退。第二,日常生活中还可以进行游戏治疗。患儿难以通过语言交往进行心理治疗,可在游戏中，成人将玩具娃娃抱在怀里，亲亲，拍拍，对娃娃讲话，患儿有较强模仿能力，他们会对娃娃发生兴趣，而后将感情转移到父母身上。第三，让年龄相仿的儿童与患儿一起游戏以发挥“同伴”作用，可以对患儿增进社会交往和重建合适行为起积极作用。第四，早期阅读。让父母阅读或教患儿念每句两三个字的儿歌。该方法时间较长，家长要有耐心。

六、强迫行为

行为是心理活动的主要表现，不同年龄段的儿童有其相对应的正常行为。但在某种因素的影响下，儿童会发生一些单项行为的偏异表现，如吮手指、咬指甲、眨眼、恋物的行为。这些行为随着年龄增长逐渐消失，则属正常范围。如果这些单项行为偏异表现的数量、频率、持续时间及严重程度等方面超过相应年龄所允许的范围，则为强迫行为问题。

学前期儿童常出现的强迫行为有以下几种。

(一)吮指、咬指甲、眨眼、抓物、摘毛发

这些行为对儿童来说是一种生理反射，是情绪紧张的结果，如受到惊吓、心存恐惧等，久而久之成为习惯。随着年龄的增长，这些习惯行为会逐渐消失。

如有些儿童每当感觉孤独、恐惧、厌烦、疲劳时，为了获得精神上的安慰，就出现吮指的幼稚行为。有些孩子迷恋某个物品，如手帕、娃娃，若换个新的给他都不要，他只认这个又破又脏的。对待这些儿童，应进行心理行为矫治，不能强行阻止，否则易引起其情绪不满，反而加重其行为。因此，对这些儿童，父母、教师应给予关心和爱护，丰富其生活，消除其压力，转移其注意力，使他在心理上获得满足，消除对强迫行为的需求。如果同时在儿童自控过程中多给予鼓励和奖励，这些行为问题是可以得到纠正的。

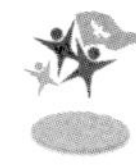

咬指甲多见于学龄前和学龄儿童，多出现在儿童情绪紧张或抑郁时，有时如思考作业时也会咬指甲或咬指甲周围的皮肤。对这种行为的矫治原则是消除紧张因素，耐心教育儿童咬指甲的危害，帮助儿童勤剪指甲，以良好习惯代替不良习惯。还可采取分散注意力的方法。家长、教师不要去批评、提醒，那样会加深患儿的记忆，越干预患儿会越紧张。

(二)频繁小便

控制大小便能力差主要指 5 岁以内的儿童。患儿在清醒时有尿意但不能抑制排尿反射或在睡眠中失去排尿警觉而将尿排在床上。大多发生在睡眠开始后几小时内，孩子醒来不觉得有排尿的梦境。少数发生于后半夜，醒来有排尿梦境记忆。排尿的次数不定。患儿常有较深自卑感而不愿与小朋友交往，每

当睡觉前自己也会提心吊胆为排尿感到紧张，白天易频繁去厕所。

造成控制大小便能力差的原因有以下几种。

(1)发育不成熟：泌尿系统功能发育欠成熟，膀胱容量小，括约肌控制能力差。

(2)心理因素：环境改变导致兴奋激动，观看了恐怖电视节目，受父母责打，失去父母爱抚，父母不和，家庭气氛紧张等，使儿童过度紧张、恐惧、疲劳，造成大脑皮质和皮质下中枢功能失调。

(3)教育因素：父母对儿童的排尿教育不得法，频繁地让孩子小便，儿童未形成自主控制排尿的习惯。

消除各种紧张因素在治疗上有重要意义。父母及亲人应同情幼儿，不能讥笑或责打他，否则会增加儿童的紧张和恐惧，其效果会适得其反。晚上适当限制饮水和避免兴奋激动。可训练幼儿排尿，由成人在夜间唤醒孩子起床排尿。还可采用一种膀胱训练方法，白天对儿童进行憋尿练习，即先饮大量的水，使膀胱扩张，出现尿意时主动憋住不排出来，开始时推迟 1～2 分钟，逐渐延长至半小时以上，以提高其控制排尿的能力，增加膀胱的容量和括约肌的功能，从而消除遗尿。

(三)多动症

儿童多动综合征简称“多动症”。临床特点是智能正常或接近正常的小儿，表现出与年龄不相称的注意力易分散，注意广度缩小，不分场合的过度活动，情绪冲动并伴有认知障碍和学习困难的一组症状。

1.临床表现

(1)活动过度：活动过度大都于幼儿时期开始(部分于婴儿时期开始)。进入小学后，上课小动作不停，屁股在椅子上扭动，喜欢招惹别人，常和同学打架并干扰大人的工作。

(2)注意力集中困难：注意力很易受环境的影响而分散。上课时，注意力集中的时间短暂，听不到老师布置的作业，出现作业遗漏、倒置和解释错误，是多动症经常出现的症状。

(3)情绪不稳，冲动任性：多动症儿童由于缺乏克制能力，常对一些不愉快的刺激做出过分反应，以致在冲动之下伤人或破坏东西。情绪不稳，会无故叫喊或哄闹。

(4)学习困难：多动症儿童的智力水平正常或接近正常，但部分儿童存在知觉活动障碍、空间定位障碍，未经认真思考就回答，认识欠完整。多动症儿童有30％～60％伴有对抗障碍，20％～30％伴有焦虑障碍，20％～60％伴有学校技能障碍。

2.症状标准

与同龄的大多数人相比，下列症状更为常见。诊断本病需具备下列行为中的11条，其中包括注意障碍6条，冲动障碍和多动障碍共5条。

(1)注意障碍：

1)常常不能仔细地注意细节，或在家做功课、工作或其他活动中出现漫不经心的错误。

2)在完成任务或做游戏时常常无法保持注意。

3)别人对他讲话时患儿常常显得没在听。

4)常常无法始终遵守指令，无法完成功课、日常活动或工作中的任务。

5)组织任务或活动的能力常常受损。

6)常常回避或极其厌恶需要其保持精神努力的任务，如家庭作业。

7)常常遗失某种任务或活动中所用的必需品，如学校的作业本、铅笔、玩具或工具。

8)常常易被外界刺激吸引。

9)在日常活动中常常忘事。

(2)多动障碍：

1)双手或双足常常不安稳，或坐着时蠕动。

2)在课堂或其他要求保持坐位的场合离开位子。

3)常常在不适当的场合奔跑，或登高爬梯。

4)游戏时常不适当地喧哗，难以安静地参与娱乐活动。

5)表现出持久地活动过分，社会环境或别人的要求无法使患儿显著改观。

(3)冲动障碍：

1)常在提问未完成时其答案已脱口而出。

2)在游戏或有组织的场合常不能排队或按顺序等候。

3)经常打扰或干涉他人。

4)常说话过多，不能对社会规则做出恰当反应。

3.病程标准

多动症通常在7岁前起病，病程持续6个月以上。

4.严重程度分类

(1)轻度：症状符合或稍微超过诊断标准所需项目，仅有微小的或没有学校和社会功能损害。

(2)中度：症状和损害在轻度和重度之间。

(3)重度：超过诊断标准所需症状很多，有明显而广泛的学校、家庭和伙伴

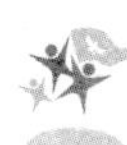

关系的社会功能的损害。

5.治疗

对多动症应采取心理和行为治疗方法。多动症常在心情紧张、焦虑、抑郁时加重,应解除家庭及幼儿园方面的精神压力。对患儿不应歧视、拒绝、责备、损伤其自尊心,应在同情和爱护的基础上,对患儿进行耐心的教育和帮助,恢复其自尊心。进行振作精神和加强自控能力的锻炼十分重要。同时对其行为,应用学习原理,对适宜的行为给予奖励,起强化作用;对不适宜的行为加以惩罚,促使其消退,逐渐使儿童形成良好的行为。可设计一些稳定幼儿情绪的劳作,如捡豆子、折纸、绘画、搭积木等。

(1)认知行为治疗:通过语言的自我指导、角色排演、自我奖赏和自我表演的方法,改善和矫正患儿行为问题。

(2)特殊教育项目:特殊教育不是给孩子贴上落后或学习迟滞的标签,而是使教育环境和方法适合于多动症儿童,合并用一些药物,促使这些儿童在学业中发掘自己的潜力,帮助他们提高学习能力,使其学业水平和智力水平保持一致。

(3)社会化技能:多动症儿童的社会交往技能是较差的,应鼓励他们与伙伴多接触,参加各种活动,为他们提供完成社会化的环境。

(4)躯体的训练项目:躯体的训练项目包括拳击、健身、田径运动、游泳、网球等。躯体的外观和感觉处于良好状态,将改善躯体运动。通过躯体运动的项目,促进多动儿童更好地自我控制、自律和自尊。近年来,多用感觉统合的训练方法治疗多动症。

(四)夹腿综合征

夹腿综合征常见表现为儿童在入睡前或睡醒后用手抚摸生殖器,有的表现为用椅子角、床沿边等突出部分摩擦生殖器,有的表现为两腿交叉内收进行摩擦动作,同时伴有面色红、微出汗、两眼凝视等症状,出现快感后感到疲乏、思睡。

1.原因

儿童夹腿综合征发生的原因主要有两方面:

(1)局部刺激:男童有包茎,女童阴道有滴虫、阴部湿疹、蛲虫感染等刺激引起手淫行为。内裤过小、过紧也易引起。

(2)心理因素:因环境不良,教育不当,儿童情绪紧张,常常将摩擦生殖器的方式作为消除自己情绪焦虑的一种手段。如果父母或老师对其进行惩罚、恐吓,儿童会更焦虑,症状会更加频繁。

2. 干预措施

对待这样的儿童应通过心理疗法来使其缓解。父母和老师要和蔼可亲，耐心、细心地了解和找到诱发因素。发现儿童有此现象时，尽量用分散注意力的方法，而不要刻意去提醒。注意让儿童在睡前适当活动，不要过早让孩子上床，等到其很瞌睡时再上床。让幼儿入睡时不要将手夹在两腿间，醒后立即起床，使其无机会接触生殖器。平时让幼儿衣着宽松，尤其是裤子不能过于紧身，以减少摩擦。引导儿童从小养成良好的生活卫生习惯。如果是因生殖器局部疾病而引发的，应及时到医院治疗，消除诱发因素。

七、不良性格的形成

性格是人的人性心理特征，表现人对现实的态度，并且表现在人的行为中。如有的儿童对人热情，有的儿童对人冷漠，有的儿童对任何事都认真仔细，有的儿童粗心大意、马马虎虎，有的儿童比较谦虚懂礼貌，有的儿童骄傲不讲理，如此等等就是在不同儿童身上表现出来的对事、对人和对自己的不同态度，形成了习惯的行为方式。

性格并非由先天决定，而是在后天的生活环境中形成的，3～6 岁是性格的形成期。一个人的性格形成之后，就有相对的稳定性，但也有一定的可塑性，特别是在学龄前阶段。

(一)性格的分类

人的性格是由多种多样的性格特征组合而成。不同的人由于各种性格特征组成的方式不同，表现出各种不同的性格。

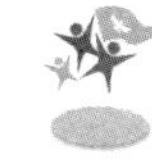

1. 按照儿童个体独立性分类

(1)独立型：独立型的儿童自信心强，坚定、独立，听不进别人的意见。

(2)顺从型：顺从型的儿童老实、遵守纪律、听话、易受暗示，不能应付紧急情况。

2. 按照儿童心理活动倾向分类

(1)内倾型：内倾型的儿童喜于内心活动，显得沉静、稳重、内向，但反应较慢，不容易适应新环境。

(2)外倾型：外倾型的儿童心理活动、言语动作均外露，活泼、开朗，善于交际，但容易冲动。

(二)影响性格形成的因素

(1)遗传因素：性格不是遗传的，但遗传素质是形成性格的一种生理条件。它不预定人的性格方向。

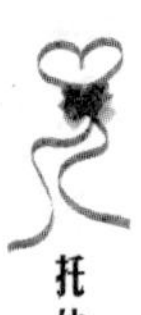

(2)气质特点：气质与性格密切关联，影响性格的表现方式，使性格涂上一层独特的色彩，如抑郁质的人谦虚中带有怯懦的色彩。性格与气质是互相渗透、互相制约的。

(3)生理因素：健壮的儿童多好动，而体弱多病的儿童则好静。

(4)家庭因素：性格是在后天生活环境中形成的，并随生活环境的改变而得到质的改变。家庭是儿童生活的第一个环境，对儿童性格的形成起着重要的作用，如父母的言行，家庭成员之间的关系，父母对孩子的态度、教育方式等都影响儿童性格的形成。

(5)社会因素：儿童性格的形成经历一个从量变到质变的复杂而长期的过程，而社会环境、幼儿园环境、教师的态度和教育方法对儿童性格的形成和发展均有影响。

(三)教育态度在儿童性格形成过程中的重要性

在儿童性格形成过程中，教育者对儿童的态度非常重要。父母通情达理，关心、爱护、支持儿童，培养出来的儿童很少有破坏性的防御行为；过分限制的父母，培养出来的儿童往往变得怯懦或顽固，并易产生心理行为障碍。如果父母一味溺爱、迁就，总给孩子在家庭中以特殊的地位，培养出来的儿童将表现出较多的消极性格特征，如任性、爱发脾气、唯我独尊、怕劳动、怕困难等。可见，儿童在生长发育过程中，经历着一系列的关键性生理情绪阶段，如果家长过分放任儿童某一特定发展阶段的欲望要求，或者不给予足够的满足，就可能使儿童产生永久的性格损害。父母教育儿童的态度与儿童性格的关系可从表 11-1 中看出。

表 11-1　　父母教育儿童的态度与儿童性格的关系

父母的态度	儿童的性格
民主的	独立，大胆，机灵，善于与别人交往，有分析思考能力
过于严厉，经常打骂	顽固，冷酷无情，倔强，或缺乏自信、自尊
溺爱	缺乏独立性，情绪不稳定，骄傲
过于保护	被动，依赖，沉默，缺乏社交能力
父母经常有分歧	警惕性高，两面讨好，易说谎，投机
过于支配、控制	顺从，依赖，缺乏独立性

因此，家长应从小培养儿童积极的性格特征，对儿童的需求给予敏感的、适宜的、正确的反应，使儿童生活在民主、和睦、互相关爱的家庭中，为儿童良好性

格的形成提供有利条件。

幼儿园是儿童接触的更大范围的环境，儿童的性格受其在所处班集体中的位置、教师态度、班风的影响。一般来说，什么样的集体塑造什么样的性格特征。团结友好、互相关心的集体，有利于儿童同情心、谦让等良好性格特征的形成，反之则容易让儿童形成自私、孤僻等不良性格特征。因此，保教人员应帮助儿童发扬优点，克服缺点，有效地促进儿童良好性格的形成和发展。

第十二章　口腔、眼、耳鼻喉保健

做好口腔、眼、耳鼻喉保健工作是托幼机构健康管理中的一项重要内容。此项保健包含口腔保健，眼保健，耳鼻喉、听力保健。掌握此项保健知识，有助于了解儿童口腔、眼、耳鼻喉健康的状况，掌握促进儿童口腔、眼、耳鼻喉保健的方法，使疾病早发现、早治疗。

一、儿童口腔保健及常见口腔病

（一）口腔保健基本知识

1.口腔的功能

（1）咀嚼、消化。

（2）感受味觉。

（3）辅助发音。

（4）维持正常面容。

2.牙齿的形态与功能

（1）切牙：像把刀，切碎大块的食物。

（2）尖牙：尖，锐利，撕裂食物。

（3）前磨牙（双尖牙）：捣碎食物，初步研磨食物。

（4）磨牙：研磨食物。

3.牙体组织结构

（1）从外部观察，牙齿由牙冠、牙颈及牙根 3 部分组成。

1）牙冠：是平时我们在口腔里能看到的部分，是发挥咀嚼功能的主要部分，依据咀嚼功能不同，形态各异。

2）牙颈：是指牙冠与牙根交界处。

3)牙根类型：

①切牙和尖牙：绝大部分是一个根。

②下颌前磨牙：少数为两个根，多数为一个根。

③上颌前磨牙：多数为两个根，少数为一个根。

④磨牙：一般为2～3个根。

每个牙根的末端有一个小孔，叫“根尖孔”。

(2)牙体结构：如果我们把牙齿纵剖开来观察，从外向内可见牙齿由4层组织组成。

1)牙釉质(俗称“珐琅质”)是牙冠外层的白色半透明的钙化程度最高的坚硬组织，其硬度仅次于金刚石。

2)牙本质是构成牙齿的主体，位于牙釉质和牙骨质的内层，也是牙髓腔及根管的侧壁，颜色淡黄，大约含有30%的有机物和水、70%的无机物，硬度低于牙釉质。

3)牙骨质。

4)牙髓软组织(最里层)。

(3)牙周组织解剖：牙周组织由牙周膜、牙槽骨、牙龈(俗称“牙花肉”)3部分组成。它的主要功能是支持、固定牙齿，给牙齿提供营养。

4.唾液的作用

(1)唾液的清洁洗刷作用：唾液在口腔里经常流动，可以起到机械清洗作用，足以减少口腔内的污物和致病因子，达到保持牙齿和口腔清洁的作用。

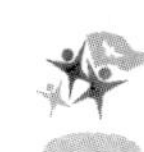

(2)唾液的防御作用：唾液的酸碱度和含钙量的变化，可影响牙周对疾病的防御力(因牙周的炎性细菌适于在碱性溶液中滋生，同时唾液含钙量高，能促成牙结石的沉积，从而增强对牙周疾病的刺激作用)。与此相反，唾液也可影响对龋病的防御力(因酸度增强，使引发龋病的因素更占优势，导致牙齿脱矿加重，而含钙量高，又可促进牙齿脱矿区的再矿化)。

(3)唾液的抗菌作用：口腔经常存在着大量细菌，但口腔内的伤口很少有感染，因为唾液不仅含有溶菌酶，能抑制多种细菌的生长，而且也含有其他抗菌因子，如唾液中的免疫球蛋白，能阻止细菌的附着，抑制其生长，甚至有杀灭细菌的作用。

(4)唾液的助消化作用：唾液含有淀粉酶，有助于消化熟食中的淀粉；唾液具有润滑作用，便于吞咽食物；唾液能帮助口腔软组织受伤区域的血液凝结，增加受伤区域的小血管的渗透能力，吸引白细胞至受伤区，促进伤口愈合。

5.乳牙与恒芽萌出

乳牙和恒牙的萌出时间如表12-1、表12-2所示。

表 12-1　乳芽萌出时间表

牙齿名称	萌出时间(月)	牙齿名称	萌出时间(月)
乳上中切牙	8～10	第一乳磨牙	16～20
乳下中切牙	6～8	第二乳磨牙	24～30
乳尖牙	12～16		

表 12-2　恒牙萌出时间表

牙齿名称	萌出时间(岁)	牙齿名称	萌出时间(岁)
中切牙	6～8	第二前磨牙	11～12
侧切牙	8～9	第一磨牙	6～7
尖牙	9～12	第二磨牙	11～13
第一前磨牙	10～12	第三磨牙	17～

乳牙共有 20 颗，约 6 个月开始萌出，约两岁半出齐。儿童乳、恒牙的替换约从 6 岁开始，到 13 岁止。

(1)乳、恒牙的替换过程和特点：人的一生共有两副牙齿，还要进行乳、恒牙的替换，有些人便认为乳牙反正要被恒牙替换，不需要治疗，其实这种认识是不正确的。乳牙约 2 岁半出齐，6 岁后门牙开始替换，约到 13 岁乳牙才逐个被替换完毕。每颗恒牙的萌出都有一定的时间和顺序，并且左右侧同名牙是成对萌出的。其中，第一颗恒磨牙大约在 6 岁萌出，所以习惯称“六龄牙”。

(2)重视保护六龄牙：六龄牙在咀嚼器官中承担主要咀嚼功能，是嚼肌、颞肌、翼内肌和翼外肌等咀嚼的作用力的中点，能够承受 60～70 kg 的咀嚼压力。六龄牙还可刺激咀嚼肌和颌骨的发育，并且是保持恒牙正常排列的关键牙齿。由此可见，六龄牙对颌面部的发育及咀嚼过程都有重要作用。

六龄牙是萌出最早的恒牙，牙釉质刚萌出时很薄，牙合面窝沟发育不健全，牙齿钙化比较差。这些解剖生理特点，决定了它易患龋的弱点。六龄牙一般龋蚀发展较快，容易侵犯牙髓和根尖的组织，致使许多患龋六龄牙在儿童时期就已发展至严重程度，给治疗带来了很大困难，有些几乎无法保留而必须拔除，造成六龄牙早失。六龄牙的早失，不但直接影响咀嚼功能，还会影响颌骨的发育，致使牙弓变小、牙列不整和牙齿位置异常，严重的出现下颌畸形。

由于六龄牙萌出的时间正处在儿童乳、恒牙交替的时期，因此准确辨认乳牙还是恒牙十分重要，以便及时治疗六龄牙的龋坏，避免拔错牙而造成终身遗憾。

(3)牙齿过早缺失的危害:①缺牙两侧邻牙倒向缺牙处。②牙齿之间产生间隙,食物嵌塞其中易患龋齿。③如在乳牙列,由于缺牙两侧邻牙倒向缺牙处,以后恒牙萌出间隙不足造成错位萌出,导致牙颌畸形。

(二)儿童口腔疾病

1.龋病

龋病俗称"虫牙""蛀牙",是细菌性疾病,可以继发牙髓炎和根尖周炎,甚至能引起牙槽骨和颌骨炎症。如不及时治疗,病变继续发展,形成龋洞,终至牙冠完全破坏消失,其发展的最终结果是牙齿丧失。龋病特点是发病率高,分布广。龋病是口腔主要的常见病,也是人类最普遍的疾病之一,世界卫生组织已将其与肿瘤和心血管疾病并列为人类三大重点防治疾病。

(1)病因:目前公认的龋病病因学说是四联因素学说,主要包括细菌、口腔环境、宿主和时间。其基本点为:致龋性食物糖(特别是蔗糖和精制糖类)紧紧贴附于牙面,由唾液蛋白形成获得性膜。这种获得性膜不仅可以牢固地附着于牙面,而且可以在适宜温度下,有足够的时间在菌斑深层产酸,侵袭牙齿,使之脱矿,并进而破坏有机质,产生龋洞。

1)细菌:细菌是龋病发生的必要条件。一般认为致龋菌有两种类型,一种是产酸菌属,其中主要为变形链球菌、放线菌属和乳杆菌,可使糖类分解产酸,导致牙齿无机质脱矿;另一种是革兰阳性球菌,可破坏有机质,经过长期作用可使牙齿形成龋洞。

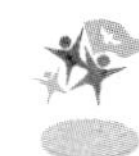

2)口腔环境:口腔是牙齿的外环境,与龋病的发生密切相关,其中起主导作用的是食物和唾液。

①食物:主要是糖类,既与菌斑基质的形成有关,也是菌斑中细菌的主要能源。细菌能利用糖类(尤其是蔗糖)代谢产生酸,并合成细胞外多糖和细胞内多糖。所产的有机酸有利于产酸和耐酸菌的生长,也有利于牙体硬组织的脱矿;多糖能促进细菌在牙面的黏附和积聚,并在外源性糖缺乏时,提供能量来源。

②唾液:在正常情况下,唾液的作用包括机械清洗作用、抑菌作用、抗酸作用、抗溶作用。

唾液的量和质发生变化时,均可影响龋患率,临床可见口干症或唾液分泌过多的患者龋患率明显增加。颌面部放射治疗患者可因涎腺被破坏而有多个龋牙;当唾液中乳酸量增加时,也有利于龋病的发生。

3)宿主:牙齿是龋病过程中的靶器官,牙齿的形态、矿化程度和组织结构与龋病发生有直接关系。

4)时间:龋病的发生有一个较长的过程,从初期龋到临床形成龋洞一般需

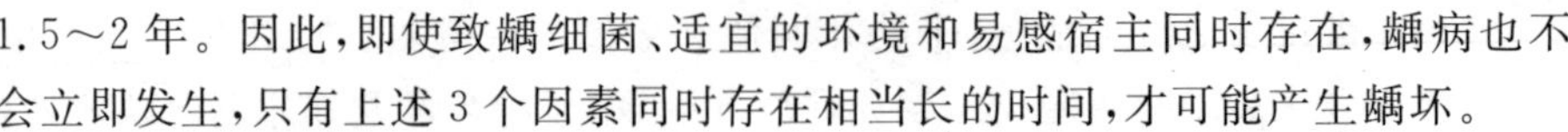

1.5～2 年。因此，即使致龋细菌、适宜的环境和易感宿主同时存在，龋病也不会立即发生，只有上述 3 个因素同时存在相当长的时间，才可能产生龋坏。

(2)临床表现：

1)龋病好发部位：龋病的好发部位与食物是否容易滞留有密切关系。龋病好发部位包括窝沟、邻接面和牙颈部。

2)龋病的好发牙齿：龋病的牙位分布是左右侧基本对称，下颌多于上颌，后牙多于前牙，下颌前牙患龋率最低。

3)龋坏程度：临床上可见龋齿有色、形、质的变化，以质变为主，色、形变化是质变的结果。临床上常根据龋坏程度分为浅、中、深龋 3 个阶段，各自表现如下：

①浅龋：亦称“釉质龋”，龋坏局限于釉质。初期于平滑面表现为脱矿所致的白垩色斑块，以后因着色而呈黄褐色，窝沟处则呈浸墨状弥散，一般无明显龋洞，仅探诊时有粗糙感；后期可出现局限于釉质的浅洞，无自觉症状，探诊也无反应。

②中龋：龋坏已达牙本质浅层，临床检查有明显龋洞，可有探痛，对外界刺激(如冷、热、甜、酸和食物嵌入等)可出现疼痛反应，当刺激源去除后疼痛立即消失，无自发性痛。

③深龋：龋坏已达牙本质深层，一般表现为大而深的龋洞，或入口小而深层有较为广泛的破坏。对外界刺激反应较中龋为重，但刺激源去除后，仍可立即止痛，无自发性痛。

(3)儿童龋齿的八大危害性：

1)牙体缺损，涉及多个乳磨牙时可降低咀嚼功能。

2)龋洞内食物残渣滞留，细菌聚集，使口腔卫生恶化，导致恒牙发生龋病。

3)乳牙根尖周炎影响继承恒牙牙胚，造成其釉质发育及正常萌出障碍。

4)乳牙因龋早失，造成恒牙间隙缩小，因间隙不足发生位置异常。

5)乳牙龋坏破损的牙冠易损伤局部的口腔黏膜组织。

6)乳牙龋坏严重，造成咀嚼功能降低，影响儿童的营养摄入，对生长发育造成影响。

7)乳牙龋病发展为根尖周病可作为病灶牙使机体的其他组织发生病灶感染。

8)影响美观和正确发音。

(4)预防：防龋工作应从牙齿一萌出就开始。

1)早晚刷牙，养成饭后漱口的好习惯。

2)少吃酸性刺激食物，临睡前不吃零食。

3)少吃含糖分高的食物，如糖、巧克力、饼干等。

4)不可吃太多的过于坚硬的食物，以免牙齿磨损。

5)经常参加体育锻炼，定期检查口腔，一般 12 岁以上的人应每年检查一次。

6)平时饮食应多摄入富含钙、无机盐等的食物，尽可能食用高纤维粗糙食物。

2.疱疹性口炎

(1)病因：疱疹性口炎由疱疹性病毒引起。

(2)临床表现：多见于 6 岁以下儿童，尤其是 6 个月至 2 岁幼儿，多为原发性。开始多有发热、头痛、全身不适等先驱症状，2～3 天后口腔开始出现症状。初起时口腔黏膜呈片状充血，随后出现成簇的小水疱，水疱迅速破裂，形成表浅的小溃疡，直径为 1～2 mm。溃疡可相互融合成边缘呈多环状的较大溃疡，上有假膜覆盖。颌下淋巴结肿大，患儿因痛而哭闹、拒食、流涎，病程一般 1～2 周。该病有时损及牙龈，牙龈边缘红肿出血，甚至出现小溃疡，因此又称“疱疹性龈口炎”。

(3)治疗要点：

1)及时控制感染，局部和全身治疗同时进行。宜用抗生素全身治疗，如青霉素等。

2)每日较彻底地清洗口腔 1～2 次。常用 0.1%～0.3%的依沙吖啶溶液或1∶2000的氯己定溶液清洗，再局部涂药，一般用 2.5%的金霉素鱼肝油、锡类散、1%的甲紫或冰硼油。

3)对幼儿要注意保持口腔黏膜的潮湿，勤喂水，进流质、糖水，饮料宜温凉，防止口内细菌繁殖，补充维生素 B、维生素 C 等，高热时给予药物或物理降温。

(4)护理：

1)饮食与饮水：给幼儿提供营养丰富、无刺激性的流质饮食。勤给幼儿喂水，以保持口腔黏膜清洁湿润，防止细菌繁殖。食物及水的温度不可过热或过冷，以温凉为宜，以免刺激溃疡处引起疼痛。

2)口腔护理：注意每日给幼儿彻底清洁口腔，然后局部涂药。涂药时父母的手法一定要轻柔。

3)观察病情：注意观察溃疡面的大小、深浅及分布的部位。还要注意幼儿有无体温升高、不愿进食、消瘦等全身症状，以便及时处理。

3.口角炎

(1)病因：口角炎主要因 B 族维生素缺乏，包括从食物中摄入不足、烹调不当、体内吸收障碍及生理需要量增加等而致的 B 族维生素缺乏。

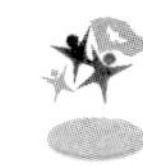

(2)临床表现:双侧口角湿样糜烂溃疡,并见有横形裂沟,可向黏膜和皮肤延伸 1 cm 左右,其上覆盖黄痂,影响张口、说话、进食。

(3)防治:饮食多样化,注意烹饪方式,患影响营养吸收的慢性病时注意补充 B 族维生素。

(三)口腔保健工作要求

口腔保健作为托幼机构防病工作的重点,应向托幼机构儿童提供口腔健康教育和口腔适宜技术服务,提高和促进集体幼儿的口腔健康水平。

(1)将口腔保健作为幼儿园中幼儿卫生习惯培养的重点。

(2)每年的入园体检和"六一"体检均需检查幼儿的口腔及牙齿,并做好记录和龋病发生率的统计。

(3)医疗机构要配合托幼机构做好龋病的防治。

(4)把口腔保健教育宣传落实到实处,和家长取得联系,做到家园互动,提高老师、家长的口腔保健意识,主动配合防治工作的开展。

(四)口腔保健实施方法

(1)提供口腔健康与保健信息及口腔健康教育指导。

(2)培养幼儿自我口腔保健能力。

(3)针对幼儿园老师、家长、幼儿,进行幼儿个人营养、饮食习惯和食品选择的咨询与指导。

(4)指导幼儿正确刷牙、饭后漱口,从小养成良好的口腔卫生习惯。

(5)控制糖消耗量、次数与消耗方式。

(6)每年两次对属地幼儿园进行监测,及时掌握口腔疾病的发病情况。

(7)每学期在幼儿园开展口腔筛查一次,做好口腔龋齿发病率的统计工作。

(8)各地医疗机构根据龋病发病情况开展防治工作。

(9)对于龋齿防治,各医疗机构安排有两年以上工作经验的口腔专科医师开展矫治。

二、儿童眼保健及常见眼病

(一)眼保健基本知识

1. 儿童眼球发育

小儿出生时,眼睛的各部分结构都已齐备,但视网膜黄斑和中央凹的发育,要到出生后 4 个月才完成。在这段时间内,适宜的光刺激非常重要。

正常成人的眼球前后径平均 24 mm 左右,叫作"正视眼",而新生儿眼球的前后径只有 12.5～15 mm，和发育成熟的眼球相比，需要增长 8～11 mm。进入青春期，眼球的发育开始了第二个较快阶段，到十五六岁时，眼球已基本达成人大小。

2. 儿童视力发育

视力只是人眼视觉功能的一部分，指人识别物体形状和位置或分辨二维物体之间最小距离的能力。不同年龄儿童相应的视力如表 12-3 所示。

表 12-3　　不同年龄儿童相应的视力

年龄	5 个月	6 个月	1 岁	2 岁	3 岁	4～5 岁	6 岁
视力	4.0	4.3	4.5	4.6～4.7	4.7～4.8	4.9～5.0	5.0

3. 弱视

弱视是儿童发育过程中的常见病，发病率为 2%～4%。它的本质是双眼视觉发育紊乱，不仅单眼或双眼矫正视力低于正常，而且没有完善的立体视觉，甚至立体视盲。

(1)定义：眼部无明显器质性病变，远视力经矫正小于等于 0.8 者诊断为弱视。

(2)临床分度：①轻度弱视，即矫正视力为 0.6～0.8；②中度弱视，即矫正视力为 0.2～0.5；③重度弱视，即矫正视力小于等于 0.1。

(3)症状：①视力低下，矫正视力小于等于 0.8；②眼位异常；③注视异常；④拥挤现象(阅读困难)；⑤眼球震颤。

(4)儿童弱视的筛选：检查时必须要做到以下几点。

1)要耐心、细致，掌握患儿心理特点，对不同年龄的患儿，采用不同的方法进行鼓励、表扬，取得他们的信任。

2)视力表的距离、亮度和悬挂高度要符合要求。视力表要保持洁白。视力表应悬挂在光线充足处，必要时可使用人工照明。

3)由于患儿弱视眼的固视能力较差，所以在辨认视标时，时间可适当延长到 5～10 秒。

4)给幼儿查视力，不宜用挡眼板，尤其是单眼弱视患儿。若用挡眼板遮盖健眼，患儿常自觉或不自觉地用健眼偷看。应采用单眼交替遮盖法分别检查两眼视力，这样既可靠又方便。

5)视力记录时应按患儿实际认出的视标记录。

(5)弱视的预防及早期发现：

1)弱视的预防：①宣传有关弱视的知识；②定期为幼儿普查视力，一般 3～

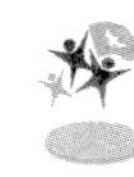

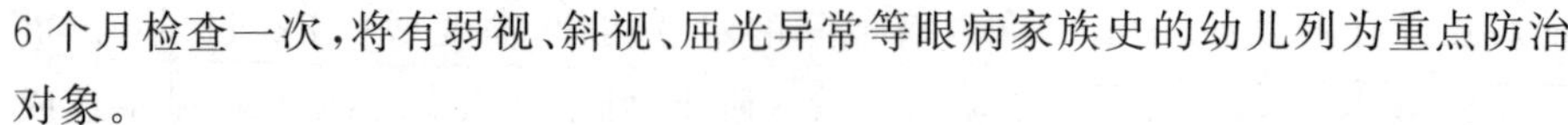

6个月检查一次，将有弱视、斜视、屈光异常等眼病家族史的幼儿列为重点防治对象。

2）早期发现：视力筛查。家长、托幼机构、保健部门定期对幼儿进行视力检查，检查时一定要单眼查，防止单眼弱视被漏掉。发现异常时及时到医院或保健单位进行检查。

（6）治疗：

1）屈光不正的矫正：这是首先采用的方法。对屈光参差性弱视、屈光不正性弱视以及相当大的眼位偏斜，促进眼球的发育，为恢复双眼单视创造有利条件。部分斜视性弱视，矫正屈光异常的本身，就是最有效的治疗方法。另外，矫正屈光不正还可以减轻或消除眼位的偏斜，促进眼球发育，为恢复双眼单视创造有利条件。

对屈光不正弱视的儿童，必须及时而正确地给其配戴眼镜，每半年至一年重新散瞳验光一次，重新配镜。

2）遮盖疗法：不论何种类型弱视，使用遮盖疗法都是主要方法。遮盖健眼，强迫使用弱视眼。遮盖越彻底越好。

常规遮盖：①遮盖健眼，强迫弱视眼注视。②为避免被遮盖眼视力下降，可每周放开1天。2岁以下儿童每3天中放开1天。如果健眼视力下降应及时停止遮盖，一般1～2周即可恢复。③弱视眼治愈后应巩固3～6个月，然后改为部分遮盖，逐渐去除遮盖。④遮盖后幼儿常有心理压力，应向其周围的人解释清楚，协助幼儿认真完成治疗。⑤辅助治疗，如描图、穿珠子、穿针、剪纸等。

3）定期复查：4岁及4岁以上儿童每3个月复查一次，4岁以下儿童每月复查一次。

（二）眼保健工作要求

1. 建立定期视力检查制度

（1）新入园的儿童要进行视力和眼位检查，对高危儿童和有异常情况的儿童建档管理。

（2）对园所内的全体儿童每半年进行一次视力检查。

（3）对4岁以下的儿童或不会认视力表的儿童，可以通过屈光筛查方法来早期发现视力问题。

（4）视力检查的同时要观察儿童的眼位情况并进行眼位的检查。

2. 视力低常的儿童要建档管理并转诊到上一级儿童保健所保健门诊做进一步检查

视力低常的参考标准：

(1)3～4 岁儿童单眼的裸眼视力小于等于 4.7(0.5)。

(2)4～5 岁儿童单眼的裸眼视力小于等于 4.8(0.6)。

(3)5～6 岁儿童单眼的裸眼视力小于等于 4.9(0.8)。

3. 高危儿童和弱视儿童的建档管理

(1)高危儿童指父母或家族有屈光不正、斜视、弱视等视力低常者和有视力异常苗头者。视力异常苗头包括看东西近，看东西眯眼、皱眉、歪头，眼球震颤，眼位不正，斜颈，动作迟钝等。

(2)高危儿童要转诊到上一级儿童保健所眼保健门诊做进一步检查以排除或确诊。

(3)每个月检查并记录弱视儿童的矫正视力，记录在视力矫治登记册上，了解弱视儿童矫正视力的提高情况。督促弱视儿童进行弱视的治疗和复查，有条件的可在园所内开展弱视治疗，为弱视儿童的治疗创造有利条件，提高弱视的矫治率和治愈率。

(4)保护儿童的眼睛，培养儿童良好的用眼卫生习惯，给儿童的视觉发育创造良好的环境。

(三)儿童常见眼病

1. 急性出血性结膜炎

(1)定义：急性出血性结膜炎是一种常见的传染性眼病，多发于春秋季节，流行于集体活动场所，由细菌感染引起。

急性出血性结膜炎的潜伏期一般为 1～2 日，多在双眼发病。患儿眼睛有异物感、烧灼感，分泌物多，球结膜充血显著，以穹隆部和睑结膜为重，球结膜水肿，眼睑肿胀。发病日病情达高峰，以后逐渐减轻，大约 2 周便可痊愈。

(2)临床表现：发病时，患儿眼睛畏光、流泪、有异物感。眼睑红肿，结膜充血水肿，穹隆部球膜滤泡增生。患儿可有上呼吸道感染并发，有些小儿在起病时就有发热、流涕、咽喉疼痛、耳前或颌下淋巴肿大症状。

(3)注意事项：当孩子患了结膜炎后，应该注意以下几点。

①要注意隔离，患儿的洗脸用具如脸盆、毛巾、手帕等物要专用，用后要用次氯酸液(或其他消毒液)浸泡消毒。

②与病眼接触过的用具最好煮沸和高温消毒，接触过患儿的手必须严格消毒。

③教育患儿不用手揉眼睛。

④不要把患儿带到浴室、游泳池、儿童乐园等公共场所去，以免传染他人。

(4)治疗：结膜炎患儿应按医生的嘱咐积极治疗，要适当休息，眼部点用庆

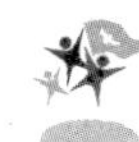

大霉素、利福平或氯霉素等抗生素眼药水，睡前眼部涂金霉素眼膏或红霉素眼膏。病毒感染时，可用碘苷滴眼液、病毒净眼液或羟苄唑眼液，必要时可用可的松眼液。病情严重时，可口服抗生素和肌注抗生素。

2.沙眼

(1)病因：沙眼是由沙眼衣原体引起的一种具有传染性的结膜、角膜炎，是由接触引起的感染，病程进展缓慢。

(2)临床表现：沙眼的症状是眼睛不适，眼部发痒，有摩擦、异物感，眼部有少量灰白色分泌物，有眼疲劳症状，眼睑红肿，结膜有乳头增生及滤泡形成，当角膜受累或有其他并发症时，会出现畏光、流泪、疼痛等刺激症状，视力明显减退。

(3)治疗：沙眼要及时进行治疗，治疗以眼局部用药为主。常用 0.1％利福平眼液、0.1％酞丁胺眼液、15％磺胺醋钠眼液、金霉素眼膏或红霉素眼膏，每日 3～4 次，坚持用 3 个月以上可治愈。

(4)预防：

①预防沙眼很重要的一点是培养儿童良好的个人卫生习惯，不用脏手和不干净的毛巾揉眼睛。

②在理发室和浴室不要用未消毒的毛巾及洗脸用具，游泳后眼部要点用抗生素眼药水。

③做到毛巾、脸盆分开使用，一人一巾一脸盆。用毛巾洗脸后要将毛巾挂在通风处，并经常用肥皂洗、开水煮，放在太阳下晒干。

(四)视力保健实施方法

1.注意用眼卫生

(1)桌椅高矮应与儿童的身体相适。儿童应保持正确的坐姿，上身略前倾，两肘自然伏于桌面，前胸与桌边约一拳距离，眼睛与读物距离 30 cm，这样可以减轻眼睛及全身的疲劳。

(2)连续近距离用眼时间不宜过长，每隔半小时左右要休息。年龄越小，连续读书时间应越短。休息的方式可多种多样，如闭目养神，看看远方景物或蓝天，在室内或室外活动一下。

(3)室内光线要适宜，光线不能太暗，避免在黄昏时的暗光下看书，也要避免耀眼的光直射读物表面。

(4)儿童应该有选择地、有节制地看电视。儿童连续看电视不超过半小时，电视机放置的高矮应与观看者的视线在同一高度，观看者离电视机的距离为电视屏幕对角线的 4～6 倍，看电视的方位以正前方为好，两侧不超过 45°角。

(5)养成讲卫生的好习惯。不用脏手揉眼，脸盆、毛巾要专用，并定期煮沸消毒。

2.预防传染性眼病

(1)养成良好的用眼卫生习惯。

(2)要注意隔离,患儿的洗脸用具如脸盆、毛巾、手帕等物要专用,用后要用次氯酸液(或其他消毒液)浸泡消毒。

(3)与病眼接触过的用具最好煮沸消毒和用开水浸泡,接触过患儿的手必须严格消毒。

(4)红眼病流行期间,不要把患儿带到浴室、游泳池、儿童乐园等公共场所去,以免被传染。

3.预防眼外伤

(1)宣传儿童眼外伤的危险因素及其危害性,尽可能使更多的家长、老师意识到保护孩子眼睛的重要性,了解和采取相应的预防措施。

(2)管理好存放的化学物品,不让儿童接近这些物品,提供一些安全有益的玩具给儿童玩。

(3)经常向儿童灌输安全知识和自我保护的方法。阻止儿童之间玩一些危险的游戏,并且引导儿童玩一些安全有益的游戏。常引起眼外伤的活动或物品应限制,如燃放烟花爆竹,弹弓、飞镖、射出子弹的仿真枪等玩具,树枝,竹扫把,边缘锐利或尖锐的刀剪、针、竹签等。教育儿童勿持械打闹。

三、耳鼻喉、听力保健及常见耳鼻喉疾病

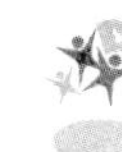

(一)耳鼻喉、听力保健基本知识

1.耳的结构

耳是听觉器官,又是平衡器官。耳分为外耳、中耳、内耳。

(1)外耳:包括耳郭、外耳道和鼓膜三部分。鼓膜在外耳与中耳之间,为卵圆形半透明银灰色薄膜,富有强弹性。幼儿鼓膜较厚。

(2)中耳:包括鼓室、咽鼓管、乳突小房三部分。鼓室内有三块听小骨,是传导声波的主要部分。

(3)内耳:包括耳蜗、前庭和三个半规管。内耳功能障碍时听觉和维持体位平衡的能力受到影响。

2.耳的功能

(1)听觉功能:耳郭可集声,在判断声源上起着一定作用。外耳道外宽内窄,成喇叭形,使声波自外向鼓膜传导。

(2)平衡功能:内耳又是体内平衡感觉器官。当人体位置变动时,内耳淋巴

液就流动，刺激平衡感受器，产生冲动传到大脑，出现体位感觉，使人体保持姿势的平衡。

3.鼻的结构和功能

鼻是嗅觉器官，包括外鼻、鼻腔、鼻窦。

(1)鼻腔以鼻中隔分为左右两半，鼻腔的外侧面上有上、中、下三个鼻甲，鼻甲之间为鼻道，这样的结构是为了扩大鼻黏膜与空气的接触面。下鼻道前端有鼻泪管开口，鼻中隔上方黏膜为嗅区，有嗅觉功能。鼻的黏膜富有血管和黏液腺，对空气有湿润加温和除尘的作用。

(2)鼻窦(副鼻突)：上颌窦、筛窦、蝶窦到 2～3 岁才开始发育，6 岁时才开始增大。鼻窦对发音起共振作用。

4.咽的结构和功能

咽是呼吸道和消化道的共同通道，狭小而垂直。咽部有咽鼓管开口，故咽部感染可向中耳蔓延引起中耳炎。扁桃体在儿童 4～10 岁时发育到高峰，至十四五岁开始退化，故扁桃体炎常见于年长儿童。扁桃体具有一定的防御免疫作用，一般认为单纯性肥大者不宜手术摘除。

5.喉的功能

喉既是呼吸管道，又是发声器官，在炎症和其他因素的作用下易发生水肿或喉肌痉挛，造成声音嘶哑、呼吸困难或窒息。

(二)儿童常见耳鼻喉疾病

1.小儿化脓性中耳炎

中耳炎是最常见的一种耳部疾病，分为化脓性和非化脓性，其中化脓性中耳炎多见。人耳由外耳、中耳及内耳组成。中耳炎是累及中耳全部或部分结构的炎症性病变。儿童中耳周围骨壁薄，有的部位还有未完全闭合的骨缝，通向咽喉部的咽鼓管较成年人的短、粗、直。这些结构上的弱点都是造成中耳炎的原因。

(1)病因：当小儿营养不良、维生素缺乏、上呼吸道感染、耳内感染或患有心脏病、肾炎、结核时，都可诱发中耳炎。引起中耳炎的多为化脓菌，如葡萄球菌、链球菌等。病菌侵入的途径通常有以下几个：病菌由咽鼓管进入，这种情况最多，患各种急性传染病、上呼吸道感染、鼻炎或鼻窦炎时擤鼻方法不正确，游泳时呛水都是这一途径的诱因；细菌从破裂的鼓膜进入中耳是第二个途径；还有的是病菌通过血液循环而侵入中耳，多见于败血症及脓毒败血症。

(2)临床表现：中耳化脓性感染未破溃流脓之前，耳深部疼痛明显。疼痛可达同侧额部、颈部、顶部、牙齿或整个半边头部，吞咽及咳嗽时耳痛加重，伴有听力减退和耳鸣现象，全身症状表现为哭闹、烦躁不安、畏寒发热、食欲减退，可伴呕吐、腹泻等消化道症状，有时可发生耳后部红肿，不让触摸。但有很大部分婴幼儿临床表现不明显。

脓液形成，可由外耳道流出，说明鼓膜已发生穿孔。排脓后疼痛可得到缓解，小儿不再哭闹，此时中耳炎已过极期。所以早期中耳炎不易被发现，应当提高警惕。当婴幼儿不明原因哭闹时，或找不到发热原因时，都应想到中耳炎的可能，必要时到耳鼻喉科做检查，因为中耳炎的早期发现和早期治疗是至关重要的。

(3)并发症：中耳与周围的重要器官和组织毗邻，仅一骨之隔，有的地方相隔的骨板很薄。如果中耳化脓性病变，可侵蚀骨壁，或通过血管、淋巴蔓延到邻近组织中，发生严重的并发症，如侵入颅内，可引起脑膜炎、脑脓肿等，甚至危及生命。

患急性化脓性中耳炎，鼓膜穿孔经治疗后可以完全修复；慢性中耳炎则不然，一旦拖延成慢性，穿孔的鼓膜不愈合，就会造成听力下降或耳聋。

(4)临床检查要点：

①耳镜检查：早期鼓膜充血，肿胀膨出，流脓后可见鼓膜充血、穿孔。

②早期时血中白细胞总数增多，穿孔后可渐趋正常。

(5)治疗护理要点：

①由于中耳炎是细菌感染，应选择敏感的抗生素，一般多采用青霉素及青霉素族。给药途径多选择静脉点滴，这样可以更快地到达患处，使药物发挥作用。

②向耳道内滴药是治疗中耳炎的重要方法，滴耳药直接作用于病灶局部，使药物作用发挥得更充分。具体方法如下：滴药之前应将患儿的胳膊和腿扶好，对患儿进行说服教育，争取让其合作。让患儿侧卧于床上，也可坐在椅子上，头向一侧偏斜。滴药时将小儿耳郭向后上拉，滴药后手指轻轻挤压耳屏，促使药液流入鼓膜区。如鼓膜已穿孔，药液甚至可以流入中耳腔，这对治疗十分有利。患儿滴药后要侧卧，不要马上站起来，待药液渗入组织后再起来活动。

③鼓膜穿孔前，用2%酚甘油滴耳，可消炎止痛。鼓膜一旦穿孔应立即停用此药。如症状重，鼓膜膨出明显，一般治疗无效，须及时行鼓膜切开手术。

④如果有脓液，应先用3%过氧化氢清洁耳道，然后再滴用0.3%氧氟沙星、0.25%～1%氯霉素等滴耳液。脓液减少后可用甘油或酒精制剂滴耳。在滴药前还须注意药液温度要与体温相近，过冷可稍加温，以免滴入后出现恶心、呕吐等不良反应。滴药的滴管不要接触外耳道壁，以免造成污染。

⑤根据病因治疗，积极治疗鼻部、咽部慢性炎症，如腺样体肥大、慢性鼻窦炎、慢性扁桃体炎等。

⑥慢性中耳炎经上述治疗仍不见好，而且脓有恶臭味，耳后红肿疼痛，说明

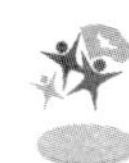

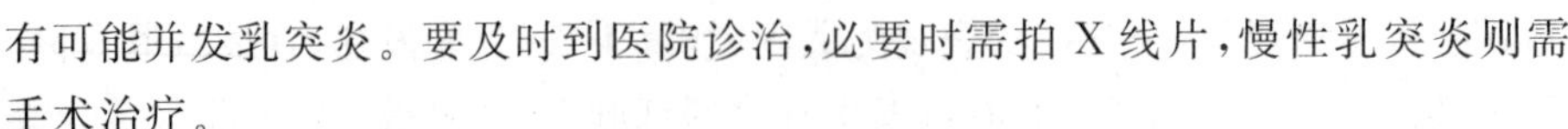

有可能并发乳突炎。要及时到医院诊治，必要时需拍X线片，慢性乳突炎则需手术治疗。

(6)预防：锻炼身体，提高抵抗力，积极预防和治疗上呼吸道感染；广泛开展各种传染病的预防接种工作；陈旧性鼓膜穿孔或鼓室置管幼儿禁止游泳。

2.变应性鼻炎

变应性鼻炎又称“过敏性鼻炎”，是发生在鼻黏膜的变态反应性疾病，鼻黏膜反应性增高是其主要特点，可引起各种并发症。变应性鼻炎临床上有常年性和季节性之分。

(1)病因：季节性变应性鼻炎常以植物花粉为过敏原，又称“花粉症”，每年花粉播散期即有典型症状，花期一过，不治而愈；常年性变应性鼻炎是由与人的起居密切相关的过敏原引起的，如室内尘土、螨虫、真菌、动物皮屑、棉絮等吸入性过敏原或牛奶、鸡蛋、鱼虾、水果等食入性过敏原，还有少见的如化妆品、化纤织物、化学制剂等。

(2)临床表现：阵发性喷嚏发作，每次多为连续性，少则3～5个，多则十几个；大量清水样鼻涕；鼻塞，程度轻重不一；多数患者有鼻痒症状，季节性鼻炎有眼痒和结膜充血症状；部分患者嗅觉减退；鼻黏膜水肿，可苍白、充血，尤其下鼻甲；过敏原皮肤试验呈阳性。

(3)并发症：并发症包括变应性鼻窦炎、支气管哮喘、分泌性中耳炎、过敏性咽喉炎等。

(4)治疗：

①避免与过敏原接触：明确过敏原后可尽量避免与之接触，如断养猫狗，换掉地毯和羽绒被褥，减少室内灰尘，让室内通风，经常晾晒衣物等。

②药物：全身用药(如口服西替利嗪、氯雷他定等)；局部用抗过敏制剂滴鼻；皮质激素类药物局部使用。

③免疫学脱敏疗法。

④手术治疗：如下鼻甲黏膜部分切除，改善鼻通气。

3.咽炎

咽炎是一种常见的上呼吸道感染疾病。每年的冬春季节是儿童咽炎多发的时节。

(1)病因：细菌、病毒感染；空气污染(粉尘、化学性气体等)，物理化学性刺激；气候寒冷、干燥，温差变化大，室内空气不流通；全身或咽喉邻近器官炎症；过敏体质导致的抵抗力下降。

(2)临床表现：咽部可有各种不适感觉，如异物感、发痒、干燥、灼热、黏着感、微痛、干咳等。常常会有咽反射敏感的现象，即刷牙、漱口、讲话多时容易恶心、干呕。检查咽部时可发现咽峡充血，舌腭弓、软腭、硬腭及腭垂处有浅灰色的小疱疹，直径1～2 mm，周围有红晕，2～3天破溃为白色溃疡后，疱疹与溃疡可能同时存在。

(3)治疗：

①一般治疗：注意劳逸结合，防止受冷，急性期应卧床休息；注意口腔卫生，养成饭后漱口的习惯，使病菌不易生长；注意不要长时间讲话，更忌声嘶力竭地喊叫；饮食上以流质或半流质食物为主，如稀饭、面条、鸡蛋汤或牛奶，多喝开水；用生理盐水或温盐开水漱口。

②药物治疗：口服咽炎含片以减轻咽痛。若咽部有渗出物或化脓感染，需用抗生素，首选青霉素。对青霉素过敏者改用红霉素、阿奇霉素等。中药治疗急性咽炎也有良好效果，如口服板蓝根。

4. 声音嘶哑

喉腔中部的侧壁上有两对矢状位的黏膜皱襞，上方一对为室襞(假声带)，下方一对为声襞(真声带)，左右声带之间的裂隙为声门裂。婴幼儿声门裂较狭窄，故音调较高。幼儿因声带的弹力纤维、喉部的肌肉发育尚未完善，易出现疲劳，在喊叫之后易出现声音嘶哑，应注意保护幼儿嗓子。声音嘶哑期间，让幼儿注意休息，少说话。

(三)耳鼻喉、听力保健工作要求

1. 建立定期听力筛查制度

(1)新入园的儿童要进行听力检查，对高危儿童和有异常情况的儿童要建立档案管理。

(2)对园所内的全体儿童每年进行一次听力筛查。

2. 高危儿童要重点筛查并建立管理档案

高危儿童是指：

(1)有耳聋家族史者。

(2)有传染病史者，如患过化脓性脑膜炎、结核性脑膜炎、流行性脑脊髓膜炎、乙型脑炎、麻疹、腮腺炎、风疹、猩红热等。

(3)有中耳炎史者，用过庆大霉素、卡那霉素、链霉素或抗疟药物者。

(4)短期内反复多次患上呼吸道感染或流行性感冒者。

(5)有使用耳毒性药物史者，有头部外伤史者。

(6)有癫痫、抽搐或不明原因的高热史者。

(7)化脓性中耳炎反复发作。

(8)语言发育水平落后于同龄儿童者。

(9)精神、注意力不易集中，反应迟钝者。

高危儿童每3～6个月筛查听力一次。

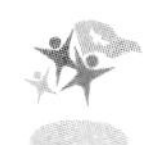

第十三章　意外伤害预防与处理

一、意外伤害分类

（一）一般伤害

在托幼机构中，由于儿童缺乏自身保护能力或客观因素和条件所限等原因而发生的擦伤、划伤、骨折、跌伤、脱臼、吞入异物等属一般外伤事故。托幼机构中发生的事故大多数是此类事故，应引起保教人员充分重视，尽量防止外伤事故的发生。

（二）责任事故

凡由于保教人员责任心不强，照顾儿童不细心，擅离岗位，不执行安全制度或园所内其他规章制度而发生的服错药、食物中毒、煤气中毒、颅骨骨折、烧（烫）伤、被冒领、走失、被遗忘在空房间里、从高处坠落、触电、溺水等事故，经积极采取措施未造成重大伤害的，为责任事故。

（三）重大责任事故

导致儿童死亡、残疾、重要组织器官损伤或使儿童产生严重痛苦的事故，为重大责任事故。这类事故发生例数较少，但性质严重，后果危害很大，必须引起高度重视，杜绝事故发生。

凡发生重大责任事故，都应及时报告行政主管部门及辖区卫生部门。

二、意外伤害预防

（一）预防外伤

（1）保教人员应懂得，只有提高儿童的自身保护能力，才能减少儿童发生难以预料的意外伤害的可能。教育儿童不互相打闹，对大、中班儿童要让他们知道身体各部位最宝贵的是眼睛、鼻子、内脏（心和肝）等，一定要注意保护；对年龄小的儿童要照顾好，以免互相打伤。少数孩子有咬人、抓人的习惯，要多组织游戏，使其注意力集中在游戏上，逐渐改正不良的行为习惯。

(2)教育儿童不带小刀、玻璃片（碗片）、铁片、钉子等危险物品到园所。入园时要检查口袋。

(3)教育儿童站在攀登架或其他大型玩具上时，不要互相打闹、推拉，以免摔伤。

(4)教育儿童吃饭时思想注意力集中，细嚼慢咽，不含着筷子或小勺走动。

(5)工作人员要对儿童细心照顾观察，动作要轻柔。

(6)儿童关节、韧带、骨骼尚未发育完善，需要保教人员轻拉、轻抱，避免脱臼或骨折。

(7)婴幼儿的睡床必须有栏杆，孩子上床后要把床栏关好。儿童睡觉时工作人员不要离开房间，应经常巡视，以免被子、塑料布等捂住幼儿口、鼻造成窒息。4 岁以内儿童睡的床应有床栏，床栏插锁应安装在儿童摸不到的地方，以防坠床。

(8)热水瓶、热汤锅、粥锅或家用电器以及火柴、打火机、刀、剪等应放到儿童取不到的地方，以免发生烫伤、烧伤、触电及割伤。

(9)室内烤火炉应有安全措施，如安装烟囱、小通风窗、风斗等。同时注意烟囱接头是否漏气，并定期清扫，不使其堵塞，以免发生煤气中毒。炉旁应有围栏，暖气管道应加罩，以免儿童烫伤。

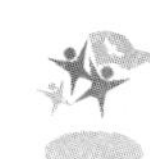

(10)室内电器插座应安装在 1.6 m 以上，电线应用暗线，以免儿童接触。要经常检查电器的电线是否漏电。

(11)教育儿童不在雷雨时外出，不在大树下、田野里、电线杆下避雨，过马路要避开车辆，认识红绿灯。

(12)儿童游戏和生活设施等要经常检修，并注意大型玩具摆放的合理性。大型玩具，如滑梯、木马攀登架等应经常检查，如有损坏应及时修理，年久失修不能使用的玩具要停止使用。大型玩具最好设在草坪上，其周围 1 m 内不应有其他物体。

(13)不给儿童玩体积小、锐利、带有毒性物质的玩具及物品，如珠子、扣子、棋子、别针、图钉、硬币、小刀、剪子等，以免其塞入耳、鼻，放入口中误吞，造成耳、鼻、气管及食管堵塞、刺伤、割伤或产生中毒等。

(14)易燃、易爆物品不能给儿童玩耍。喜庆佳节放鞭炮，要谨防产生火灾及炸伤孩子的面、手、眼等部位。

(15)儿童玩具要符合安全卫生要求,凡是有棱角、尖角、缺口、木刺,易脱色,不易清洗、消毒的玩具都不宜给儿童玩。中、大班的幼儿不要拿长枪、长棍玩具玩耍。

(16)注意门窗安全。窗户、阳台、楼梯口应有栏杆,栏杆应用直栏,高度不低于 1.2 m,栏间距不大于 11 cm,中间不设横向栏杆,以免儿童攀越。儿童出入的门应向外开,不宜装弹簧,在门缝处加塑料及橡皮垫,以免夹伤引起指(趾)骨骨折。楼房的窗户要安装栏杆,阳台栏杆间隔不要超过儿童头部,防止头伸出栏杆外面时被卡住。去阳台的门平时要关好、锁住。

(二)预防烧(烫)伤

(1)为儿童准备洗手、洗澡水时要先放凉水再放热水,暖壶放在儿童拿不到的地方。打开水时要注意周围有无儿童。热饭、热菜要凉温后再给孩子吃,不要将热锅放在儿童附近。

(2)幼儿园公用开水间应安设在远离儿童的区域。

(三)预防化学中毒

(1)药物妥善保管,消毒药、外用药和内服药要分开放在儿童拿不到的地方,避免误服中毒。消毒药严禁放在儿童的寝室和活动室。

(2)口服药给药前要仔细核对幼儿姓名和药名,对年龄小的孩子要将药片压碎喂服或看着其服下去。

(3)装有药品的瓶子不要给儿童拿着玩。一切药品皆应妥善存放,不让儿童随便取到,当作糖丸误服。内服药与外用药分别存放。日常用的灭虫、灭蚊、灭鼠等剧毒药品,更要妥善处理,以免小儿接触。

(4)在农村对农药应严格按规定执行保管与使用制度,避免小儿接触。喷洒过农药的农田、菜园要设立明确标记,在一周内严禁儿童入内,更不能用农药喷洒在儿童头上灭蚤,以免皮肤吸收农药中毒。盛装过农药的瓶罐要及时销毁。妇女在哺乳期间应避免接触农药,以免喂哺的婴儿农药中毒。

(四)预防食物中毒

(1)买经过检验后屠宰的畜肉。生肉不要在常温中放置时间过长,要及时烹制。生熟食物分别有对应的容器、刀、案板。

(2)炊事员应养成做饭前洗手的习惯,若患有痢疾、伤寒、肺结核、化脓性皮肤病(包括生疮、长疖子)等疾病时,应及时治疗,并调离炊事工作。

(3)做饭菜要有计划,做到现做现吃,不剩饭菜。

(4)买来的生鱼虾要注意冷藏或冷冻,烹调前要用大量清水冲洗。因为嗜盐菌大量繁殖的条件是有一定浓度的食盐,因此对海产品用清水冲洗不仅能除掉大部分嗜盐菌，而且有抑制细菌生长的作用。不要提供半生不熟的鱼、虾及蟹。

(5)不要买发芽的土豆。买来的土豆保存在凉爽、干燥、不见阳光的地方，使它不易发芽变绿。已发芽变绿的土豆，不要食用。扁豆一定要充分加热后再吃，以完全破坏扁豆毒素。

(6)教育儿童不随地捡东西吃，特别是农村托幼机构的儿童到田间玩耍时，易将掉在地上的蓖麻子、毒蘑菇等捡起食用，引起中毒。

(五)预防异物误入

(1)低年龄儿童不要吃带骨刺的鱼(由成人将鱼的骨刺去除)和花生、豆类、糖果等食物。

(2)儿童哭泣时不要吃东西。

(3)不要让低年龄儿童玩玻璃球、小串珠、小纽扣和小塑料珠等玩具，以免吸入气管。

(4)教育儿童不要把棉花、豆类、纸团等物塞进鼻、耳里。

(5)幼儿的牙齿未完全萌出前，不应给整粒的瓜子、花生、豆子及带刺、带骨、带核的食物，以免发生意外。

(六)预防儿童走失、冒领、丢失

(1)对新入园所儿童要有专人看管。

(2)教育儿童不离开集体，外出时老师要及时清点人数，以防儿童丢失。

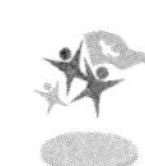

(3)儿童离开园所时要把儿童交给家长，陌生人接儿童要问清姓名及与儿童的关系，并有家长委托的电话或短信。

(4)儿童离开园所后，要指定专人到各教室检查，确认没有留下孩子再锁门下班。

三、常见意外伤害的原因及处理

(一)窒息

1. 原因

(1)异物进入呼吸道：豆类、花生米、纽扣、瓜子、别针、小玩具等。

(2)内外科疾病：喉头水肿、梗阻、有外伤等。

(3)其他：触电、溺水、受压等。

2. 处理

(1)去除病因：异物进入气管，最初可引起连续刺激性咳嗽，继而出现呼吸

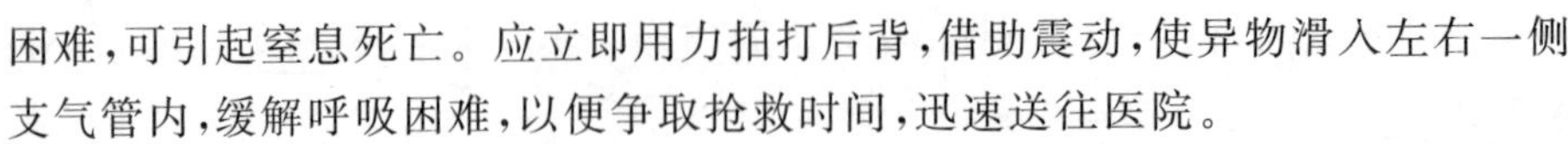

困难，可引起窒息死亡。应立即用力拍打后背，借助震动，使异物滑入左右一侧支气管内，缓解呼吸困难，以便争取抢救时间，迅速送往医院。

(2)年龄较小的儿童在吃饭或游戏时，如突然有异物卡入气管，首先应将幼儿倒立，头向下，拍击胸部同时用手自下腹部向上腹部推压，以利异物滑到幼儿口腔，能够吐出或咽下。如无效则立即送医院抢救。

(二)溺水

如儿童不慎溺水，应立即将儿童腹中的水倒出。可双手抓住儿童腹部，将其高举过头，令其背部向上，头脚下垂，同时双手臂不时震颤，使呼吸道中的水自然流出。也可将儿童放于肩上，头足下垂，之后快步奔跑(或不时震颤)，借助重力的作用，使呼吸道中的水迅速排出。之后清除呼吸道(口、鼻)中的淤泥污物，拉出舌头，使呼吸道通畅。立即进行人工呼吸或心肺复苏。

(三)触电

发生触电后应立即使儿童脱离电源，关闭电门或用干木棒等非导电物将肢体与电源接触处分开。要分秒必争，电流通过人体时间越长则人体损伤越严重。

如儿童倒在电线上，一时无法找到电源开关，可用木板、凳子拉开电源，或用绳子、衣服拧成带子，套在儿童的身上将其拉离电源。因为人是导体，救护者应注意切不可用手去拉触电者，应立于木板、厚塑料或棉被等绝缘物上，以保证安全。脱离电源后，立即检查儿童呼吸、心跳，如仅有微弱的呼吸及心跳或已停止呼吸和心跳，马上进行心肺复苏。

1.口对口呼吸法

将儿童头后仰，一手托其下颌，使呼吸道通畅，注意防止舌后坠阻塞气管；另一手捏住儿童鼻孔，在儿童口上垫两层纱布，口对口吹气。吹气者的口紧贴儿童的口，吹气频率为每分钟14～22次。注意吹气时宜轻，胸廓微微起伏即可。

2.胸外心脏按压法

让儿童仰卧，将一手掌根部放在儿童胸骨中下段，适度用力，有节奏地压迫胸骨下半段及与其相连的肋软骨，每分钟60～100次。如效果不明显，可将速度减慢。在进行胸外挤压时，应防止用力过度或部位不正确而引起肋骨骨折、肝破裂或心包积血等。人工呼吸应耐心，不可随意放弃抢救机会，在坚持人工呼吸及心脏按压的同时，必须联系急救站或急送附近医院进一步抢救。

(四)创伤

1.原因和症状

(1)闭合性损伤：由钝性暴力引起，如皮下组织损伤，出现皮肤青紫、淤血、血肿，有疼痛感或关节功能损伤、韧带损伤等现象。

(2)开放性损伤：皮肤被粗糙物擦伤，引起表皮擦痕或略有出血；被针刺、碎玻璃划伤或小刀切割伤，伤口小且深，呈直线状。

2.处理

(1)闭合性损伤：表皮血肿确无伤口者，可在24小时内用冰毛巾冷敷，24小时后热敷。

(2)开放性损伤：如表皮擦伤，首先用过氧化氢或生理盐水冲洗伤口，清除污物和沙土后，涂一些消炎药膏。如伤口较深且出血多，立即止血，可先用消毒纱布将局部包扎压迫止血，再送医院缝合处理，途中要把受伤部位抬高。

(3)颜面部皮肤损伤裂口须给予止血，并送医院清创缝合。

(五)骨折

1.原因和症状

直接或间接暴力、跌跤、坠落引起的骨折以及佝偻病等引起的自发性病理性骨折。

骨折根据外伤暴力程度，临床可分闭合性骨折和开放性骨折。闭合性骨折为皮肤表面未损伤，与外界不相通；开放性骨折为骨折处皮肤损伤，与外界相通。两者紧急处理原则有很大的不同，如处理不当会造成肢体残疾，甚至危及生命。

2.处理

(1)患儿受伤后未经急救包扎不要轻易搬动其肢体，特别是受伤的肢体，以免引起骨折移位，损伤血管或神经，发生大出血，甚至使闭合性骨折转为开放性骨折。

骨折处用木板固定，木板长度应超过近端及远端两关节间距离，检查和包扎时动作轻柔。如找不到合适的板或棍，可将患肢与健肢固定在一起，送往医院进一步处理。

(2)对开放性骨折可在伤口处覆盖消毒敷料(纱布)，包扎伤口止血后再送往医院。

(3)送医院时间不得超过3小时，因此时局部尚未发生严重的组织水肿，便于复位和进行急救处理。

(4)锁骨骨折。小儿常易发生锁骨骨折，局部疼痛、肿胀，拒抱，可用“8”字形绷带固定后送医院检查。

(六)脱臼(脱位)

1.原因和症状

脱臼因牵拉小儿四肢时用力过猛而引起，多发生肩关节、肘关节脱位及桡

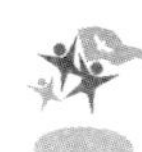

骨头半脱位。表现为局部活动受限，主被动活动时局部疼痛。脱位的关节有变形，如肩关节脱位表现为肩部外形失去膨胀的凸起而变为平坦了；肘关节脱位表现为鹰嘴突向后凸出，且向内；桡骨头半脱位表现为肘关节囊屈、伸功能正常，但不能向后旋，可引起剧痛。

2. 处理

处理须送医院，请医生复位。

（七）烧（烫）伤

1. 原因

因皮肤接触沸水、蒸汽、热汤（饭）、热油、火或化学性药物（强酸、强碱）引起局部或大面积组织损伤。

2. 分度

（1）Ⅰ度烧（烫）伤：表皮红、肿、痛。

（2）Ⅱ度烧（烫）伤：在皮肤浅层可有水疱，有疼痛感。烧伤达真皮层的为深度烧伤，痛觉迟钝。

（3）Ⅲ度烧（烫）伤：烧伤达真皮深层、皮下组织，神经、血管、肌肉及骨骼等均受到破坏，并伴有全身症状。

婴儿皮肤细嫩，接触 60 ℃水 1 分钟即可形成Ⅰ度烫伤；70 ℃水 30 秒钟即可形成Ⅱ度烫伤；高于 80 ℃水 15 秒钟即可形成Ⅲ度烫伤。因此，为小儿洗澡时可用手臂内侧试水温（38～40 ℃），以热而不烫为宜。

3. 处理

（1）脱离烧（烫）伤源，在皮肤未出现水疱前立即用冷水浸冲局部降温，浸泡冷水 20 分钟。

（2）烧（烫）伤部位衣服粘连皮肤的，要立即用冷水浸透衣服，剪开衣服要小心，避免损伤皮肤。

（3）烧烫伤面积较大的，不要随便涂药，可用消毒纱布或干净床单、衣服包裹，送往医院治疗。

（4）强酸、强碱灼伤，应先以清洁冷开水或 1∶2000 高锰酸钾溶液冲洗后，送医院处理。

（八）鼻出血（鼻衄）

1. 原因

儿童鼻腔黏膜血管很丰富，有些地方汇集成血管网，血管弯曲扩张。在鼻部受外伤以及打喷嚏时，都可使曲张的血管破裂而出血。鼻出血的常见原因是外伤，如跌跤、暴力等。此外，还有内科疾病，如风湿热、疟疾、伤寒、麻疹等；血液病，如血友病、白血病、血小板减少性紫癜等。可见，鼻出血除了注意局部原因外，还要注意全身性疾病。

2.处理

(1)发生鼻出血时，紧张或大哭、用力揉擦鼻子等都会加重出血，应立即将儿童抱起，取坐位或半卧位，大龄儿童可采取坐位或直立或直坐位，但不要采用后仰位。可让幼儿头略低，弄清楚是哪侧鼻出血，用消毒棉球蘸1%的麻黄碱或0.5%的肾上腺素塞进出血侧鼻腔，也可用餐巾纸塞鼻，再用手捏紧两侧鼻翼，让儿童用口呼吸，数分钟即可止血。

(2)用冷水毛巾或毛巾内包冰块放在前额部冷敷。

(3)用上述方法处理仍不止血，应立即去医院进一步检查是否有全身性疾病。如每次出血量不多，但经常发生鼻出血，则亦应在出血时或出血后立即去医院检查。出血后数小时或数日内，鼻黏膜尚未愈合，要避免剧烈运动和挖鼻。

(九)脑震荡

1.原因和症状

头部受损伤，如摔伤、碰伤、撞伤等都可发生脑震荡。轻度脑震荡可出现暂时意识障碍，轻度休克，面色苍白，脉缓，躁动不安或喊叫，恶心、呕吐，然后数小时嗜睡，逐渐清醒，不会留下后遗症。重度脑震荡出现意识丧失、昏迷、休克，恢复后伴有躁动不安、头痛、恶心、呕吐或晕眩等，还可并发脑出血或脑水肿。

2.处理

(1)头部摔伤，意识障碍，无论是轻度还是重度脑震荡，都不能摇晃儿童，应及时送往医院进一步检查和治疗。

(2)头部摔伤后，即使意识清醒，没有明显脑震荡症状，也要注意观察24小时，看有无呕吐现象，发现有异常应随时送往医院诊治。

(十)异物

1.鼻腔异物

(1)原因和症状：儿童鼻腔有异物多因其好奇，玩耍时将花生米、豆类、纽扣、塑料小玩具、纸团、棉球等塞入鼻腔内，或因小昆虫突然飞进鼻腔内所致。儿童常常有异物塞入鼻腔后自己取不出来，又怕受责备不敢告诉家长，过后又忘了。当家长发现儿童一侧鼻腔有臭味时才注意到。植物性异物，如豆类、花生米、纸团等，放入鼻孔内吸收水分发生腐败，产生臭味，还会引起经常流鼻涕并带血。如为金属异物或塑料玩具等，可出现一侧鼻孔不通气或通气不好，长期刺激产生脓涕甚至炎症。

(2)处理：可嘱儿童用手紧按无异物的鼻孔，用力擤，使异物排出。如年龄

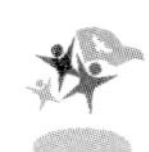

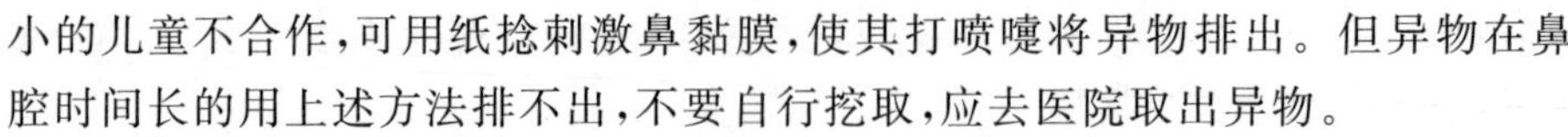

小的儿童不合作，可用纸捻刺激鼻黏膜，使其打喷嚏将异物排出。但异物在鼻腔时间长的用上述方法排不出，不要自行挖取，应去医院取出异物。

2.耳部异物

(1)原因和症状：常见为儿童玩耍时将异物置入耳内，或因儿童互相嬉闹将异物放在对方耳内。异物多为豆类、纽扣、珠子、塑料小玩具等，还有动物性异物，如蚊子、飞虫、苍蝇等突然飞进或爬进耳内。耳部异物常引起耳鸣、耳痛、异物感。动物性异物常由于动物爬动刺激鼓膜引起疼痛；植物性异物遇水膨胀后，可继发感染引起外耳道炎。体积大的异物影响听力和引起反射性咳嗽等。

(2)处理：

①植物性异物：体积较小的，可嘱儿童头歪向异物侧，单脚跳，使其自行脱落。

②动物性异物：可用手电筒放在耳边引诱昆虫自行爬出。如效果不好，应去医院取出。

③体积大的异物：要送医院取出。

3.眼异物

(1)原因和症状：常见的眼异物为灰尘、砂土、谷皮等，引起流泪、不适、异物感。如异物嵌入角膜时，刺激疼痛症状更为严重。

(2)处理：

①千万不要用手揉眼睛，以免擦伤角膜。应立即用生理盐水冲洗眼睛，再滴眼药水，将异物冲出；可翻开眼睑用消毒棉签蘸生理盐水或冷开水，拭去异物。

②异物嵌入角膜时，应立即送往医院处理。

4.咽喉部异物

(1)原因和症状：常见异物为鱼骨刺、肉骨、糖块、枣核、硬币、纽扣、小塑料玩具等。异物停留在咽喉、扁桃体上，可出现不能进食、吞咽疼痛等症状。

(2)处理：

①细小的鱼骨刺可试让儿童食用米醋，使骨软化。如骨刺粗大或为其他异物，要将儿童送医院取出。不能随意让儿童吃饭团或馒头强行把异物带下去，这样不仅不会生效，反而会把异物推向深处，给治疗带来困难。

②较大的异物嵌在咽喉部，可造成呼吸困难、急性喉梗阻而引起窒息。发现有声音嘶哑、呼吸困难现象，应立即将儿童抱起，用手拍背，使异物咳出或改变位置，并急送医院处理。

5.食道、胃异物

(1)原因和症状：儿童玩耍时将玻璃球、纽扣、别针、塑料小玩具和硬币等放入口中误吞或饮食时不慎将杏核、枣核等吞入食道或胃内。如异物过大，常嵌顿于食管入口下方第一个狭窄部。一般异物如能顺利通过食管下方第一个狭窄部,则可通过全部消化道,由肛门排出。如误吞别针样长形异物,则不易通过十二指肠的弯曲部,而引起嵌顿,甚至刺入肠壁。

食道有异物表现为哽噎、吞咽困难、疼痛。如为大的异物可向前压迫气管,引起呛咳和呼吸困难。如尖锐异物滞留在主动脉弓水平或气管分叉处,与大血管相近,穿过食管刺入大血管,将会出现大出血,危及生命。异物较大或带尖角,不能通过幽门,会引起幽门梗阻,或进入肠道引起肠梗阻以及肠穿孔等严重后果。

(2)处理:

①若异物较小,表面光滑能通过食道,可进食大量韭菜、芹菜、菠菜等多纤维食物,促进异物随大便排出,要连续观察 3 天大便是否有异物排出。

②停留在食道或嵌顿在狭窄部位的异物,应立即送往医院用食管镜取出。如异物是体积较大的食物,如包子、馒头或棉球等,切勿使幼儿饮水,以免膨胀压迫气管,引起呼吸困难而危及生命。

③胃、肠道的异物应及时送医院进一步检查或手术取出异物。

(十一)食物中毒

食物中毒是健康的人经口摄入正常数量的可食状态的受污染或霉变食品后所发生的疾病。如果摄入非可食状态的食物,如某种未成熟的水果,或由暴饮暴食而引起的胃肠炎,以及因摄入被污染的食物而感染的传染病都不属于食物中毒。

1. 原因

(1)食品在加工、运输、贮存和销售的过程中,受病原微生物污染后很快繁殖大量活菌,例如沙门菌属的污染。

(2)食品被病原微生物污染后,虽然没有活菌,但细菌在食品中产生大量毒素,使食品带有毒性。如葡萄球菌、肉毒杆菌和某些霉菌等可以产生毒素。

(3)食品在生产、加工、运输、贮存过程中被有毒的化学物质污染。如大剂量的农药、金属及其他化学物质的污染。

(4)因某些有毒的动植物外形和常用食品难以分辨而导致误食中毒。

(5)有的食品因贮存不当,自身产生了毒素,如发芽马铃薯;有的食物本身含有有毒物质,加工烹调时未能除去,如木薯、四季豆等。

2. 特点

尽管食物中毒的原因不同,发病情况多样,症状各异,但一般有以下共同的特点。

(1)发病突然。在短时间内有很多人同时发病,病势急剧,很快形成高峰。

(2)所有患者都有相似的症状,多为急性胃肠炎。

(3)患者在相近的时间内都食用过同一食物,发病范围局限于食用同一食物的人群中。停止食用这些食物后,发病很快停止。

(4)食物中毒的患者对健康人没有直接传染性。

3.分类

一般采用病原学方法分类。

(1)细菌性食物中毒:沙门菌属型、变形杆菌属型、致病性大肠杆菌属型、葡萄球菌肠毒素型、肉毒梭状芽孢杆菌型等。

(2)有毒动物中毒:有毒贝类、有毒鱼类等。

(3)有毒植物中毒:发芽马铃薯、木薯、毒蕈等。

(4)化学性食物中毒:农药、亚硝酸盐、金属等。

(5)真菌性食物中毒。

4.处理

(1)发生食物中毒应立即报告有关单位,如区(县)卫生防疫站、妇幼保健院(所)、所辖地段医院防保部门。

(2)必须尽快抢救患者,不管中毒轻重,都要分秒必争,抢救治疗越早越好。首先要立即将患者送往医院。如医院较远,对神志清醒的患儿,可帮助尽早清除胃内尚未吸收的毒物,进行催吐。简单方法是用手指、压舌板或筷子轻轻刺激咽部,引起呕吐,然后再送医院处理。

(3)将患儿送往医院后,厨房内食品均应保留样品,供化验和查明原因用。

(十二)误服药

1.原因

多因药品保管不善或给儿童服药时查对不仔细而致使误服。

2.处理

(1)误服腐蚀性很强的药物,对食道和胃黏膜刺激很大,应立即喝生蛋清、牛奶、稠米汤或豆浆之类的东西。这些东西可以附着在食道和胃黏膜上,起保护作用。初步处理后立即送往医院进一步处理。

(2)误服非腐蚀性药物时应立即催吐,用手指或压舌板刺激口咽部,使其呕吐后送往医院处理。

(3)送患儿去医院时要把误服药的药瓶带上,供医生抢救用药时参考。

(十三)毒虫蜇(咬)伤

1.原因和症状

夏季常见的会咬伤儿童的毒虫有马蜂、蜈蚣、蝎子等。咬伤部位多为头面、四肢等暴露处,亦有小儿穿开裆裤时,会阴区被咬伤。被虫咬伤的局部会立即出现过敏反应，皮肤及皮下组织明显水肿，眼睑、口唇、阴囊、包皮等疏松组织被咬伤，水肿更为明显。有的患儿还会出现头昏、恶心、呕吐、腹痛，甚至抽搐、喉头水肿、休克等全身性症状。

2.处理

(1)局部处理。根据毒虫种类，选择不同方法：

①一般昆虫咬伤局部可涂3%氨水，以中和毒素。可涂清凉油、复方炉甘石洗剂等止痒药水止痒。

②蜂蜇伤或毛虫刺伤，可用橡皮胶布粘贴法拔除蜂刺和毛虫刺；还可先用肥皂水涂伤处，再用硼酸水局部冲洗后再涂氨水。

③蜈蚣、蝎子、蜘蛛等咬伤可将雄黄、明矾等适量研磨后，用凉开水冲调外敷。也可涂用季德胜蛇药片，其有明显止痛和消肿作用。

(2)出现全身性症状应立即送往医院治疗。

(十四)颅脑损伤

由于外界暴力而造成的大脑损伤，称为“颅脑损伤”。创伤患者死因中颅脑损伤占的比例较大，所以抢救颅脑损伤是处理创伤的重点。大脑是神经中枢的所在，脑组织最脆弱，脑神经损伤后很难再生和修复。颅脑损伤死亡率高，残疾率高。

1.原因

主要原因为意外跌落，游戏时碰撞、击打或手工课时被刺。

2.临床表现

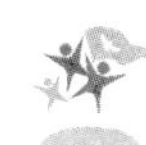

(1)颌面部和头颅外皮有割伤、出血及红肿等。

(2)头痛、头晕，神志不清或昏昏欲睡，或者处于昏迷状态，对事故发生前的事情失去记忆。

(3)耳、鼻、口腔出血或有分泌物。

(4)双侧瞳孔大小不等，有时可能有复视现象。

(5)脉搏微弱，呼吸短浅。

3.处理

(1)头面部受伤的儿童，一般都应送去医院检查。如果留园所观察，在受伤后72小时内出现下列症状时，应马上送医院：平时很调皮的儿童此时太温顺，而且感觉很疲乏；发生痉挛，手脚麻痹，恶心想吐；过分激动，乱闹，头痛不止；脸色变白，意识不清。

重点：运送途中应将儿童平卧，使其头侧位，注意及时清理呕吐物，使呼吸道畅通，避免呕吐物误吸入肺内，造成窒息或吸入性肺炎。途中，应进行严密监护，观察病情变化，并固定患儿头部的两侧，尽可能避免头部摇晃和震动。

(2)立即对受伤儿童的伤情进行简单的检查,针对情况采取相应的应急措施。

(3)如有严重的外出血,立即进行加压包扎止血。

(4)如有血性分泌物从耳、鼻中流出,可能是颅底骨折造成了脑脊液外漏,让患儿侧卧,并将头部稍垫高一些,使流出的液体顺位流出,并防止舌根后坠。严禁用水冲洗;严禁用棉花堵塞耳、鼻。

(5)若呼吸、心跳停止,应进行心肺复苏。

(十五)高空坠落

高空坠落伤是指人在日常生活中,从高处坠落,受到高速的冲击力,人体组织和器官遭到一定程度破坏而引起的损伤。通常高空坠落者有多个系统或多个器官的损伤,严重者当场死亡。高空坠落时,若足或臀部先着地,易因外力沿脊柱传导到颅脑而受伤;由高处仰面跌下时,背或腰部受冲击,易引起脊髓损伤。其他如骨折、内脏挫裂伤等亦很常见。

1.原因

多见于游戏时从大型玩具上跌落,另外由于儿童年龄小,认知力有限,从楼房窗台等处坠落者亦较多。

2.处理

(1)去除幼儿身上的用具和口袋中的硬物。

(2)在搬运和转送受伤幼儿的过程中,颈部和躯干不能前屈或扭转,而应使其脊柱伸直。绝对禁止一人抬肩一人抬腿的搬法,以免发生或加重截瘫。

(3)创伤局部应妥善包扎,但对疑似颅底骨折和脑脊液漏患者切忌填塞,以免导致颅内感染。

(4)颌面部受伤首先应保持呼吸道畅通,清除移位的组织碎片、血凝块、口腔分泌物等,同时松解小儿的颈、胸部纽扣,防止舌根后坠。

(5)周围血管损伤,压迫伤部以上血管止血。无效时可用止血带,原则上尽量缩短使用时间,一般以不超过1小时为宜,做好标记,注明上止血带时间。

(6)有条件时迅速给予静脉补液,补充血容量。

(7)快速平稳地送医院救治。

(十六)煤气中毒

煤气中毒,即一氧化碳中毒。一氧化碳是无色无味的气体。

1.原因

煤气中毒多数发生在用煤球和煤饼取暖的地方,或使用煤气、天然气不当而泄漏,主要原因是冬季使用煤炉,室内未装通风设施,或使用时间较长,烟筒被灰渣堵塞等。一氧化碳与血红蛋白的结合力约比氧气与血红蛋白结合力强200倍，而且一旦结合，不易使它们分开。煤气中毒可在无声无息中置人于死地。

2.临床表现

轻度煤气中毒者感到头晕、头痛、恶心、神志不清。重度中毒者，口唇呈樱桃红色，全身皮肤潮红，神志不清，昏迷，呼吸短浅，四肢冰凉，甚至大小便失禁。

3.处理

(1)立即把患儿搬到室外空气流通的地方，让其呼吸新鲜空气，但要注意保暖，最好将患儿用厚棉被包裹好。

症状轻的，一般1～2小时即可恢复。症状严重的，恶心、呕吐不止、神志不清以致昏迷者，应及时送医院抢救，最好送到有高压氧舱设备的医院。如果拖延时间较长，昏迷的患儿可能受到不可挽回的大脑损伤。护送途中要尽可能清除患儿口中的呕吐物或痰液，将头偏向一侧，以免呕吐物阻塞呼吸道引起窒息和吸入性肺炎。

(2)当患儿呼吸不均匀或微弱时，可口对口人工呼吸进行抢救。

(3)如果呼吸和心跳都已停止，可在现场做人工呼吸和胸外心脏按压。即使在送医院途中，也要坚持抢救。

(十七)紫外线损伤

幼儿园常用紫外线灯做空气、表面消毒。紫外线灯是一种人工制造的低压汞石英灯管，管内注入压强0.4～0.6 kPa的气和水银数滴，管两端用钨丝做成螺旋状电极。通电后，氩气先电离，然后冲击水银电离，产生紫外线。因此，消毒时间应从灯亮5～7分钟后计时。紫外线杀菌能力与其波长有密切的关系。

1.防护

注意眼睛、皮肤的保护，照射时监督儿童离开紫外线光源照射范围，以免引起眼炎或产生皮肤红斑。

2.灼伤表现

主要表现为皮肤、眼的灼伤。皮损表现为急性皮炎，其反应程度视光线强弱、照射时间长短而定。轻者表现为界限清楚的水肿性红斑，有灼热及刺痛感；重者除上述症状外，可发生水疱，甚至表皮坏死，疼痛剧烈。皮损常发生在面、手背和前臂等暴露部位。

3.处理

(1)眼灼伤可用新鲜人乳滴眼并进行冷敷。

(2)皮肤灼伤须按照烧烫伤原则进行救护。

（十八）火灾

水火无情，近年来虽说有了一定的防范措施，但火灾造成的死亡率仍居高不下。

1.原因

烟雾中毒窒息死亡是火灾致死的首要原因。因为大火烟中含有大量一氧化碳，吸入后会立即与血红蛋白结合成为碳氧血红蛋白。当人体血液中含有10％的碳氧血红蛋白时，就会发生中毒，占50％时就会窒息死亡。

2.应急要点

(1)沉着冷静：根据火势实情选择最佳的自救方案，千万不能因慌乱而手足无措或使得儿童拥挤、踩踏。

(2)防烟堵火：当火势尚未蔓延到房间内时，紧闭门窗、堵塞孔隙，防止烟火窜入。若发现门、墙发热，说明大火逼近，这时千万不要开窗、开门，可以用浸湿的棉被等封堵，并不断浇水。同时用折成8层的湿毛巾捂住口、鼻，一时找不到湿毛巾可以用其他棉织物替代，其除烟率达60％～100％，可滤去10％～40％的一氧化碳。

(3)设法脱离险境：利用各种地形、设施，选择比较安全的办法下楼。首先是从正常楼梯下楼，如果没有起火，或火势不大，可以裹上用水浸湿的毯子、棉被后，快速从楼梯冲下去。如果从楼梯脱险已不可能，可利用墙外排水管下滑，或顺绳而下。

(4)拨打火警电话“119”，并显示求救信号：发生火灾时，呼叫往往不易被发现，可以用竹竿撑起颜色鲜艳的衣物，不断摇晃，红色衣物最好。

（十九）水灾

(1)为防止洪水涌入屋内，可用塑料袋等装上沙子、泥土等堵塞门下的缝隙，也可用旧地毯等。

(2)关闭煤气总阀和电源，以免发生漏电或失火。

(3)如在短时间内获救希望很小，应尽可能地搜集食物和饮用水放置在高处，并准备手电筒、哨子等以备逃生时照明和联系使用。

(4)在紧急情况下，利用大塑料盆等逃生。

（二十）劫持

(1)在受到可疑陌生人威胁时，可利用手中的东西，如用罐装喷雾器喷其眼部或用钥匙等剐其面部，同时大声喊叫，言辞要强硬，以吓退歹徒。其他人员趁隙报警，并转移儿童。

(2)一旦被歹徒劫持，切记歹徒的直接目标并非是伤害人质，大多只是想以此要挟来达到他们的目的。所以如果力量相差悬殊，切勿盲目反抗。

(3)暂时假装顺从，把歹徒的相貌、身材、口音、衣着等特征铭记在心，获释后立即向警方报告详细经过。

(4)如果被劫持的是儿童，应尽可能找借口说服歹徒放掉孩子，实在不行就用成人换出儿童。因为成人一旦有机会，自救的可能性要远大于儿童。

(二十一)走失

(1)立即报警，详细描述儿童衣着、身高、体貌特征等。

(2)通知家长，并发动人员沿可能线路寻找。

(3)通过媒体发布儿童情况，请更多的群众帮助寻找或提供线索。

四、突发事件应急处理预案流程图

(一)传染病疫情

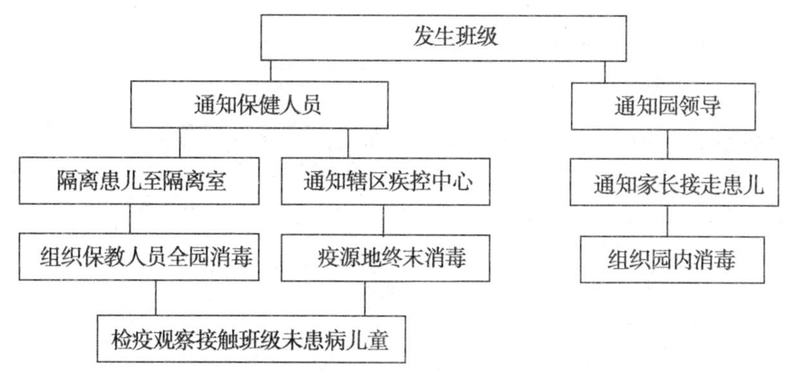

(二)猝死(心、脑猝死)

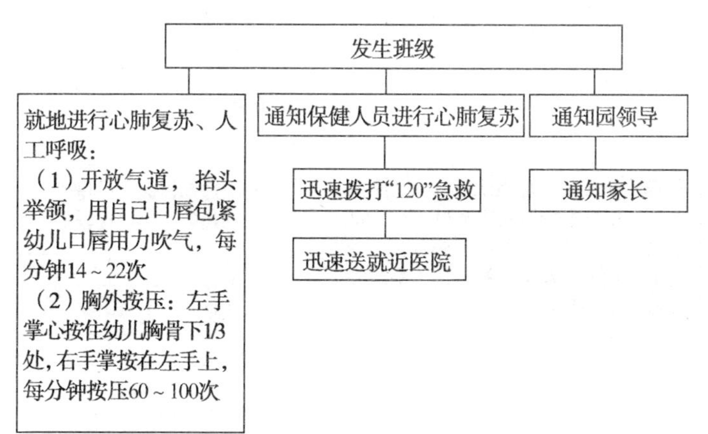

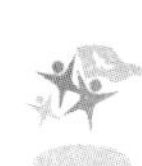

（三）窒息

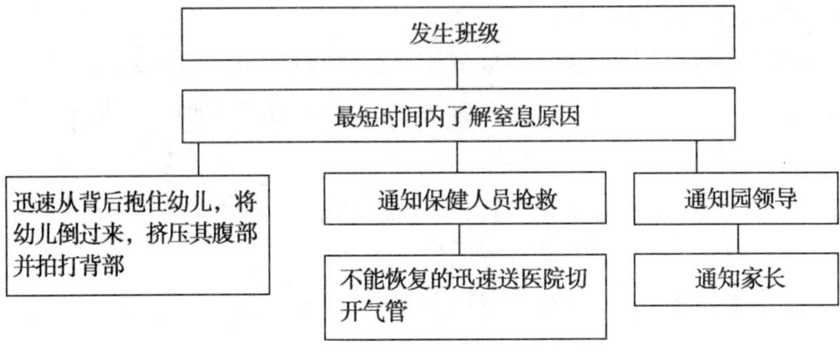
发生班级
最短时间内了解窒息原因
迅速从背后抱住幼儿，将幼儿倒过来，挤压其腹部并拍打背部
通知保健人员抢救
不能恢复的迅速送医院切开气管
通知园领导
通知家长

（四）惊厥

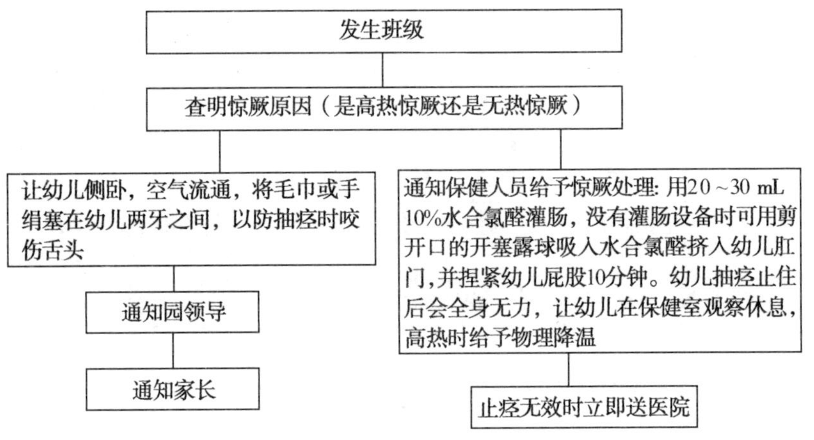
发生班级
查明惊厥原因（是高热惊厥还是无热惊厥）
让幼儿侧卧，空气流通，将毛巾或手绢塞在幼儿两牙之间，以防抽痉时咬伤舌头
通知园领导
通知家长
通知保健人员给予惊厥处理：用20～30 mL 10%水合氯醛灌肠，没有灌肠设备时可用剪开口的开塞露球吸入水合氯醛挤入幼儿肛门，并捏紧幼儿屁股10分钟。幼儿抽痉止住后会全身无力，让幼儿在保健室观察休息，高热时给予物理降温
止痉无效时立即送医院

（五）烧（烫）伤

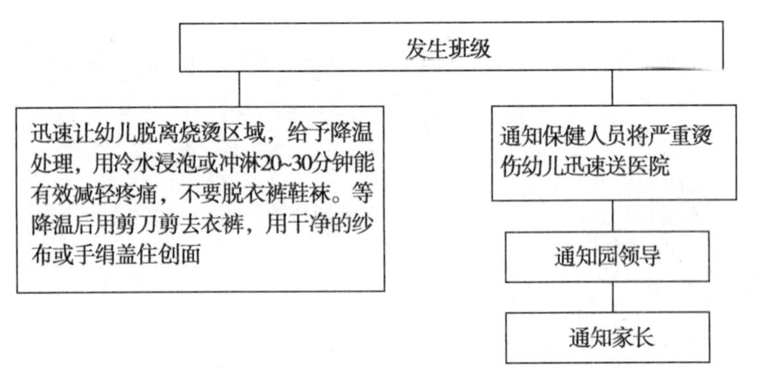
发生班级
迅速让幼儿脱离烧烫区域，给予降温处理，用冷水浸泡或冲淋20~30分钟能有效减轻疼痛，不要脱衣裤鞋袜。等降温后用剪刀剪去衣裤，用干净的纱布或手绢盖住创面
通知保健人员将严重烫伤幼儿迅速送医院
通知园领导
通知家长

（六）煤气中毒

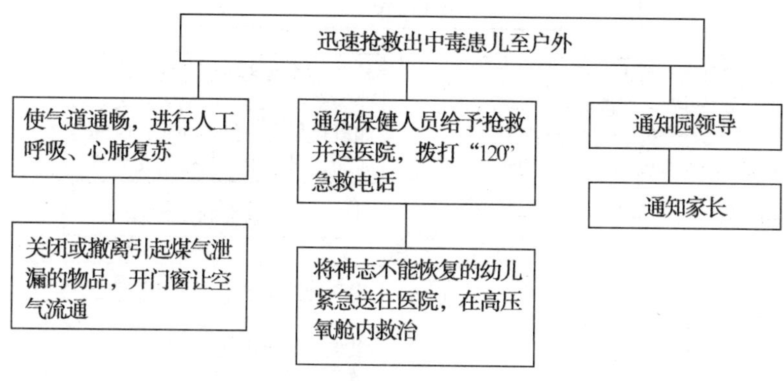

（七）食物中毒

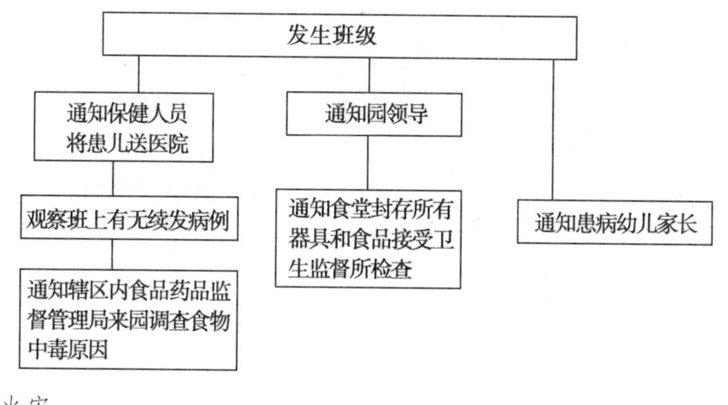

（八）火灾

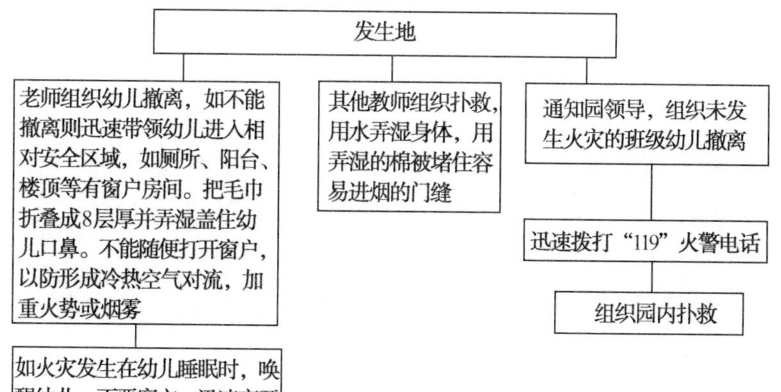

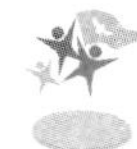

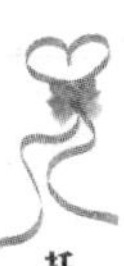

（九）劫持

事件发生地

- 班级老师镇定情绪，挺身保护幼儿，并与劫持者交谈沟通，但不要使用威胁他的语气，同时安抚被劫持吓坏的幼儿，告诉幼儿“老师在，不要怕”
- 其他老师迅速转移其他幼儿，不要为了一名幼儿而伤害到大多数。如班级只有一位老师时，应顾全大局，只能带领其他幼儿撤离
  - 迅速通知园领导
    - 迅速通知警方
      - 组织其他班级幼儿撤离至安全地带，做好安全防护工作，锁紧门窗
    - 通知被劫儿童家长

（十）幼儿丢失

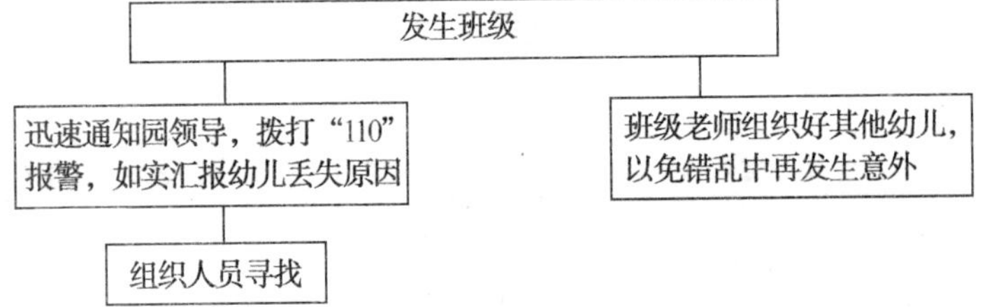

第十四章　儿童常见传染病

一、风疹

风疹是一种症状较轻的急性病毒性呼吸道传染病。

1.流行病学

(1)传染源:患者是唯一的传染源。出疹前5天到出疹后2天的患者均有传染性。患者口、鼻、咽部分泌物、血及大小便中均有病毒存在。出疹前后的患者传染性最强。风疹流行期,人群中的人多为轻型或隐性感染,同样具有传染性。

(2)传播途径:直接经空气飞沫传播是主要传播方式。婴儿患者排毒时间较长,5～6个月内于唾液、尿、粪便中仍有病毒排出,护理人员与患儿密切接触可间接传染。

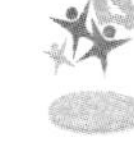

(3)易感人群:多见于1～5岁儿童,成人也可发病。在托幼机构等易感人群较集中、环境较拥挤的场所,可出现暴发流行。病后有较持久的免疫力。

2.临床表现

风疹的潜伏期为12～19天,常有低热、全身不适及皮疹起病的症状,可伴有咽痛、轻咳和流涕。浅表淋巴结多有肿大且伴有轻度触痛。皮疹于发热后很快出现,呈充血性斑丘疹,多见于面部和躯干部。2～3日后皮疹消退,一般不遗留色素沉着。患者一般全身症状轻微。

3.诊断

(1)临床诊断:风疹常因临床症状轻微而难以诊断,仅在本病有流行时较易作出临床诊断。皮疹特征是细小色淡、出现较早,全身症状轻微,可与麻疹相区别。根据皮疹的特点和突出的咽部症状,易与猩红热区分。

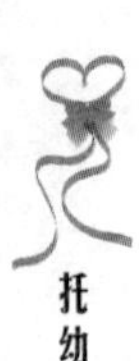

(2)实验室诊断:确诊风疹要依靠从细胞培养中分离的风疹病毒。

4.治疗

目前尚无特效的抗风疹病毒药物。少数症状严重者可给予对症治疗。

5.预防

(1)隔离患儿至出疹后5～7天。回园时须持医院开具的痊愈证明,经保健老师检查同意后方可入园。

(2)密切接触者医学观察21天。检疫期间停止集体活动,加强晨、午、晚检工作,流行期间不能接收或转出儿童。

(3)室内经常开窗通风,保持空气新鲜。

(4)开展健康教育活动,加强风疹防治知识宣传。

(5)接种风疹减毒活疫苗。

二、乙型脑炎

病毒引起的以脑实质炎症为主要病变的急性乙型脑炎,简称“乙脑”,在国际上称“日本脑炎”,是乙型脑炎性传染病。本病经蚊虫传播。

1.流行病学

(1)传染源:乙脑是人畜共患的自然疫源性疾病,人和动物(包括猪、牛、羊、鸭、鹅、鸡等)感染乙脑病毒后可发生病毒血症,成为传染源。人感染后,病毒血症期短暂,血中病毒含量少,不是主要的传染源。

(2)传播途径:蚊子是乙脑的主要传播媒介,带乙脑病毒的蚊虫经叮咬将病毒传染给人和动物。蚊感染乙脑病毒后不发病,但可带病毒越冬或经卵传代,成为乙脑病毒的长期储存宿主。

(3)易感人群:患者大多数为10岁以下儿童,以2～6岁儿童发病率最高。

(4)流行特征:乙脑呈季节性流行,80%～90%的病例集中在7、8、9月。

2.临床表现

潜伏期为4～21天,一般为10～14天。

(1)初期:病初第1～3天。起病急,体温在1～2天内高达39～40℃,伴头疼、恶心和呕吐,多有嗜睡或精神倦怠现象,可有颈部强直及抽搐症状。

(2)极期:病程第4～10天,初期症状逐渐加重,主要表现有以下几点。

①高热:体温常高达40℃以上,一般持续7～10天,重者可达3周。发热越高,热程越长,病情越重。

②意识障碍:包括嗜睡、昏迷、定向力障碍等。神志不清最早可见于病程第1～2天,但多见于第3～8天。昏迷的深浅、持续时间的长短与病情的严重性

和预后相关。

③惊厥或抽搐：由高热、脑实质炎症及脑水肿所致，多见于病程的第 2～5 天。先表现为面部、眼肌、口唇的小抽搐，随后肢体呈阵挛性抽搐，伴有意识障碍，频繁抽搐可导致面色发绀甚至呼吸暂停。

④呼吸衰竭：主要为中枢性呼吸衰竭，多见于重症患者，表现为呼吸节律不规则及幅度不均。高热、抽搐和呼吸衰竭是乙脑极期的严重症状，三者互相影响，尤以呼吸衰竭为致死主要原因，循环衰竭少见。

(3)恢复期：极期过后，体温逐渐下降，神经精神症状逐日好转，一般于 2 周左右可完全恢复，但重症患者可有神志迟钝、痴呆、失语、多汗、吞咽困难等恢复期症状。经积极治疗后大多数患者于 6 个月内恢复。

(4)后遗症期：患病 6 个月后仍留有神经精神症状称为“后遗症”。

3. 临床类型

(1)轻型：发热 38～39 ℃，神志清楚，无抽搐，脑膜刺激征不明显。病程5～7 天。

(2)普通型：发热 39～40 ℃，嗜睡或浅昏迷，偶有抽搐及病理反射阳性，脑膜刺激征较明显。病程 7～10 天，多无恢复期症状。

(3)重型：发热 40 ℃以上，昏迷，反复或持续抽搐，浅反射消失，深反射先亢进后消失，病理反射阳性，常有神经定位症状和体征。病程多在 2 周以上，恢复期常有精神异常、瘫痪、失语等症状，少数患者留有后遗症。

(4)极重型(暴发型)：起病急骤，体温于 1～2 天内升至 40 ℃以上，反复或持续性强烈抽搐，伴深度昏迷，迅速出现中枢性呼吸衰竭及脑疝等。患者多在极期中死亡，幸存者常有严重后遗症。

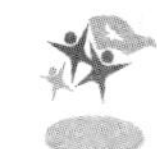

4. 实验室检查

(1)血象：白细胞总数常在$(10\sim20)\times10^9/L$，病初中性粒细胞在 80%以上，随后以淋巴细胞占优势，部分患者血象始终正常。辅以脑脊液检查、血清学检查、病毒分离。

(2)并发症：发生率约 10%，以支气管肺炎最常见。

5. 治疗

目前无特效的抗病毒药物，但可试用利巴韦林和干扰素等。应积极对症治疗和护理。重点处理好高热、抽搐和呼吸衰竭等危重症状。

6. 预防

(1)控制传染源：隔离患者至体温正常，但主要传染源是易感家畜，尤其是幼猪，要搞好饲养场所的环境卫生，人畜居地分开。

(2)切断传播途径：主要采取防蚊、灭蚊措施，包括使用蚊帐，消灭越冬蚊和早春蚊，消灭蚊虫滋生地等。

(3)保护易感人群：主要通过注射预防疫苗提高人群的特异性免疫力。近年来，乙脑减毒活疫苗已被广泛应用，在安全和效果上优于乙脑灭活疫苗。疫苗的接种应在乙脑开始流行前的1个月完成。接种时注意过敏等不良反应，不能与伤寒三联菌苗同时注射，有中枢神经系统疾病和慢性酒精中毒者禁用。

三、百日咳

1.病因

百日咳是由百日咳杆菌所引起的急性呼吸道传染病，以阵发性痉挛性咳嗽以及咳嗽终止时伴有鸡鸣样吸气声为特征，多发生于儿童。本病病程较长，咳嗽症状可持续2～3个月，故名“百日咳”。

2.临床表现

潜伏期2～20日，平均7～10日。

临床过程可分3期：

(1)卡他期：从起病至阵发性痉咳的出现，持续7～10日。此期可有低热、咳嗽、喷嚏、流泪和乏力等症状。咳嗽开始为单声干咳，2～3日后热退，咳嗽加剧，尤以夜间为甚。

(2)痉咳期：病期2～4周或更长。此期已不发热，但有特征性的阵发性、痉挛性咳嗽。

(3)恢复期：阵发性痉咳次数减少，鸡鸣样吸气声消失，咳嗽终止时不伴呕吐。一般持续2～3周后咳嗽好转。若有并发症病程相应延长。

3.实验室检查

(1)周围血白细胞数一般为(20～40)×10^9/L，淋巴细胞分类一般在0.60以上，继发细菌感染者中性粒细胞数增高。

(2)血清学检测特异性抗体IgM有利于早期诊断。

(3)亦可用鼻咽吸出物或鼻咽拭子进行细胞学检查。

4.治疗

(1)一般治疗和对症治疗：按呼吸道传染病隔离，保持室内安静、空气新鲜和温湿度的适当。半岁以内婴儿常突然发生窒息，应有专人守护。

(2)抗菌治疗：卡他期用抗生素治疗可以减轻或阻断痉咳，首选红霉素。

5.预防

(1)菌苗：目前常用白喉、百日咳、破伤风三联制剂，每月注射1次，共3次。若百日咳流行时，可提前至出生后1个月接种。此外，对密切接触的曾注射过菌苗的 7 岁以下儿童，可以加强注射 1 次菌苗。菌苗接种后有效免疫期为 4 年。

（2）药物预防：对没有免疫力又有百日咳接触史的婴幼儿可以进行药物预防，其中包括红霉素，用药时间为 7～10 日。

四、结核病

1. 病因

结核病是由结核杆菌引起的慢性感染性疾病。全身各个脏器均可受累，但以肺结核最常见。

2. 流行病学

（1）传染源：开放性肺结核患者是主要传染源，正规化疗 2～4 周后，随着痰菌排量减少而传染性降低。

（2）传播途径：呼吸道为主要传染途径，小儿吸入带结核菌的飞沫或尘埃后即可引起感染，形成肺部原发病灶；少数经消化道传染者，产生咽部或肠道原发病灶；经皮肤或胎盘传染者少见。

（3）易感人群：生活贫困、居住拥挤、营养不良、社会经济落后等是人群结核病高发的原因。新生儿非常易感结核杆菌。

3. 发病机制

儿童初次接触结核杆菌后是否会发展为结核病，主要与机体的免疫力、细菌的毒力和数量有关，尤其与细胞免疫力的强弱有关。

感染结核杆菌后机体可获得免疫力，90%的儿童可终身不发病；5%的儿童因免疫力低下当即发病，为原发性肺结核；另外 5%的儿童仅于日后机体免疫力降低时才发病，称为“继发性肺结核”，是成人肺结核的主要种类。

4. 诊断

（1）结核菌素实验：幼儿受结核感染 4～8 周后，做结核菌素实验即呈阳性反应。

（2）实验方法：皮内注射 0.1 mL 含 5 个结核菌素单位的纯蛋白衍化物（PPD）。一般注入左前臂掌侧面中下 1/3 交界处皮内，使之形成直径为 6～10 mm的皮丘，48～72 小时后观测反应结果，测定局部硬结的直径，取纵横两者的平均直径来判断其反应强度。硬结平均直径不足 5 mm 为阴性；5～9 mm 为阳性（+）；10～19 mm 为中度阳性（++）；大于 19 mm 为强阳性（+++）；局部除硬结外，还有水疱、破溃、淋巴管炎及双圈反应等为强阳性反应（++++）。

5. 治疗

(1)一般治疗:注意营养,选用富含蛋白质和维生素的食物。居住环境应阳光充足,空气流通,避免感染麻疹、百日咳等疾病。

(2)抗结核药物治疗:治疗目的是杀灭病灶中的结核菌,防止其血行播散。

6. 预防

(1)控制传染源:结核菌涂片阳性的患者是儿童结核病的主要传染源。及时发现并合理治疗结核菌涂片阳性的患者,是预防儿童结核病的根本措施。

(2)普及卡介苗的接种:卡介苗接种是预防儿童结核病的有效措施。目前,我国计划免疫要求在全国城乡普及新生儿卡介苗接种。

五、流行性感冒

流行性感冒简称“流感”,是由流行性感冒病毒引起的急性呼吸道传染病。

1. 流行病学

(1)传染源:流感患者及隐性感染病毒的携带者为主要传染源。动物亦可能为重要储存宿主和中间宿主。

(2)传播途径:经空气中飞沫传播。

(3)易感人群:人群对流感普遍易感。

(4)流行特征:流感病毒有较强的传染性,加之以呼吸道飞沫传播为主要方式,极易引起流行和大流行。流感一般多发生于冬季,于 2～3 周内病例达高峰,主要发生于学校、幼儿园及公共娱乐场所等人群聚集的地方。后期呼吸道并发症增多,尤其儿童及老年患者常并发肺炎,有较高的病死率。一次流行持续6～8 周,流行后人群重新获得一定的免疫力。甲型流感与乙型流感相似,可引起流行,而丙型流感多为散发感染。

2. 临床表现

潜伏期为 1～3 天。主要为突然出现的高热、寒战、头痛、肌痛、全身不适,上呼吸道卡他症状相对较轻或不明显,少数病例可有腹泻,大便呈水样。发热3～5 天后消退,但患者仍感明显乏力。年幼或老年的流感患者及原有基础疾病或免疫受抑制的患者感染流感,病情可持续发展,出现高热不退、全身衰竭、剧烈咳嗽、呼吸急促、发绀等现象。

3. 诊断

确诊流感主要靠病毒分离。在发病后的 2～3 天,可从鼻咽部、气管分泌物中直接分离流感病毒。实验室检查对临床诊治帮助不大,仅具流行病学调查的价值。

4. 鉴别诊断

轻型流感及散发流感很难与普通感冒鉴别，与其他呼吸道病毒感染亦不易从临床区分。此时，病毒的分离鉴定是唯一可靠的方法。

5. 治疗

治疗包括解热镇痛药物治疗和支持治疗，但儿童患者应避免使用阿司匹林，以防诱发致命的瑞氏综合征。对继发的细菌性肺炎应注意有效控制，尤其是儿童和老年患者。

6. 预防

在流感流行时，应尽可能隔离患者，加强环境消毒，减少公共集会及集体娱乐活动，以防止疫情的进一步扩散。对易感人群及尚未发病者，亦可给予药物预防。预防流感的基本措施是接种疫苗。应用与现行流行株一致的灭活流感疫苗接种，可获得60%～90%的保护效果。老年、儿童及易出现并发症的人是流感疫苗的最适宜接种对象，但他们对疫苗的反应率较低，一般只能获得50%～60%的保护效果。流感疫苗有一定的全身和局部不良反应，接种后应注意观察和处理。

六、甲型H1N1流感

甲型H1N1流感是由甲型H1N1流感病毒引起的一种急性呼吸道传染病。甲型H1N1流感病毒（原称“人感染猪流感病毒”）是一种既含有人流感病毒基因片段，也含有猪流感病毒、禽流感病毒基因片段的新型H1N1流感病毒。这种新型病毒是美国于2009年4月在人体中首次检出的。此病毒可通过人与人传播，同季节性流感病毒的传染方式非常相似。

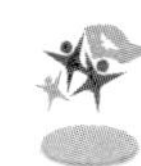

1. 流行病学

（1）传染源：甲型H1N1流感患者为主要传染源。虽然猪体内已发现甲型H1N1病毒，但目前尚无证据表明动物为传染源。有些人感染病毒后可不出现症状，但在带毒状态下可将病毒传给他人。

（2）传播途径：甲型H1N1流感的传播方式与季节性流感的传播方式非常相似，主要是通过甲型H1N1流感患者或隐性感染者咳嗽或打喷嚏传播给他人。人们也可能通过手接触被甲型H1N1流感病毒污染的物体，然后触摸自己的鼻子、嘴或眼睛而被感染。

（3）易感人群：甲型H1N1流感的潜伏期一般为1～7天，人群普遍易感，以青壮年为主。

（4）流行特征：疫情由甲型H1N1流感病毒引起，人群普遍易感，可引起跨国、跨洲传播。人际传播,并已回传给猪。流感患者在发病前一天即有传染性,部分患者感染后不发病,但有传染性,所以隐性传染比例很高。

2.临床表现

本病早期症状与普通流感相似,包括发热、咳嗽、喉痛、身体疼痛、头痛、发冷和疲劳等,有些还会出现腹泻或呕吐、肌肉痛、眼睛发红等。部分患者病情可迅速进展,来势凶猛,突然高热,体温超过 39 ℃,甚至继发严重肺炎、急性呼吸窘迫综合征、肺出血、胸腔积液、全血细胞减少、肾衰竭、败血症、休克、呼吸衰竭及多器官损伤,导致死亡。人感染甲型 H1N1 流感的预后与感染的病毒亚型有关,大多预后良好。

3.治疗

甲型 H1N1 流感与季节性流感一样,可进行抗病毒治疗及对症、支持治疗,患者一般在一周内康复。常用药物(如磷酸奥司他韦胶囊等)对甲型 H1N1 流感病毒有明显的抑制作用。

4.预防措施

(1)避免接触具有流感样症状或呼吸道疾病的患者。托幼机构要加强晨检工作并做好全日观察工作,晨检时要加强对儿童身体状况的询问,增加对儿童体温的测查次数。一旦发现有发热、咳嗽、鼻塞、咽痛、头痛、肌痛等流感样症状的儿童,应立即隔离,密切观察,及时通知家长并按规定做好登记和报告工作。对因病缺课的儿童,做好随访工作,发现异常及时上报。

(2)注意个人卫生,避免触摸自己的眼睛、鼻子和嘴。经常使用肥皂和清水洗手,在洗手时掌握科学的六步洗手法:第一步,掌心相对,手指并拢相互摩擦;第二步,手心对手背沿指缝相互搓擦,交换进行;第三步,掌心相对,双手交叉沿指缝相互摩擦;第四步,一手握大拇指旋转搓擦,交换进行;第五步,弯曲各手指关节,在另一手掌心旋转搓擦,交换进行;第六步,搓洗手腕,交换进行。在没有洗手条件的环境中,可用酒精类消毒液揉搓双手;在咳嗽或打喷嚏时注意用卫生纸掩盖口鼻,然后将卫生纸丢进垃圾桶;如出现呼吸道感染症状或发热,应及早就医。

(3)做好物品和空气的清洁消毒工作。甲型 H1N1 流感病毒可以经加热 75～100 ℃被杀灭;一些化学杀菌剂,如氯、过氧化氢、碘酒、酒精都能够有效地杀灭流感病毒。消毒时,应当注意使用适当的浓度和保留足够的时间。保持室内空气新鲜,在传染病流行季节,每天对室内空气进行消毒;活动室、卧室等人群聚集场所要经常通风换气,每日至少通风两次,每次至少 30 分钟。

(4)尽量不到人多拥挤、空气污浊的场所去,不得已必须去时,最好戴口罩。同时要教育和引导师生正确认识甲型 H1N1 流感是可防、可控、可治的,避免不必要的恐慌。

(5)增强机体抵抗力,保证充足的睡眠,均衡饮食,多喝开水,坚持体育锻炼。经常进行有氧运动,如骑车、快走、游泳等,每周至少两次,每次30～40分钟。

(6)避免直接接触生猪或前往养猪场,吃猪肉时一定要煮熟煮透。

(7)高危人群接种甲型H1N1流感疫苗。

七、水痘

水痘是由水痘带状疱疹病毒初次感染引起的一种传染性极强的儿童期出疹性疾病。

1.流行病学

本病以冬春季发病为主。患者为主要传染源。本病可通过直接接触、飞沫及空气传播。婴幼儿、学龄前儿童发病率高,为易感者。

2.临床表现

(1)典型水痘:皮疹出现前24小时可呈现前驱症状,如轻中度发热、不适、厌食等,幼儿常无前驱期。皮疹特点:分批出现红色斑疹或斑丘疹,迅速发展为清亮、圆形、露珠状小水疱,周围有红晕,经24小时,水疱内容物变混浊,水疱易破溃,疱疹持续3～4天,然后开始干缩、结痂,在疾病高峰期可见到丘疹、新旧水疱和结痂同时存在;皮疹分布呈向心性,开始为躯干,以后至面部、头皮,四肢远端较少,瘙痒感重;黏膜皮疹可出现在口腔、结膜、生殖器处,易破溃形成浅溃疡。若无继发感染,水痘结痂脱落后不留疤痕,如继发细菌感染,可留疤痕。

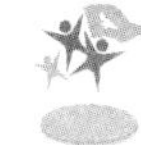

(2)重症水痘:多发生于体弱儿、应用激素或免疫功能受损患儿。病情较重,高热,疱疹布满全身,呈大疱状。继发细菌感染可引起败血症。

3.治疗

无并发症的水痘无须特殊处理,主要是对症处理和预防皮肤继发感染。保持皮肤清洁,避免搔抓,如剪短患儿指甲,以防抓破疱疹。勤换内衣,减少继发感染。局部或全身使用止痒镇静剂。发热时应卧床休息,使用退热剂,给予易消化的饮食及充足的水分。可加用抗病毒药,注意防治并发症。有继发感染时可选用有效的抗毒素,水痘患者不宜使用激素,以免引起病毒播散。

4.预防

(1)管理传染源:对可疑或确诊为水痘的患者应进行隔离,一般可在家中隔离,隔离患儿至皮疹全部结痂为止,一般2周左右。

(2)切断传播途径:托幼机构中对已经接触的易患者应检疫21天。要加强对空气和物品的消毒,以防止疾病流行。

(3)保护易感者:①被动免疫。对使用大剂量激素、免疫功能受损和患恶性病的患者,在接触水痘 72 小时内可给予水痘带状疱疹免疫球蛋白,进行被动免疫。②主动免疫。接种水痘减毒活疫苗,预防自然感染的效果达 68%~100%。

八、流行性腮腺炎

流行性腮腺炎是由腮腺炎病毒引起的急性呼吸道传染病。

1. 流行病学

本病通过直接接触、飞沫、唾液污染食具和玩具等途径传播,一年四季都可流行,以冬末春初多见;学龄前期和学龄期儿童多见,2 岁以下少见,在托幼机构和学校中易流行。感染本病后可获终身免疫。

2. 临床表现

本病通常潜伏期为 14~25 天,平均 18 天。多数患儿无前驱症状,少数可表现为发热、头痛、肌痛等。腮腺肿大常是腮腺炎首发体征,一般一侧先肿 2~3 天后,对侧腮腺亦出现肿大,有时肿胀仅为单侧,腮腺肿大可同时伴有颌下腺肿大,或仅有颌下腺肿大而无腮腺肿大。腮腺肿大的特点是以耳垂为中心,向前、后、下扩大,边缘不清,触之有弹性感,有疼痛及触痛,表面皮肤不红,有灼热感,张口、咀嚼,特别是吃酸性食物时疼痛加重。肿痛在 3~5 天达到高峰,1 周左右消退,持续 7~10 天。

3. 并发症

(1)脑膜炎、脑膜脑炎为儿童期最常见的并发症。

(2)睾丸炎是男孩最常见的并发症。

4. 治疗

发现患儿应实行隔离,主要是对症治疗,加强护理和抗病毒治疗,防止并发症发生。患儿应卧床休息,适当补充水分和营养。饮食应根据患者咀嚼能力决定,忌让患儿吃辛辣食品、酸性食品和过烫的食品,保持口腔卫生。腮腺局部可用如意金黄散、紫金锭调醋外敷,也可用新鲜的仙人掌捣碎外敷,有助于消肿。

5. 预防

(1)被动免疫:可给予腮腺炎免疫 γ 球蛋白,效果较好。

(2)主动免疫:常规给予减毒腮腺炎活疫苗或麻疹、风疹、腮腺炎三联疫苗,99%可产生抗体。

(3)隔离:患儿隔离至腮腺肿胀完全消退,有接触史的易感儿应检疫 3 周。托幼机构在检疫期间要加强晨检和消毒工作。

九、手足口病

手足口病是肠道病毒引起的常见传染病之一，多发生于5岁以内的婴幼儿，可引起发热和手足、口腔等部位的皮疹、溃疡。

1.流行病学

患者、隐性感染者和无症状带毒者为该病流行的主要传染源。该病毒主要通过人群间的密切接触进行传播。患者咽喉分泌物及唾液中的病毒可通过空气飞沫传播。唾液、疱疹液、粪便污染的手、毛巾、手绢、牙杯、玩具、食具等，通过日常接触传播病毒，亦可经口传播。手足口病的患者主要为学龄前儿童，尤以0～3岁年龄组发病率最高，4岁以内发病的占发病总数的85%～95%，故幼儿园和托儿所易发生集体感染。手足口病四季均可发病，但流行的高峰期是春夏和夏秋季，冬季发病较为少见。一般在发病后1周内传染性最强。本病传播途径复杂，流行强度大，传播快，在短时间内即可造成大流行。

2.临床表现

本病潜伏期一般为2～7天，没有明显的前驱症状，多突然发病。约半数患者于发病前1～2天或发病的同时有发热，多在38 ℃左右，1～2天内手、脚和口腔内出现疱疹。口腔疱疹可发生在口腔黏膜的任何部位如咽、舌和牙龈处，疱疹破溃后形成溃疡，较大的孩子常诉口腔和咽喉疼痛，较小的孩子表现为哭闹、拒食、流口水。手和脚上的疱疹多出现在手掌、脚掌和手指、脚趾间的皮肤上，有时肘部、整个下肢甚至到臂部周围都可出现疱疹。疱疹最初为米粒大小的红疹，很快在红疹的顶部形成小水疱。这些水疱的形态比水痘疱疹小，多数感染者症状轻微，可自然痊愈，病程为7～10天。

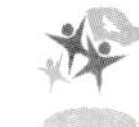

3.治疗

手足口病目前尚无特效治疗方法，主要以对症治疗和护理为主，绝大多数轻症患者不用住院。

（1）保持室内空气流通。

（2）休息及饮食：患儿1周内应卧床休息。患儿因发热、口腔疱疹，胃口较差，不愿进食，故饮食宜清淡、可口、易消化，口腔有溃疡时可以让其吃一些流质食物。患儿禁食冰冷、辛、过咸等刺激性食物。

（3）口腔的护理：应保持口腔清洁，预防细菌继发感染。

（4）皮疹的护理：患儿衣服、被褥要清洁，衣着应宽大、柔软，经常更换。剪短患儿指甲，防止抓破皮疹造成感染。疱疹破裂者，可局部搽抗生素软膏。

（5）发热的护理：如是低热或中等度热，无须特殊处理，可让患儿多饮水；如体温超过 38.5 ℃,可在医生指导下让患儿服用退热剂。若发现孩子有高烧不退、嗜睡、不安、严重呕吐、意识不清或抽搐、严重咳嗽、呼吸急促等症状,应立即到医院治疗。

4.预防

(1)做好疫情报告,及时发现患者,积极采取预防措施,防止疾病蔓延扩散。

(2)加强消毒隔离工作。首先应及时将患儿隔离,留在家中,直到热度、皮疹消退及水疱结痂。一般须隔离 2 周。患儿用过的玩具、餐具或其他用品应彻底消毒。一般常用含氯的消毒液浸泡消毒或煮沸消毒,不宜蒸煮或浸泡的物品可置于日光下曝晒。患儿的粪便须经含氯的消毒剂消毒 2 小时后方可倾倒。疾病流行期间幼儿园应加强晨检和消毒工作。

(3)养成良好的卫生习惯。让幼儿知道勤洗手,不与别人共用毛巾、牙刷和餐具,避免病从口入。

(4)加强营养,让孩子经常参加室外活动,提高抵抗力。在病毒流行期间,家长要少带孩子去人多的公共场所。注意室内通风。

(5)与患者密切接触者可用大青叶、板蓝根、抗病毒口服液等进行预防。

十、病毒性肝炎

病毒性肝炎是由多种不同肝炎病毒引起的以肝脏损害为主的一组全身性传染病。按病原学分类,目前已确定的有甲型肝炎、乙型肝炎、丙型肝炎等。病毒性肝炎传染性强,传播途径复杂,传播范围广泛,其中以甲型、乙型肝炎感染率较高。

1.流行病学

(1)传染源:甲型、戊型肝炎的传染源以急性期患者或亚临床型感染的患者多见。乙型、丙型、丁型肝炎的传染源还包括慢性患者和病毒携带者。

(2)传播途径:甲型和戊型肝炎主要经口途径传播。病毒通过污染手、水和食物等进入口中引起感染,通常引起散发性发病,如水源被污染或生食被污染的水产品(贝类动物),可导致局部地区暴发流行。感染后机体可产生较稳固的免疫力。乙型肝炎病毒存在于患者的血液及各种体液中。传播途径包括:输血及血制品以及使用污染的注射器等;母婴传播;生活上的密切接触;性接触传播。丙型肝炎传播途径与乙型肝炎相同,以输血及血制品传播为主。

各型肝炎之间无交叉免疫,可重叠感染或先后感染,甲型、戊型肝炎感染后可获得较稳固的免疫力。

2. 临床表现

潜伏期：甲型肝炎 2～6 周，平均 4 周；乙型肝炎 1～6 个月，平均 3 个月；丙型肝炎 2 周～6 个月，平均 40 天。不同类型病毒引起的肝炎在临床上具有共同性，按临床表现将病毒性肝炎分为急性、慢性、瘀胆型和重型 4 个类型。

(1)急性肝炎：

①急性黄疸型肝炎：以甲型肝炎患者多见，可出现发热、乏力、食欲缺乏、厌油、恶心、腹胀、腹泻、肝区痛、尿色逐渐加重、肝功能异常等现象，至黄疸期皮肤、巩膜出现黄染，尿如浓茶，亦可有大便色变浅、皮肤痛痒等症。此时肝脏肿大，有压痛及叩击痛。恢复期黄疸消退，症状消失，肝脏回缩，肝功能恢复。

②急性无黄疸型肝炎：病程中不出现黄疸，其余症状与急性黄疸型肝炎的黄疸前期相似。

(2)慢性肝炎：慢性肝炎以乙型肝炎病毒(HBV)感染多见，可分为慢性迁延性肝炎和慢性活动性肝炎。

①慢性迁延性肝炎：一般病程超过半年，症状、体征及肝功能异常，但多不严重。

②慢性活动性肝炎：病程超过 1 年，症状、体征及肝功能异常比较明显，如乏力、食欲缺乏、腹胀、肝区疼痛、长蜘蛛痣、肝掌或肝脾肿大等。甲型肝炎主要表现为急性肝炎。乙型肝炎中急性无黄疸型肝炎远多于急性黄疸型肝炎，且易于演变为慢性肝炎。

3. 治疗

病毒性肝炎目前尚无令人满意的治疗药物及方法。治疗原则是根据不同病原、不同临床类型区别对待，主要是以休息、合理营养为主，药物疗法为辅。

(1)一般处理：

①休息：急性肝炎的早期，应住院治疗并卧床休息；恢复期逐渐增加活动，但要避免过劳，以利康复。慢性肝炎活动期应适当休息，病情好转后应注意动静结合。

②营养：病毒性肝炎患者宜进食高蛋白质、低脂肪、高维生素类食物，糖类摄取要适量，避免发生脂肪肝，要绝对禁酒。

(2)药物治疗：应根据患者具体情况，采取抗病毒，调整免疫，保护肝细胞，改善肝功能，抗纤维化等治疗措施。

4. 预防

(1)控制传染源：

①隔离和消毒。急性甲型肝炎隔离期从发病起不少于 30 天，隔离期满，每月做一次肝功能检查，连续 3 次，正常方可返园。患者隔离后，对其居住和活动场所(家庭、托幼机构等)应尽早进行终末消毒。

②有关人员每年做一次健康体检，发现肝炎病例立即隔离治疗。急性肝炎

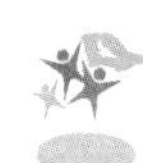

患者痊愈后，半年内无明显临床症状和体征，肝功能持续正常且肝炎病毒传染性标志阴性者，可恢复原工作。慢性肝炎患者应调离直接接触入口食品岗位和保教工作岗位。

③托幼机构发现急性病毒性肝炎患者后，除患者隔离治疗外，还应对接触者进行医学观察。对甲型和戊型肝炎接触者的观察期为42天，对乙型、丙型和丁型肝炎接触者的观察期暂定为60天。

④乙型肝炎表面抗原(HBsAg)携带者是指HBsAg阳性，但无肝炎症状和体征，各项肝功能检查正常，经观察无变化者。对这类携带者不应按现症肝炎患者处理，除不能献血及从事直接接触入口食品的工作外，可照常工作和学习，但要加强随访。

(2)切断传播途径：

①广泛开展健康教育。强调个人卫生，养成食前便后洗手的良好习惯。

②加强饮食、饮水、环境卫生管理，尤其要做好食具消毒工作。

③托幼机构要建立切实可行的卫生制度，严格执行对食具及便器的消毒制度，儿童实行一人一巾一杯制，认真执行晨检或午检。各班级使用的玩具应严格分开。发现肝炎患者，应立即隔离并及时报告有关防疫部门，对所在班级进行消毒及医学观察。

④阻断母婴传播。HBsAg及乙肝e抗原(HbeAg)双阳性母亲所生婴儿，应用乙型肝炎免疫球蛋白(HBIg)和乙型肝炎疫苗联合免疫。对其他所有新生儿于出生24小时内注射乙型肝炎疫苗。

⑤加强血液制品的管理。

(3)保护易感人群：

①甲型肝炎疫苗：主要用于幼儿、学龄前儿童及其他高危人群。

②人血丙种免疫球蛋白：主要用于接触甲型肝炎患者的易感儿童。在接触患者后1周内，尽早注射丙种免疫球蛋白，可防止甲肝发生。

③乙型肝炎疫苗：已纳入计划免疫管理，主要用于阻断母婴传播和进行新生儿及其他高危人群预防。对接种疫苗后表面抗体消失者应加强免疫。

④乙型肝炎免疫球蛋白主要用于母婴传播的阻断，可与乙型肝炎疫苗联合使用。

十一、麻疹

麻疹是由麻疹病毒引起的最常见的急性呼吸道传染病之一，传染性很强，临床上以发热、咳嗽、流涕、眼结膜充血、麻疹黏膜斑(科氏斑)及全身皮肤出现斑丘疹为特征。

1. 流行病学

患者为主要传染源，病毒大量存在于发病初期患儿的眼泪、鼻涕、唾液及大小便中，由呼吸道经空气、飞沫传播。麻疹减毒疫苗的预防接种已控制了该病流行，病后可获得终身免疫力。患儿从接触麻疹病原后 7 天至出疹后 5 天均有传染性。

2. 临床表现

典型麻疹可分以下 4 期：

(1)潜伏期：一般为 10 天(6～18 天)，在潜伏期内可有轻度体温上升症状。

(2)前驱期：一般为 3～4 天。主要表现为中度以上发热、咳嗽、流涕、流泪、咽部充血等卡他症状，眼部症状突出，如结膜充血、眼睑水肿、眼泪增多、畏光、下眼睑边缘有一条明显的充血横线，这对诊断麻疹极有帮助。科氏斑在发疹前 24～48 小时出现于双侧近第一臼齿颊黏膜上，为直径 0.5～1.0 mm 的灰白色小点，周围有红晕，以后逐渐增多，可互相融合，一般在 2～3 天内消失。

(3)出疹期：一般在发热后 3～4 天出现皮疹。体温可突然升高至 40 ℃，皮疹为玫瑰色斑丘疹，大小不等，疹间皮肤正常。皮疹自耳后、颈部沿着发际边缘，在 24 小时内向下发展，遍及面部、躯干及四肢，3～5 天出齐。病情严重者皮疹常融合，大部分皮疹压之褪色，但亦有出现淤点者。全身有淋巴结肿大和脾肿大症状，并持续几周。

(4)恢复期：皮疹出齐后，按出疹顺序逐渐开始消退。体温下降，食欲、精神等也随之好转。疹退后皮肤留有糠麸状脱屑及棕色色素沉着，7～14 天痊愈。注射过麻疹减毒活疫苗或接受过丙种球蛋白者，症状较轻，表现不典型，可无典型黏膜斑和皮疹，甚至整个病程中无皮疹出现。

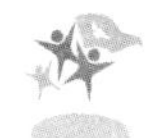

3. 并发症

本病常见的并发症有肺炎、喉炎、心肌炎、脑炎及亚急性硬化性全脑炎。

4. 治疗

本病需住院治疗。主要为对症治疗，加强护理和防治并发症。

5. 预防

本病应采取以预防接种为主的综合性预防措施。

(1)管理传染源：流行期间，集体儿童机构要加强晨间检查，及时发现患者，做好疫情报告。隔离期一般至出疹后 5 天，合并肺炎者延长至 10 天。接触麻疹的易感者应检疫观察 3 周。

(2)切断传播途径：患者所在幼儿园及班级应进行彻底消毒。流行季节中做好宣传工作，易感儿尽量少去公共场所。

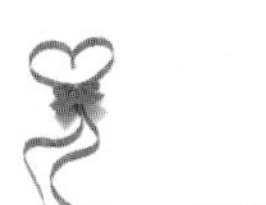

(3)保护易感人群:

①主动免疫:按免疫程序接种麻疹减毒活疫苗是预防麻疹的重要措施,其预防效果可达90%。

②被动免疫:在接触麻疹后5天内立即给予丙种球蛋白,但被动免疫效力只能维持8周,以后应采取主动免疫措施。

十二、脓疱疮

脓疱疮是托幼机构儿童中最常见的一种皮肤病,大多由化脓性细菌感染引起,多见于夏、秋季节,传染性极强。该病多发于暴露部位,如面部、颈部和四肢,局部自觉瘙痒,重者可伴有附近淋巴结肿大疼痛、发热症状。

1.临床表现

皮疹形态初起时为红斑、丘疹或水疱,迅速变成脓疱,多不规则,迅速混浊化脓。水疱周围有红晕,疱壁薄,多有黄水流出,破溃后露出糜烂面,然后形成脓痂。脓痂掉后而痊愈,不留瘢痕。本病有传染性。

2.治疗

(1)局部治疗:

①对大多数病例,仅用局部治疗即可。原则为清洁、消炎、杀菌、干燥、收敛、防止扩延。以应用糊膏为宜,糊膏中应含有各种抗菌药,如5%氧化氨基汞、10%鱼石脂、10%硫黄、0.1%利凡诺尔或0.25%呋喃西林糊膏等。

②涂药前,最好先刺破脓疱,再选用1/5000高锰酸钾液、1/2000小檗碱液、0.02%呋喃西林液或0.05%~0.1%苯扎溴铵液清洁创面。外用一些敏感性较高的抗生素,如庆大霉素、卡那霉素、氯霉素、新霉素等,亦往往可收到理想的效果。痂皮厚时应先外用化毒散软膏或硼酸软膏,1天后以消毒花生油或消毒液状石蜡油去除脓痂,然后涂上糊膏。莫匹罗星软膏含2%莫匹罗星,对金黄色葡萄球菌及链球菌有很强的杀灭作用,且与其他抗生素不产生干扰,并有良好的皮肤穿透性,无明显毒副作用和不良刺激。使用方法是先清洗去痂,挑破脓疱,外涂抹莫匹罗星软膏,每日3次,连用7~10天。

③脓痂脱去,炎症减轻,无脓液时,可涂具有止痒、抗菌作用的洗剂,如1%苯酚炉甘石洗剂、2%冰片加5%明矾洗剂、5%鱼石脂加10%硫黄洗剂等。

④应保持患处干燥,使用收敛杀菌剂。可采取暴露干燥疗法,促进患部及早结痂,使上皮恢复。

(2)抗生素治疗:对于皮疹泛发,有全身症状者,可酌情应用磺胺及抗生素。选用抗生素应依据细菌培养及药物敏感试验而定。

3. 护理重点

(1)保持皮肤清洁干燥,防止脓液外溢引起周围正常皮肤自体感染或通过手搔抓而播散,禁止水洗。

(2)搽药前先用无刺激性的消毒液清洁皮肤。

4. 预防

(1)注意清洁卫生,勤洗澡,勤剪指甲,保护皮肤清洁,避免接触传染源,合理安排饮食、睡眠和活动。

(2)及早治疗其他皮肤病,如痱子、虫咬皮炎、湿疹等。

(3)发现患儿应立即隔离,严格消毒患儿的衣服、毛巾及用品。

十三、传染性疣

1. 病因

传染性疣是由人类乳头瘤病毒引起的皮肤病变,表面多扁平光滑,患者无明显不适,好发于青少年面部、手背等处。该病常呈慢性病变过程,属良性疾病,可以治愈,无严重危害。

2. 症状

(1)多见于儿童、青少年。

(2)好发于面部、手背和前臂伸侧。

(3)无明显自觉症状,偶有微痒。

(4)皮肤病变为圆形,高出皮肤表面 1 mm 左右,又扁又平的不规则的颗粒状,一般没有感觉,不痛不痒,也有极少数人会出现痒的感觉,表面光滑坚硬,正常肤色或淡褐色。疣可因自身接种感染而沿抓痕呈线状排列。

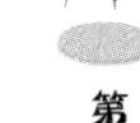

(5)主要通过接触而传染,但亦有报道可经污染物间接传染。外伤也是引起疣病毒感染的一个很重要的因素。

3. 治疗

(1)全身治疗:聚肌胞、板蓝根肌注或内服左旋咪唑、乌洛托品。

(2)局部治疗:液氮冷冻或激光治疗,外用鸦胆子仁、疣必治等。

4. 预防

(1)普及卫生宣传,养成良好的卫生习惯,避免使用患者的物品,防止间接传染。

(2)注意防护,避免外伤及皮肤破损,对皮肤黏膜破损处应妥善处理,防止病毒乘虚而入。

(3)已发生扁平疣者,不宜搔抓,应及时到专科医院接受治疗,以免自身接种感染。

(4)卫生器具要经常消毒,定人定物,防止交叉感染。身体抵抗力低下者,须加强锻炼,提高身体素质,增强抗病能力。

十四、体癣

1.病因

体癣是由真菌(病原菌以小孢子菌、毛癣菌为主,也有表皮癣菌)引起的,凡致病性真菌寄生在人体的光滑皮肤上所引起的浅表损害统称为"体癣"。

2.传播途径

癣菌病多通过直接接触患者和生癣动物(狗、猫、兔等)或间接接触被患者污染的衣物、用具而引起,也可由自身感染(手、足、甲癣)而发病。

3.临床表现

体癣好发于面部、颈、腰、腹、躯干、四肢等处。原发皮疹为丘疹或小水疱,逐渐向周围扩展蔓延,中心炎症减轻伴脱屑或色素沉着,边缘微高出皮面,由丘疹或小水疱连接融合在一起而呈环状。部分患者在环状皮疹的中央又可发生新的皮疹,形成多环状或重叠的花环状。体癣的皮疹数目可一个,可多个,直径大小不等。患者自觉瘙痒,剧烈搔抓可引起局部继发细菌感染或皮肤增厚粗糙。该病多在夏季发作或加重,冬季症状减轻,常反复发作。

4.预防

体癣的预防主要是衣着宜宽松、透气,注意个人卫生,勤清洗,尤其在大量运动出汗之后。夏季常保持皮肤干燥,避免接触癣病患者的用品。

5.治疗

治疗以局部外用抗真菌药物霜剂为主,对皮肤娇嫩处,选择较温和的制剂(如咪唑类霜剂),以免引起接触性皮炎。也可在用霜剂之后再用一些粉剂(如达克宁散),以保持局部干燥。严重者可口服抗真菌药物治疗。彻底治疗大约需要2周的时间,不要因为瘙痒减轻、皮疹好转而停药。尤其要注意的是,不要使用激素类软膏,虽然它们可以暂时止痒,但不杀真菌,反而会使皮疹扩大,加大治疗困难。体癣治疗多以外用药为主。近年来,咪唑类抗真菌药物有很大的发展;用丙烯胺类药物杀真菌,具有疗程短、疗效高、复发率低的特点。

(1)咪唑类药物:硝酸咪康唑霜(达克宁霜),1%~2%酮康唑霜,1%联苯苄唑霜或溶液等,每天外用1~2次,一般坚持治疗2~4周痊愈。

(2)丙烯胺类药物:1%特比萘芬软膏或溶液,每天外用2次,坚持治疗1~2周可痊愈。

十五、获得性免疫缺陷综合征(艾滋病)

1.潜伏期

潜伏期6个月～10年,甚至更长。

2.诊断标准

艾滋病病毒(HIV)抗体阳性,又具有下述任何一项者可确诊艾滋病:

(1)近期内(3～6个月)体重减轻10%以上,且持续发热达38℃一个月以上。

(2)近期内(3～6个月)体重减轻10%以上,且持续腹泻(每日达3～5次)一个月以上。

(3)患有卡氏肺囊虫肺炎(PCP)。

(4)有卡波西肉瘤(KS)。

(5)明显的霉菌或其他条件致病菌感染。

3.预防与控制

(1)综合预防措施:

①健全各项管理制度,实施国境卫生检疫规范化管理,防止艾滋病的传入。完善血液及血液制品、人体组织、器官等生物材料管理措施,预防和控制艾滋病的传播。医疗预防保健机构严格消毒管理,杜绝艾滋病医源性感染。

②依照《传染病防治法》《性病防治管理办法》《艾滋病监测管理的若干规定》《消毒管理办法》等有关法规,加强艾滋病防治工作的监督检查。

③开展多种形式的宣传教育,使群众了解艾滋病的传播方式,掌握艾滋病的控制、防护措施,建立良好的生活方式。

(2)疫情控制措施:

①对艾滋病监测哨点、医疗预防保健机构初筛试验抗-HIV阳性者,要详细登记,并采取其血清标本送市初筛试验中心复检,复检结果阳性者由省艾滋病确诊实验室进行确诊试验。

②在接到艾滋病的确诊试验阳性结果报告后,在卫生行政部门领导下,迅速组织由流行病学医师、临床医师、检验技师等专业人员组成的调查小组,于12小时内到达现场(农村不超过24小时)。

③把患者收入指定医院进行隔离、观察、治疗。对感染者进行医学观察,限制其活动范围,让其定期到指定医院检查。

④登记与患者密切接触者,严密观察,定期进行访视与血清学检测。

⑤对疑为受到污染的血液与血液制品及生物材料应立即停止使用，确诊后进行销毁。

⑥对患者、感染者的血液，各种排泄物、分泌物及其污染的物品、医疗器械及环境，随时进行严格、有效的消毒，一次性医疗器械用后进行销毁。

⑦患者或感染者死亡后，其尸体必须进行消毒后就地火化。

⑧指导患者、感染者、密切接触者做好自身隔离，严格要求其执行避免疾病扩散的预防措施，包括消毒处理、避免生育、性生活防护、接触防护等。必要时，可在公安部门协助下，根据具体情况实行适当的强制性措施。

⑨医务人员要严格执行预防艾滋病感染的各项保护制度。

⑩按照艾滋病监测方案要求，做好感染者、密切接触者及医务人员的定期访视与监测工作。

十六、淋病

由于成人的淋菌感染或公共卫生设施不洁等传染因素，近年来，儿童感染淋菌的病例增多。

1.临床表现

淋病可分为单纯性淋病、有并发症淋病和播散性淋病3种。这里介绍单纯性淋病。

(1)男性急性淋菌性前尿道炎：潜伏期为2～10天，平均3～5天。典型症状为初期尿道口红肿发炎，有稀薄黏液或黏液性分泌物；24小时后症状加重，出现尿痛、尿急、尿频伴全身不适，排出黏稠的深黄色脓液，尿道口潮红水肿；严重者尿道黏膜外翻，夜间常有阴茎痛性勃起现象。

(2)女性泌尿生殖系统淋病：

①淋菌性宫颈炎：潜伏期难以确定，发现局部症状时多数已感染10天左右。宫颈为最常见的初发部位，有不同程度的红肿、触痛和脓性分泌物。

②淋菌性尿道炎：表现为尿频、尿痛、尿道口红肿，排出脓性分泌物，症状较男性为轻，也可无症状。

③女童淋病：主要表现为弥漫性阴道炎继发外阴炎，阴道、尿道、会阴部红肿，可出现糜烂和溃疡，疼痛，阴道有脓性分泌物，排尿困难，可累及肛周及直肠。

(3)淋菌性肛门直肠炎：表现为肛门轻度瘙痒，有烧灼感，重者有里急后重感，常有黏液样或脓性分泌物排出，偶尔有出血现象和疼痛、不适感。

(4)淋菌性咽炎：主要表现为急性咽炎或急性扁桃体炎，偶伴发热和颈淋巴结肿大现象。有咽干、咽部不适、咽痛、吞咽痛等症状。

(5)淋菌性结膜炎：眼结膜充血、水肿，眼睑红肿明显，有较多脓性外泌物。新生儿常在出生后 2～3 天出现症状，多为双侧，成人多为单侧。角膜受感染后呈混浊、浸润状，可发生溃疡，引起穿孔，导致失明。

2.诊断标准

(1)疑似病例：具备以下①②两项者为疑似病例。

①父母或共同生活者有感染史，有接触公共卫生设施史。

②男性：尿灼痛、尿急、尿频、尿道口红肿、溢脓(可并发前列腺炎、精囊炎、附睾炎)；女性：脓性白带增多、腰痛、下腹痛、子宫颈红肿、宫颈外口糜烂、前庭大腺部红肿，有脓液自前庭大腺口溢出，可有尿急、尿频、尿痛及尿血、尿道口红肿症状，有脓性分泌物(可并发输卵管炎、盆腔炎)。

(2)确诊病例：疑似病例具备以下①或②项为确诊病例。

①男性尿道口、女性宫颈口涂片，多形核白细胞内找到革兰阴性双球菌。

②淋球菌培养阳性。

3.预防与控制

(1)综合预防措施：

①根据淋病的流行情况、主要影响因素及本地实际，制订防治规划。

②依照《性病防治工作考核标准》加强淋病防治工作的监督检查，重点是各级医疗机构疫情报告管理，性病诊治广告的管理，浴池、游泳池等公共场所消毒工作，各级医疗预防保健机构新生儿预防性滴眼制度执行情况等。对在检查中发现的违法违规的单位和个人，要按有关法规进行处罚。

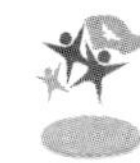

③开展以淋病疫情、病原学、重点人群和特殊人群感染率与感染因素为主要内容的监测。掌握本地淋菌感染在各类人群中的流行规律和动态，掌握其流行的主要因素，考核措施效果，为制定淋病防治策略提供科学资料。

④对不同人群采取不同方式与不同内容的有针对性的淋病防治知识健康教育，促进人们建立和形成有益于健康的行为和生活方式，增强人们的自我预防能力，以减少淋病的发生和蔓延。

(2)散发控制措施：

1)接到疫情报告后做好登记，组织有关专业人员于 12 小时内到达现场(农村不超过 24 小时)。

2)根据患者的病史、局部体征及病原学检查结果综合分析，依据诊断标准进行核实诊断。

3)进行流行病学个案调查,详细了解患者的不洁性接触史、职业、家庭成员、与孩子接触情况等,以追踪传染源和接触者。同时采取以下措施:

①对患者按照治疗方案进行规范化治疗。让其卧床休息,严禁性生活,在未治愈前暂不能登记结婚。停止其可能扩散疾病的工作(如保育员、护理员等)。

②对患者的性接触者进行追踪检查和治疗,消灭传染源,减少性传播可能。

③患者尿道或阴道的分泌物、排泌物及其污染的物品应进行随时消毒。

④进行安全性行为教育,指导患者搞好个人卫生。

⑤注意为患者的隐私保密。

4)对患者与和其有性接触史者都进行了规范性治疗,调查处理工作即可结束,同时写出调查处理报告。患者治疗结束后,应对其进行定期复查与随访。

十七、梅毒

1.临床表现

梅毒根据传播途径分为后天梅毒与先天(胎传)梅毒。根据临床特点及传染性,后天梅毒又分为3期梅毒与潜伏梅毒。

(1)后天梅毒:

①一期梅毒:在感染后2～4周内,在生殖器部位发生硬下疳及所属淋巴无痛性肿胀,也可发生在唇、咽、舌、乳房及肛周或直肠部。硬下疳发生数周后疮面上可检出梅毒螺旋体。

②二期梅毒:在感染后7～10周或硬下疳出现后6～8周内发生,主要表现为各种各样的皮肤黏膜损害及全身淋巴结肿大。皮损可有扁平湿疣、梅毒性脱发、梅毒性白斑、黏膜损害等。皮疹也常累及内脏、眼、脑膜等。皮损单独出现或合并出现,分布广泛而且对称,自觉症状轻微,破坏性轻,可自行消退,进入潜伏状态,但血清学试验阳性。当再次出现二期梅毒症状,称“二期复合梅毒”,一般发生在2年内。一期和二期梅毒为早期梅毒,极具传染性。

③三期梅毒:在感染2年后出现,主要表现为皮肤黏膜发生结节性梅毒疹和树胶肿,并常侵犯心血管系统、神经系统,引起心血管梅毒、梅毒性脑炎、脊髓痨等。三期梅毒也称“晚期梅毒”。

④潜伏梅毒:指患者有过梅毒感染史,未经治疗,无临床症状,梅毒血清试验阳性。感染后在2年内为早期潜伏梅毒,超过2年为晚期潜伏梅毒。潜伏梅毒如不治疗,一部分可以发展为晚期梅毒。

(2)先天梅毒:先天梅毒又称“胎传梅毒”,分为早期胎传梅毒、晚期胎传梅毒和先天潜伏梅毒。

①早期胎传梅毒：幼儿出生时瘦小但无异常表现，约在出生后3周时出现症状，主要表现为淋巴结肿大、梅毒性鼻炎。出生后6周出现梅毒性天疱疮、斑丘疹等多种形态的皮损。也可发生骨膜炎、骨软骨炎等。

②晚期胎传梅毒：发生在2岁以后，多见于7～15岁，其表现为早期病变所致的骨、齿、眼、神经及皮肤永久性损害（如"马鞍鼻""桑葚齿"等）与仍具有活动性的损害（如角膜炎、神经性耳聋等）。

③先天潜伏梅毒：指先天梅毒未经治疗，无临床症状，血清反应阳性。年龄小于2岁者为早期先天潜伏梅毒，大于2岁者为晚期先天潜伏梅毒。

2.诊断标准

（1）疑似病例：有婚外性交史或同性恋史，或与已知梅毒患者发生过性行为。

①潜伏期为2～4周，出现疑似硬下疳，可伴有局部淋巴结肿大症状。

②病期在2年内，在感染后7～10周或硬下疳出现后6～8周，出现疑似二期梅毒疹（包括扁平湿疣）、浅表淋巴结肿大等症状。

③非梅毒螺旋体血清试验阴性。

符合以上①项为疑似一期梅毒，符合②③项为疑似二期梅毒。

（2）确诊病例：梅毒螺旋体血清试验阳性。

3.预防与控制

（1）根据本地梅毒流行情况及主要流行因素，结合实际，制订综合治理的防治规划。在政府领导下，卫生行政部门协调公安、民政、司法等有关部门，分工协作，取缔卖淫嫖娼，加强治安管理；规范性病治疗市场的管理；建立健全性病防治机构，建立基层防治网络，做好医务人员的性病防治专业培训；加强婚前、孕期、献血人员梅毒的筛检，梅毒患者临床治疗及接触者的管理。

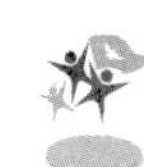

（2）依照《传染病防治法》《性病防治管理办法》等有关法规，加强梅毒防治工作的监督检查。对检查发现的违法违规单位和个人，要按有关法规进行处罚。

（3）开展梅毒疫情重点人群与高危人群的血清学监测，做到及早发现、隔离治疗和管理传染源，掌握本地梅毒流行的规律，考核评价防治效果，为控制梅毒流行提供科学依据。

（4）根据不同对象，结合精神文明建设，利用多种形式在全社会普遍进行道德法制、梅毒防治知识教育，形成社会预防环境，从根本上防止梅毒的蔓延。

十八、急性出血性结膜炎

1.临床表现

本病潜伏期约24小时,最短1～2小时。

患者多突然发病,眼内出现异物感或烧灼感及痒感之后,眼部疼痛、怕光,分泌物增多,分泌物呈浆液性。结膜肿胀,弥漫性眼结膜充血,继而发生结膜下出血。

发病初期为单眼,很快累及另一只眼,部分患者可发生上皮性或浅表性角膜炎,引起剧烈眼痛,视物不清,耳前淋巴结肿大。本病具有自限性,多在7～10日后恢复。

2.诊断标准

(1)疑似病例:急性眼睑红肿,结膜充血,球结膜水肿、出血,而全身症状不明显者。

(2)确诊病例:

①本地有急性出血性结膜炎流行,与出血性结膜炎患者有接触者或24小时内曾与游泳池或公用毛巾等有接触者。

②眼部病毒分离阳性。

临床诊断是疑似病例加①,实验室确诊是疑似病例加②。

3.预防与控制

(1)综合预防措施:

①依据《传染病防治法》《消毒管理办法》《公共卫生管理条例》,加强托幼机构、公共场所的公用物品、医疗机构眼科器械的消毒监督管理,对违反法规的单位和个人,要依法予以处罚。

②在急性出血性结膜炎监测区,要建立疫情报告制度,以眼科门诊作为监测哨点,开展以疫情、病原学、血清学为主要内容的监测工作,掌握流行动态的规律,进行疫情监测,及时发现患者,及时采取措施有效控制流行。

③宣传、普及有关急性出血性结膜炎的防治知识,教育群众养成良好的卫生习惯。

(2)散发控制措施:

1)在监测区,接到疫情报告时,工作人员应做好记录,携带调查处理疫情的物品,于24小时内到达现场。

2)根据与患者的接触史、结膜下出血的临床特征,可迅速作出临床诊断。

实验室确诊须有病原学或血清学阳性结果。

3)认真进行个案流行病学调查,详细了解患者的接触史、患病前后与人接触的情况、个人卫生习惯、家庭居住卫生情况及职业等,同时采取下列措施:

①患者要进行隔离治疗。

②对接触者进行医学观察,可进行早期治疗。

③指导患者做好眼分泌物和其污染物的随时消毒工作。

④指导患者搞好家庭环境卫生,洗漱等卫生用品不要共用。

4)经最长潜伏期观察无续发病例,结束管理,及时写出处理报告。

(3)暴发控制措施:工作人员接到暴发疫情报告,要详细记录,同时要对疫情进行核实和初步分析判定,根据疫情情况,向上级防疫站和卫生行政部门报告,组织有关专业人员携带调查处理疫情的物品,于 24 小时内到达现场。

①开辟临时隔离点,隔离治疗患者,如没有条件可采取家庭隔离。

②对与患者密切接触者全部进行治疗。

③关闭游泳池和浴室的公用大池。

④禁止开展集体预防性滴眼药水或用中药制剂及冷盐水洗眼的活动。

⑤托幼机构、小学要加强晨检工作,患儿不得入托、入学。

⑥开展有针对性的健康教育。

十九、感染性腹泻

1.临床表现

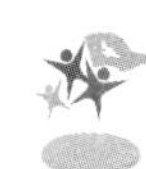

(1)细菌性腹泻:根据致病机制的不同,细菌性腹泻分为两类。

①肠毒素性腹泻:产肠毒素的细菌有产肠毒素大肠杆菌(ETEC)、黏附性大肠杆菌(EAFC)、副溶血弧菌等。肠毒素性腹泻潜伏期较短,为数小时至 4 天。临床发病急,可有发热、恶心、呕吐、腹痛(个别有绞痛)、腹泻等症状,大便性状为稀水样,病程短,不形成慢性。

②肠侵袭性腹泻:致病性大肠杆菌(EIEC)、弯曲菌、耶尔森菌、沙门菌等引起痢疾样腹泻。潜伏期为 1~11 天。临床主要表现为发热、呕吐、腹痛明显、里急后重、腹泻、脓血便、血水便或黏液便,便中有大量白细胞,伴全身不适、乏力等全身中毒症状。病程长,易形成慢性。

(2)病毒性腹泻:病毒性腹泻潜伏期为 1~3 天。临床主要表现为突然发病、发热,有明显的食欲缺乏、疲乏无力、头痛等全身中毒症状,具有特征性的腹痛、腹鸣、腹胀、腹泻的“四腹”现象。大便为稀水样。

(3)寄生虫性腹泻:寄生虫性腹泻潜伏期为1～2周。主要临床表现为全身无力、虚弱、腹痛、腹胀、腹泻等。水样或黏液样便。病程长短不一,慢性患者可持续多年。

2.诊断标准

(1)临床诊断:大便检查排除霍乱、痢疾、伤寒和副伤寒病原感染。每日3次或3次以上的稀便或水样便,食欲缺乏,呕吐或不呕吐,可伴有发热、腹痛及全身不适。

(2)实验室确诊:从腹泻患者大便中分离到其他肠道菌致病寄生虫或检出肠道致腹泻病毒、病毒抗原或特异性核酸。

3.预防与控制

(1)根据《全国腹泻病控制规划》,结合当地感染性腹泻流行情况,制订控制规划和实施计划。有计划地建设、改造公共卫生设施,逐步解决安全饮水、食品卫生等问题。污物、污水、粪便实行无害化处理,加强卫生管理,控制苍蝇密度。

(2)根据现场初步调查情况及暴发的基本流行病学特征,分析判定传染的来源与传播因素,同时采取以下措施:

①停止食用一切可疑食品。

②停止使用可疑水源,保证饮水绝对安全。

③加强隔离患者的卫生管理。

④被污染的物品、排泄物要进行消毒处理。

⑤改善环境卫生、公共卫生,消灭苍蝇,对其滋生地进行消毒。

⑥必要时对接触者进行病原学检查。

⑦组织有效的、针对性强的健康教育。

二十、蛔虫病

1.流行病学

蛔虫病是最常见的肠道寄生虫病,分布于世界各地,农村发病率较高。

(1)传染源:患者和带虫者是本病传染源。

(2)传播途径:我国农村仍以人粪为主要肥料,蛔虫感染率与环境卫生及个人卫生密切相关。感染期虫卵主要经手入口,亦可随灰尘飞扬被吸入而感染。潮湿的土壤和温暖的气候适宜于蛔虫幼虫发育。蛔虫卵在外界抵抗力甚强,在5～10 ℃土壤中可存活2年,在干燥环境中可生存2～3周,不易被化学药物杀死,在加热至60～65 ℃的水中5分钟即死亡。阳光直射能很快杀死蛔虫卵。在农村使用人粪施肥是虫卵污染土壤的主要因素。在江苏、福建进行的农村调查结果显示，蔬菜、瓜果和鞋底泥土等中的蛔虫卵检出率很高(15%～55%)，是传播的媒介。直接食用未经洗净的蔬菜、腌菜、泡菜等容易感染。随地大小便造成庭院地面污染，儿童在地上游戏或爬行后，吸吮手指上的虫卵而感染。

(3)易感人群：人对蛔虫普遍易感。农村感染率一般在50%～80%，儿童较成人高，尤以学龄期与学龄前儿童感染率最高。

2. 临床表现

人感染蛔虫后，大多数无临床症状，称“蛔虫感染”。儿童患者以腹痛最为常见，位于脐周，呈不定时反复发作，不伴有腹肌紧张与压痛症状。常有食欲减退与恶心症状，时而会腹泻或便秘，可从粪便排出蛔虫或呕吐出蛔虫。儿童患者有时可引起神经症状，如惊厥、夜惊、磨牙、异食癖等。

3. 预防治疗

开展驱虫治疗。加强卫生宣传教育，广泛宣传蛔虫病的危害性。培养良好的个人卫生习惯，饭前便后洗手，不吃生菜与未洗净的瓜果，不随地大小便。进行科学的粪便管理，修建卫生厕所，搞好环境卫生，进行粪便无害化处理，多采用化肥取代粪肥。

二十一、蛲虫病

蛲虫病是由蛲虫寄生于人体盲肠所引起的疾病。

1. 流行病学

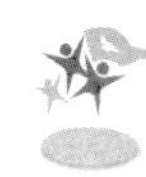

(1)传染源：蛲虫患者是唯一的传染源，虫卵在排出体外时即有传染性。

(2)传播途径：

①直接感染：虫卵从肛门至手经口感染，患者手指或指甲缝中可发现虫卵。

②间接感染：虫卵也可通过内衣裤、地板、桌面、玩具、门把手或食物等间接感染。

③通过呼吸道感染：虫卵在空气中飞扬，从口鼻吸入而咽下，也可引起感染。

④虫卵在肛门附近自孵，幼虫进入肠内，引起逆行感染。

(3)易感人群：蛲虫病以儿童最多见，成人感染率较低，在集体儿童机构如托儿所、幼儿园中易于传播与流行。儿童在托幼机构感染后也可在家庭中传播，呈家庭集聚性感染。感染月份以11月份为高峰(20%)，5月份次之(17.98%)。

2.临床表现

轻度感染者一般无症状。临床症状主要为肛周和会阴部奇痒与有虫爬行感，尤以夜间为甚。由于搔伤，局部炎症又可引起肿痛。患儿常睡眠不安、夜惊、烦躁、磨牙等，有时出现食欲缺乏、腹痛、恶心等消化道症状。

3.诊断治疗

(1)发现成虫：在儿童晚间入睡1～3小时后检查其肛门周围，有时可发现乳白色细小雌虫。连续多次检查其阳性率较高。蛲虫数量多时可附在粪便表面排出。

(2)检查虫卵：检查时间应在早晨起床前，未解大便或清洗肛门之前。

①透明胶纸肛拭法：查出率最高，使用方便。可采用市售的透明胶纸，剪成小块。检查时用镊子将有胶的一面拭抹肛周皮肤皱褶处，反复数次，虫卵即粘于胶面。然后将胶面贴于载玻片上，检查时加一滴二甲苯，虫卵即清晰可见。

②湿拭法：蛲虫卵具有黏性。将脱脂棉签用生理盐水湿润，在肛周涂拭，再涂于载玻片上镜检，或采用饱和盐水漂浮法或加水沉淀法检查。

(3)驱虫药物治疗。

4.预防

(1)加强卫生宣传。

(2)普查普治：在集体儿童机构或家庭内蛲虫感染率超过50%时，可集体普治，7～10天后重复一次。此法既有治疗效果，又可控制流行。

(3)切断传播途径：注意个人清洁卫生，防止重新感染。儿童可穿满裆裤，防止因搔抓痒处而污染手指。剪短指甲，饭前便后洗手，淋浴洗澡，勤换内衣裤，不吮吸手指。患儿每天早晨用肥皂与温水清洗肛门周围，换下的内衣煮沸消毒。加强环境卫生，用具、桌椅、地板应常擦洗。清扫环境时勿使灰尘飞扬。玩具可日晒或用紫外线消毒。

二十二、疥疮

疥疮是由疥螨引起的皮肤病，其传播与亲密接触有关，成人疥疮可通过性接触传染，在国外被列为性传播疾病之一。

1.病因和传播途径

疥螨又称“疥虫”，分为人疥螨和动物疥螨。人的疥疮主要由人疥螨引起。本病以和疥疮患者同床睡觉而被传染者为最多。夫妻之间相互传染和传染给子女的情况常见。集体宿舍中由于相互坐睡床铺、穿用衣服而易传染，甚至握手等也可传染。寄生于兔、羊、狗等动物的疥螨亦可传染人，但症状较轻。

2. 临床表现

疥螨常侵犯皮肤薄嫩部位，皮疹为小米粒大丘疹或丘疱疹，多见于指缝、腕部、肘部、腋窝、脐周、腰部、下腹部、外生殖器等处。在阴囊、阴茎、龟头等处发生豌豆大小的结节，为疥螨引起的异物反应。患者自觉剧痒，尤以夜间为甚。可继发感染而发生脓疱疮、毛囊炎、疖、淋巴结炎，甚至发展为肾炎等。

3. 实验室检查

阳性标本可找到疥螨或椭圆形、淡黄色的薄壳虫卵。

4. 诊断及鉴别诊断

本病根据接触传染史、发生部位、夜间剧痒等不难诊断，若找到疥螨即可确诊。本病应与痒疹、皮肤瘙痒症、虱病、丘疹性荨麻疹、湿疹等相鉴别。

5. 预防和治疗

注意个人卫生，一旦确诊应立即隔离治疗。患者家庭内成员或与其集体生活者应同时治疗。患者的衣服、寝具应煮沸消毒。外用药疗程结束后要换已经消毒的衣被。治疗以外用药为主，对痒严重者可辅以镇静止痒药，在睡前内服。并发化脓感染时，应同时采用抗感染药物治疗。外用治疗可用 5% 硫黄软膏，使用方法是先用热水和肥皂洗澡，然后搽药，自颈部以下搽遍全身，每日 1～2 次，连续 3～4 日为一个疗程。搽药期间不洗澡，不更衣，以保持药效。

二十三、头虱

1. 病因

虱病是由虱寄生于人体，反复叮咬吸血而引起的传染性皮肤病，可通过人与人之间直接接触传播，亦可通过被褥、衣帽等间接接触传播。虱为节肢动物，属体外寄生虫，分为头虱、体虱和阴虱 3 种，有相对的宿主特异性和寄生部位特异性。

2. 临床表现

头虱多寄生于头部耳后发根上，多见于卫生条件差的妇女与儿童，在头发里易发现头虱及虱卵。虱叮咬处有红斑、丘疹，瘙痒剧烈，搔抓后引起头皮抓痕及血痂，重者浆液渗出可使头发粘连成束并散发臭味，易继发感染而发生脓疱、疖病、淋巴结炎或湿疹样病变。

3. 诊断与鉴别诊断

该病根据临床表现不难诊断，查到虱或虱卵即可确诊。该病应与瘙痒症、痒疹、疥疮结节等相鉴别，但须注意有时这些病变可与阴虱同时发生。

4.治疗

头虱男性患者应剃头后搽药，女性患者用密篦子将虱和虱卵除尽后搽药。外用50%百部酊、25%苯甲酸苄酯乳剂搽遍头皮及头发，每日2次。将用过的梳子、帽子、头巾及枕套等同时进行消毒，直至头虱消灭。应同时检查和治疗与患者密切接触的家庭成员。虱病是传染病，防重于治。

二十四、非典型肺炎

(一)《非典型肺炎防治技术方案》(卫生部)摘录

非典型肺炎是指目前病原尚不明确，在我国部分地区发生的，通过近距离空气飞沫传播的呼吸道传染病，临床主要表现为肺炎，在家庭和医院有显著的聚集现象。

1.流行病学史

(1)发病前2周曾密切接触过同类患者或者有明确的传染给他人的证据。

(2)生活在流行区或发病前2周到过非典型肺炎正在流行的地区。

2.症状与体征

发热(高于38℃)和咳嗽，呼吸加速，气促，或呼吸窘迫综合征，肺部啰音或有肺实变体征之一以上。

3.实验室检查

早期血白细胞(WBC)计数不升高，或降低。

4.肺部影像学检查

肺部不同程度的片状、斑片状浸润性阴影或呈网状样改变。

5.预防与治疗

抗菌药物治疗无明显效果，预防参照《社区综合性预防措施(试行)》:

(1)开展冬春季呼吸道传染病预防的科普宣传，使群众了解此病的特征与预防的方法，争取做到早发现、早报告、早隔离治疗患者，避免群众乱投医、乱服药。

(2)户内经常通风换气，促进空气流通，勤打扫环境卫生，勤晒衣服和被褥等。

(3)经常到户外活动，呼吸新鲜空气，增强体质。

(4)对出现一例或多例患者的家庭，应进行医学监测，并由当地疾病控制机构采取消毒措施。

(5)保持良好的个人卫生习惯，打喷嚏、咳嗽和清洁鼻子后要洗手。洗手后用清洁的毛巾和纸巾擦手，不要共用毛巾。

(6)注意均衡饮食，定期运动，充足休息，减轻压力和避免吸烟。根据气候变化增减衣服，增强身体的抵抗力。

(7)出现病例较多的局部地区要加强卫生宣传，还要在患者周围加强监测。避免前往空气流通不畅、人口密集的公共场所，减少群众性集会。

(8)要保持空调设备的良好运行，并经常清洗隔尘网。保证商场、超市、影剧院等场所中央空调系统的送风安全，必要时应对供送设备进行消毒。根据季节变化，尽可能开窗通风换气。

(二)托幼机构预防非典型肺炎的措施

为减少托幼机构家长和教师不必要的恐慌，保护好易感人群，在非典型肺炎疫情发生后，托幼机构可做好以下消毒防护措施：

(1)在疫情警报未解除前，不带孩子到公共场所，不搞春游活动，不在园所内搞庆典、参观、观摩、示教等活动，不搞亲子园活动。

(2)保持室内外环境的清洁卫生，每天开窗通风。在午餐和午睡时，要防止空气对流，以免幼儿受凉。

(3)在疫情期间，每日用臭氧消毒灯和紫外线灯消毒活动室和卧室。注意消毒灯的有效面积，进行消毒时人必须离开。

(4)地面、门窗、家具、茶杯、桌椅、门把手、水龙头每日用按规定浓度配制的有效氯消毒液擦洗、湿拖2次，上下午各1次。过氧乙酸因腐蚀性较大，托幼园所要慎用。

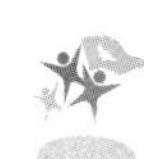

(5)工作人员及幼儿每天进幼儿园时，必须先用流水、肥皂洗手。擦手毛巾每日洗涤消毒，可放在消毒液中浸泡15分钟，也可置于消毒柜中高温消毒。在常规消毒的基础上，玩具、图书每日加强消毒。

(6)被褥每周晒一次，阴雨天气每周翻开被用消毒灯照射一次。

(7)对有感冒症状的幼儿，晨间必须测量其体温，或家长每日晨间报告幼儿当日体温。在晨检中发现发热的幼儿立即通知家长带回家观察，退烧一周后方可入园。对缺勤儿童与家长及时联系，了解缺勤原因，做到每日有记录，有可疑情况及时上报有关部门。

(8)除雨天外，晨检在室外进行。家长送孩子入园，只能送至班级门口或大门口，不得进班。托幼园所要加强管理。

(9)保健室、隔离室要加强清洁消毒。一般感冒咳嗽在保健室中观察，轻微

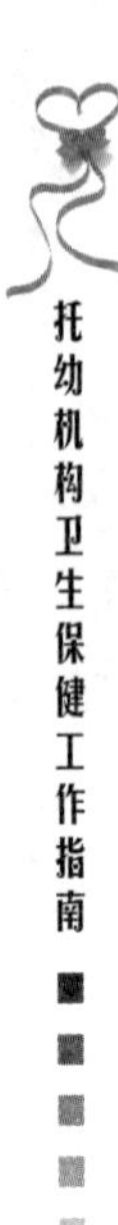

咳嗽可进行班级全日观察。

(10)鉴于目前没有特效的预防药，建议不要随便给幼儿服用抗病毒药物。保证幼儿充足的营养和优质的睡眠，增加户外活动，加强体格锻炼，是增强机体抵抗力的最好方法。

二十五、流行性脑脊髓膜炎

1. 概述

流行性脑脊髓膜炎简称“流脑”，是由脑膜炎双球菌引起的化脓性脑膜炎。临床表现为发热、头痛、呕吐、皮肤黏膜淤点或淤斑及颈项强直等脑膜刺激征。病死率为 5%～10%。脑膜炎会引起脑部损伤而遗留听力下降或耳聋、智力低下等后遗症。

2. 病因

脑膜炎双球菌属奈瑟氏菌属，在体外生活力、抵抗力极弱，对干燥、寒冷、日光极为敏感，温度低于 30 ℃或高于 50 ℃皆易死亡，故细菌学检测应注意采集标本后及时送检。该菌对常用消毒剂亦极为敏感。根据该菌的荚膜多糖抗原的不同，将该菌分为 13 个血清群，以 A、B、C 群为多见。近 20 年来，欧美一些国家的流行菌群已由 A 群转变为 B 群和 C 群；我国的流行菌群主要是 A 群，B 群仅占少数，但带菌者以 B、C 群为主。

3. 流行病学

传染源是带菌者和患者。患者从潜伏期末开始至发病 10 天内具有传染性。病原菌借咳嗽、喷嚏、说话等由飞沫直接从空气中传播，因其在体外生活力极弱，故通过日常用品间接传播的机会极少。密切接触，如同睡、怀抱、喂乳、接吻等，对 2 岁以下幼儿传播本病有重要意义。婴幼儿、儿童和青少年最容易感染流脑，特别是居住、生活、学习环境拥挤的人群。近年来，中小学生、进城务工人员及其子女是发病的主要人群。通过隐性感染获得的特异性抗体效价较低，只能保护机体免于发病，不能防止再感染。本病发病从前一年 11 月份开始，次年 3 月份和 4 月份达高峰，5 月份开始下降，其他季节有少数散发病例发生。本病的流行与室内活动多、空气不流通、阳光缺少、居住拥挤、患上呼吸道病毒感染等有关。

4. 临床表现

潜伏期 1～7 日，一般 2～3 日。其病情复杂多变，轻重不一，一般可表现为

3个临床类型，即普通型、暴发型和慢性败血症型。

(1)普通型：约占90%。病程可分为上呼吸道感染期、败血症期和脑膜炎期，但由于起病急、进展快，临床常难以划分各阶段。

①上呼吸道感染期：大多数患者并不产生任何症状。部分患者有咽喉疼痛、鼻咽黏膜充血及分泌物增多等症状。鼻咽拭子培养常可发现病原菌，但很难确诊。

②败血症期：患者常无前驱症状，突起畏寒、高热、头痛、呕吐、全身乏力、肌肉酸痛、食欲缺乏及神志淡漠等败血症症状。70%左右的患者皮肤黏膜可见淤点或淤斑。病情严重者淤点、淤斑可迅速扩大，且因血栓形成而发生大片坏死。

③脑膜炎期：大多数败血症患者于24小时左右出现脑膜刺激征，此期持续高热，头痛剧烈，呕吐频繁，皮肤感觉过敏，怕光，狂躁，出现惊厥甚至昏迷。血压可增高而脉搏减慢。脑膜的炎症刺激表现为颈后疼痛、颈项强直、角弓反张、克氏征及布氏征阳性。

(2)暴发型：少数患者起病急骤，病情凶险，如不及时抢救，常于24小时内甚至6小时之内危及生命。此型死亡率达50%，婴幼儿可达80%。

(3)慢性败血症型：多发生于成人，病程迁延数周或数月。反复出现鼻塞、高热、皮肤淤点或淤斑等症状。

5.治疗

(1)普通型流脑的治疗：

①一般治疗：卧床休息，保持病室安静、空气流通。给予流质饮食，昏迷者宜鼻饲。密切观察病情。保持口腔、皮肤清洁，防止角膜溃疡形成。经常变换体位以防褥疮发生。防止呕吐物吸入。必要时给氧。

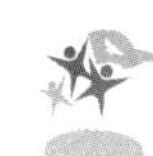

②对症治疗：高热时可用酒精擦浴，头痛剧烈者可给予镇痛剂或高渗葡萄糖，用脱水剂脱水。惊厥时可用10%水合氯醛灌肠或用盐酸氯丙嗪、地西泮等镇静剂。

③病原治疗：应用抗生素。

(2)暴发型流脑的治疗：应用抗生素。此外，应以减轻脑水肿，防止脑疝和呼吸衰竭为重点。

(3)败血症型流脑的治疗：包括抗菌、抗休克和抗凝治疗。

6.预防

(1)早期发现患者，就地进行隔离和治疗，做好疫情报告工作。患者须隔离离至症状消失后3日，但不少于发病后7日。加强对疫情单位和地区的疫情监视，接触者医学观察7日。

(2)疫苗应用。目前在我国有两种流脑疫苗,A 群流脑疫苗和 A+C 群流脑疫苗,保护率达 90%以上,副作用少。A 群流脑疫苗:6~18 个月时接种第一、二剂,两剂次间隔时间不少于 3 个月;3 岁时接种第三剂,与第二剂接种间隔时间不得少于 1 年;6 岁时接种第四剂,与第三剂接种间隔时间不得少于 3 年。A+C 群流脑疫苗:接种对象为 2 岁以上的人群;已接种两剂或两剂以上 A 群流脑疫苗者,接种 A+C 群流脑疫苗与接种 A 群流脑疫苗最后一剂的时间间隔不得少于 1 年;接种 A+C 群流脑疫苗后,3 年内避免重复接种。

(3)目前国内仍应用磺胺药来预防流脑。

(4)流行期间做好卫生宣传工作,搞好个人及环境卫生,减少大型集会次数,居室常开窗通风。个人应勤晒衣服,多晒太阳,避免拥挤的公共场所。

二十六、脊髓灰质炎

1. 概述

脊髓灰质炎简称“脊灰”,系由脊髓灰质炎病毒引起,主要通过粪-口途径传播的急性传染病。人受该病毒感染后多数没有症状,为亚临床型,1‰~1%的感染者出现急性单侧性(或双侧的)弛缓性麻痹。因本病多发生在儿童时期,故俗称“小儿麻痹症”。发生小儿麻痹症的儿童多数留下跛行后遗症,终身致残。

2. 病因

脊髓灰质炎病毒是一种体积小、缺少外膜的肠道病毒,按免疫性可分为 3 种血清型,其中 1 型最容易导致瘫痪,也最容易引起流行。脊髓灰质炎病毒对外界抵抗力较强,但加热至 56 ℃以上、甲醛、2%碘酊和各种氧化剂等均可使其灭活。

3. 流行病学

脊灰呈全球性分布,温、热带的发病比严寒地区为多。20 世纪 50 年代成功地研制了疫苗以后,本病得到了有效的控制。人是脊髓灰质炎病毒唯一的自然宿主,故只要做好人群的疫苗免疫接种工作就有可能消灭本病。

4. 临床表现

脊髓灰质炎病毒由口进入胃肠道,潜伏期为 3~35 天,一般 7~14 天。感染脊灰病毒后有下列几种表现。

(1)无症状性感染:表现为轻度疲倦或无任何症状,这占脊髓灰质炎病毒感染后的大多数。

(2)顿挫型脊髓灰质炎:患者只有轻度发热、疲倦、嗜睡或伴以头痛、恶心、呕吐、便秘、咽痛等一般症状。患者在数天内可完全恢复,这类患者不易正确诊断。

(3)非瘫痪型脊髓灰质炎：开始的症状与顿挫型相似，继之痊愈数日或好转数日后相继出现背痛、颈部强直等脑膜刺激症状。病程持续2～10天，一般预后良好。患者脑脊液压力正常或稍高，淋巴细胞稍有增加，蛋白质浓度稍有升高或正常，糖含量在正常范围。

(4)瘫痪型脊髓灰质炎：脊髓灰质炎病毒感染后仅1%或更少的感染者发展为瘫痪型脊髓灰质炎，部分患者可以发现有双相的病程，即开始出现发热等一般轻度症状，数日后症状消失，以后又出现麻痹。肌肉瘫痪在开始几天内发展很快，继之停留在这一水平，恢复较慢，需要6个月或更长时间，相当多数留下跛行的后遗症。

5. 治疗

处理原则是减轻恐惧，减少骨骼畸形，预防及处理并发症，康复治疗。

6. 预防

(1)自动免疫：减毒活疫苗目前应用较多。2个月～7岁的易感儿为主要服疫苗对象。应空腹口服，勿用热开水送服，以免将疫苗中病毒灭活，失去作用。我国目前使用三型混合疫苗。每次口服须间隔至少4～6周。口服疫苗后很少引起不良反应，偶有轻度发热、腹泻。

(2)被动免疫：未服过疫苗的年幼儿、孕妇、医务人员、免疫力低下者、扁桃体摘除等局部手术后者，若与患者密切接触，应及早肌注丙种球蛋白，免疫力可维持3～6周。

(3)隔离患者：自起病日起至少隔离40天。对密切接触患者的易感者应隔离观察20天。

(4)做好日常和环境卫生工作，培养卫生习惯等。本病流行期间，儿童应少去人口众多场所，避免过分疲劳和受凉。

二十七、猩红热

1. 流行病学

(1)发病与气候、季节的关系：该病多发于冬春季。我国北方有猩红热的流行，长江流域以散发病例为主，而在华南却少见。该病任何年龄均可发病，而以2～10岁小儿发病率为最高。

(2)传播途径：传染源主要为猩红热患者和带菌者，病原亦可附着于玩具、手巾、书本、衣帽等物品上。患者使用的物品和接触过的东西，只要经风吹和日光照射，即可起到消毒作用。恢复期皮肤脱屑及非鼻腔、咽部的分泌物无传染性。因病原体位于患者的上呼吸道，因此携带者飞沫的空气传播为主要的传播途径。

2.临床表现

(1)潜伏期:1～7 日,一般为 2～5 日。此期进入鼻咽部的细菌在局部繁殖,潜伏期之末即有传染性。

(2)典型表现:因机体反应性和防治措施有所不同,所以病程亦有所差异。典型者可分以下 3 期:

①前驱期:发病大多骤起,开始发冷、发烧,体温上升至 39～40 ℃,伴有头痛、恶心、呕吐、咽痛,吞咽时咽部疼痛更剧。婴儿有时可出现惊厥,检查可见咽充血、扁桃体红肿,有脓性渗出物。舌乳头肿胀呈深红色似杨梅,称为“杨梅舌”。颈部及颌下淋巴结肿大且有压痛。

②出疹期:一般在发热半天或 2 天左右出现皮疹,从耳后颈部开始,迅速蔓延至躯干及四肢,24 小时内遍及全身。皮疹特点为弥漫性针尖大小猩红色密集小丘疹,指压可使红晕暂退,显出苍白色,可历时 10 秒左右,俗称“掌印”。在皮肤皱褶部位如腋、腕、肘、腹股沟等处,皮疹密集,形成线状疹。病情严重者疹子呈暗红色,成为出血性皮疹。脸部特征:面部潮红,一般不见点状红疹,而口周围苍白,形成杯口状苍白圈。出疹 3～4 日后,初期灰白色苔脱落,舌边缘充血,舌乳头红肿突出,形成“杨梅舌”。“杨梅舌”是猩红热的重要特征之一。

③恢复期(脱屑期):从发病 1 周左右转入恢复期,皮疹按出疹顺序先后消退,一般于 2～4 天内退尽,重症于 1 周内退尽。病程从第 1 周末至第 2 周初开始脱屑,颜面、颈部脱屑较细,躯干部脱屑为鳞片状,手掌、足底呈手套状或袜套状脱皮,面部呈糖屑样脱皮,皮疹消退后无色素沉着。随皮疹消退体温逐渐恢复正常。

3.预防

本病的预防原则有以下几方面:

(1)控制传染源是预防本病的主要措施。

①首先将患者隔离,直至咽部细菌培养两次阴性为止。隔离一般不少于 1 周。

②密切接触者实行检疫 1 周,对托幼机构的儿童要加强晨检,对患咽峡炎或扁桃腺炎患儿亦应隔离治疗,有化脓性并发症者,应隔离至并发症痊愈为止。

③对带菌者处理:在托幼机构中,炊管人员及保健人员带菌者应予重点管理,给以青霉素 30 万～80 万 U 肌内注射,共用 7 天,并应暂时调离工作。

(2)切断传染途径。猩红热主要通过空气飞沫传播。因此,应改善居住条件,室内要通风换气,保持清洁卫生。流行期间,易感儿少去公共场所,宜多在空气新鲜的公园锻炼或散步。对患者的分泌物或污物要随时消毒处理。

二十八、各类传染病防控措施表

（一）常见传染病和预防控制措施

传染病种类	病原体	传染途径	疾病症状	预防方法
上呼吸道感染	病毒（如流行性感冒病毒）	飞沫或染有病原体的手接触口或鼻黏膜	发热、疲倦、咳嗽、打喷嚏、流鼻涕、喉咙痛、肌肉痛	保持室内空气流通，注意休息和均衡营养，增强抵抗力。注意个人卫生，保持双手清洁，如接触呼吸系统分泌物后应洗手，照顾或接触患者时要小心，应戴口罩，接触前后洗手
下呼吸道感染（如急性支气管炎、肺炎）	病毒（如流行性感冒病毒）、细菌（如肺炎链球菌）	飞沫或染有病原体的手接触口或鼻黏膜	发热、疲倦、咳嗽、咳痰、痰中带血、气急	保持室内空气流通，注意休息和均衡营养，增强抵抗力。注意个人卫生，打喷嚏或咳嗽时应用纸巾遮住口鼻。保持双手清洁，如接触呼吸系统分泌物后应洗手，用过的玩具及家具需恰当清洁。照顾或接触患者时要小心，应戴口罩，接触前后洗手
肠道传染病（如食物中毒、霍乱弧菌感染、诺如病毒感染）	病毒（诺如病毒、轮状病毒）、细菌（沙门菌、金黄色葡萄球菌、霍乱弧菌）	受污染的饮用水及食物	腹痛、呕吐、腹泻、食欲缺乏、疲倦、发热	注意个人、食物及环境卫生，小心饮食。凡是从事饮食的工作人员应定期体检，日常如有不适，应暂停工作和尽早诊治。正确处理呕吐事宜
皮肤和皮下感染	螨虫或寄生虫（如头虱）	接触传播	瘙痒，局部皮肤出现红疹、脱皮、肿块、鳞屑等	接触患者时应戴手套，患者尽早就医诊治。疥疮患者的床单及衣物等用品要进行消毒处理

续表

传染病种类	病原体	传染途径	疾病症状	预防方法
结膜炎	病毒（如腺病毒）、细菌（如金黄色葡萄球菌）	接触传播	眼红、眼部痒、畏光、流泪、有脓性或黏性分泌物	避免共用毛巾，注意个人卫生，接触眼睛前要洗手
手足口病	肠道病毒	飞沫，接触，饮用、进食受污染的水及食物	发热、疲倦，手、脚、口咽部等出现水疱	保持室内空气流通。饭前便后及处理完婴儿的尿布或其他污物后要彻底洗手。打喷嚏或咳嗽时应用纸巾遮住口鼻。玩具或用具清洗干净。患儿应留在家中，直至退热，口、手、脚的溃疡及水疱结痂后才能重回托幼机构。尽量少去人多拥挤的场所
水痘	水痘病毒	空气、接触或飞沫	发热、疲倦、头面部及躯干部出现水疱	避免与患者接触，注意个人及环境卫生。保持空气流通
乙型肝炎	乙肝病毒	血液或体液	发热、黄疸、疲倦、食欲缺乏	切勿共用牙刷、剃须刀及其他可能受血液污染的物品。在清理伤口及处理被污染的物品时，要严格采取标准预防措施。托幼机构的老师可考虑注射乙肝疫苗
结核病	结核杆菌	空气	持续性发热、咳嗽、痰中带血、疲倦、消瘦、盗汗	注意休息和均衡营养，保持室内空气流通及环境卫生，切勿随地吐痰
传染性非典型肺炎（SARS）	冠状病毒	飞沫或直接接触体液	发热、疲倦、头痛、畏寒、咳嗽、气急、呼吸困难	注意休息和均衡营养，增强抵抗力。注意个人卫生，应戴口罩，接触眼鼻之前洗手。保持空气流通及环境卫生

（二）常见肠道传染病隔离观察要求

病种	潜伏期	患者隔离期	密切接触者医学观察期	医学观察内容
霍乱	1～5天	病状消失后，连续3天粪便培养阴性	5天	观察腹胀、腹泻、呕吐情况及大便性状，并做好记录。一旦发现异常，立即报告疾控部门
甲型病毒性肝炎	15～50天	40天	45天	观察精神、畏寒、发热、食欲、呕吐和小便颜色等情况，并做好记录
戊型病毒性肝炎	15～75天，常见40天	病后2周	45天	
脊髓灰质炎	3～35天，常见7～14天	不少于病后40天；衍生株病例按照有关规定处理	20天	观察有无发热、咽部不适和充血、恶心、呕吐、腹泻、便秘、四肢瘫痪等表现
细菌性痢疾	1～7天	急性期症状消失后，第5～7天粪检阴性后解除隔离	7天	注意发热、腹痛、腹泻、里急后重及脓血便等情况： (1)做好大便次数及性状记录。对大便异常者采集肛拭子培养，并在园内暂作隔离，以待大便培养结果 (2)同班级出现继发确诊患者时，对班内密切接触儿童和保教人员进行带菌情况检查
伤寒	3～60天，常见14～21天	退热后2周或停药后1周，连续2次粪便培养阴性	21天	观察发热、全身不适、食欲减退、腹胀等情况，并做好记录
副伤寒	1～15天	症状消失后1周，连续2次粪便培养阴性	14天	
手足口病	2～7天	症状消失后1周	7天	注意观察幼儿精神状况，观察口腔黏膜、手、足、口部有无散在疱疹

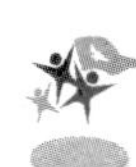

（三）常见呼吸道传染病隔离观察要求

病种	潜伏期	患者隔离期	密切接触者医学观察期	医学观察内容
白喉	1～7天	症状消失后，第14天鼻咽分泌物培养阴性	7天	注意儿童有无发热、咽扁桃体内假膜、鼻涕带血、精神萎靡等现象，并做好记录
麻疹	6～21天，被动免疫后可延至28天	出疹后5天，并发肺炎的至出疹后10天	21天，如曾免疫接种者延至28天	注意儿童上呼吸道卡他症状，口腔黏膜有无斑和皮疹
流行性脑脊髓膜炎	2～10天	自发病日起不少于7天	7天	注意儿童体温和上呼吸道感染症状，皮肤及口腔黏膜有无广泛淤点、淤斑
猩红热	12小时～12天	发病后6天	12天	注意儿童有无咽喉炎或扁桃体炎的症状，可疑患者及时送医院治疗
百日咳	2～21天	痉咳后30天或发病后40天	21天	注意儿童有无呼吸道卡他症状，尤其是有无痉咳
水痘	10～24天	至水痘疱疹完全结痂为止	21天	注意观察儿童，主要看胸腹部有无皮疹
流行性腮腺炎	14～25天	腮腺肿大完全消退，约3周	21天	注意观察儿童有无发热、单侧或双侧腮腺肿痛，有疑似患者立即隔离
风疹	14～21天	出疹后1周	从最后接触患者日起至该患者出疹后1周	注意观察儿童体温，面部、躯干和四肢有无皮疹
急性出血性结膜炎	数小时～2天	发病后7天	—	观察双眼有无剧烈的异物刺激感或烧灼及痒感，有无畏光、流泪、眼部分泌物增多、眼睑水肿、结膜下出血等症状

续表

病种	潜伏期	患者隔离期	密切接触者医学观察期	医学观察内容
流感	1～3天	发病后7天	14天	观察是否退热，有无咽喉部位的症状

注：

(1)以上是对托幼机构幼儿发生传染病常见情况时的指导，对于特殊情况和病例另行按要求执行。

(2)医学观察期从密切接触者最后一次接触患者日开始计算。

（四）各类物品消毒方法一览表

消毒对象	消毒方法			备注
	预防性消毒	发生传染病时的消毒		
		一般传染病	特殊传染病	
室内空气	(1)开窗通风，每日2～3次 (2)紫外线消毒，1.5 W/m³，作用30分钟	(1)紫外线消毒，1.5 W/m³，作用1小时，消毒时关闭门窗 (2)用含氯消毒液抹、洗、拖	(1)3 g/m³ 过氧乙酸(每立方体积需15%～20%的过氧乙酸原液15～21 mL)加热密闭熏蒸2小时 (2)2%过氧乙酸(8 mL/m³)气溶胶喷雾消毒，密闭熏蒸1小时(由防疫部门消毒)	紫外线消毒须在无人时进行，开关应有专人控制并能防止儿童触及
患者呕吐物、分泌物（粪、尿、痰液、血液、体液等）		(1)一份粪便或吐泻物加1/20份漂白粉(有效氯含量12500 mg/L)充分搅匀，消毒1小时 (2)血液、体液、尿液：加含氯消毒剂使最终浓度达5000 mg/L，充分搅匀，加盖消毒1小时	(1)一份粪便或吐泻物加1/5份漂白粉(有效氯含量50000 mg/L)充分搅匀，消毒2小时 (2)血液、体液、尿液：加含氯消毒剂使最终浓度达10000 mg/L，充分搅匀，加盖消毒2小时	其他有效氯含量在20%以上的含氯消毒剂，按同样有效氯折算用量，消毒1～2小时

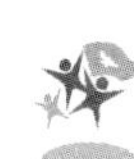

续表

消毒对象	消毒方法			备注
	预防性消毒	发生传染病时的消毒		
		一般传染病	特殊传染病	
体温表	用75%的酒精浸泡	含1000 mg/L有效氯消毒液浸泡30分钟	含1000 mg/L有效氯消毒液浸泡30分钟	消毒前洗净揩干，消毒后取出用冷开水冲净后再放入75%的酒精中保存待用
餐具、饮具、奶具、热食具、压舌板等	(1)蒸汽消毒15～20分钟 (2)煮沸10分钟	(1)煮沸或蒸汽消毒20分钟 (2)含1000 mg/L有效氯浸泡1小时	(1)消毒后使用前清水去除残留消毒剂 (2)喝牛奶、豆浆后茶杯先清洗再消毒 (3)餐饮具采用高温蒸汽消毒	
毛巾、衣服、被褥、尿布、口罩、帽子	肥皂洗净，日晒4～6小时	(1)煮沸或蒸汽消毒15分钟 (2)含氯消毒液浸泡15分钟	(1)煮沸或蒸汽消毒20分钟 (2)含氯消毒液浸泡20分钟	棉被、床垫、枕芯等物也可用消毒液喷雾消毒后放日光下晒
桌、椅、坐车、围栏、玩具	(1)含250 mg/L有效氯消毒剂揩擦或浸泡20分钟 (2)季铵盐类消毒剂揩擦或浸泡，按使用说明 (3)碘伏消毒液揩擦或浸泡，按使用说明	(1)含500 mg/L有效氯消毒剂揩擦或浸泡30分钟 (2)碘伏消毒液揩擦或浸泡，按使用说明	(1)含1000 mg/L有效氯消毒剂揩擦或浸泡1小时 (2)0.2%过氧乙酸揩擦或浸泡1小时	消毒液抹过以后在物体表面保留5～10分钟，再用清水抹

续表

消毒对象	消毒方法			备注
	预防性消毒	发生传染病时的消毒		
		一般传染病	特殊传染病	
空调滤网	消毒剂揩擦	含 1000 mg/L 有效氯消毒剂揩擦或浸泡 30 分钟	含 2000 mg/L 有效氯消毒剂揩擦或浸泡 1 小时	
熟食橱、熟食台、食堂专用揩布等	(1)含 250 mg/L 有效氯消毒剂揩擦或浸泡 20 分钟 (2)碘伏消毒剂揩擦或浸泡，按使用说明	(1)含 500 mg/L 有效氯消毒剂揩擦或浸泡 30 分钟 (2)碘伏消毒剂揩擦或浸泡，按使用说明	(1)含 1000 mg/L 有效氯消毒剂揩擦 (2)0.2%过氧乙酸揩擦或浸泡 1 小时	食堂专用揩布用消毒液浸泡消毒
清洁用具	含 500 mg/L 有效氯消毒剂浸泡作用 30 分钟	含 1000 mg/L 有效氯消毒剂浸泡 30 分钟	含 2000 mg/L 有效氯消毒剂揩擦或浸泡 1 小时	
盛装吐泻物的容器、痰盂、痰杯、便器	含 1000 mg/L 有效氯消毒剂浸泡作用 30 分钟	(1)煮沸或蒸汽消毒 15 分钟 (2)含 1000 mg/L 有效氯消毒剂作用 30 分钟	(1)煮沸或蒸汽消毒 20 分钟 (2)含 2000 mg/L 有效氯消毒剂作用 1 小时	对木质马桶或抽水马桶可用消毒液反复洗擦
听诊器等一般诊疗用品	含 250 mg/L 有效氯消毒剂揩擦	(1)含 1000 mg/L 有效氯消毒剂揩擦 (2)用碘伏消毒剂揩擦	(1)含 2000 mg/L 有效氯消毒剂揩擦 (2)0.2%过氧乙酸揩擦	
手	肥皂、流动水	(1)手消毒剂，按使用说明 (2)碘伏溶液，按使用说明	含 5000 mg/L 有效碘消毒剂擦拭 1～3 分钟	消毒后用流动水冲洗干净
蔬菜水果	清水冲洗、浸泡，去皮			

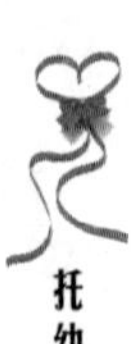

(五)传染病传播途径

传播途径	传播过程	传染病举例
直接接触	通过与感染者身体上某些部位的直接接触	疥疮、水痘、手足口病
间接接触	通过接触被病原体污染的物品,如共用毛巾、梳子和衣服等	头虱、结膜炎
飞沫传播	通过打喷嚏、咳嗽、吐痰、讲话时喷出飞沫,再用沾有飞沫的手触摸口、鼻、眼等部位的黏膜	传染性非典型肺炎(SARS)、流行性感冒
空气	病原体附在空气中的灰尘或飞沫浮游一段时间,再经过呼吸道进入身体	肺结核、麻疹、猩红热、水痘
共同媒介物	进食或饮用受污染的食物或水	食物中毒、霍乱、痢疾、甲型肝炎、病毒性肠胃炎
病媒生物	病原体在病媒生物如昆虫体内寄居一段时间,进行繁殖后,才具有传染性。昆虫亦可在足部或口部沾上病原体,再将之散播	鼠传播:鼠疫 蚊虫传播:登革热、疟疾、乙型脑炎 苍蝇传播:肠道传染病
血液/体液传染	通过输血、针灸、文身、穿耳或性行为传播	乙型肝炎、艾滋病、性病
遗传	病原体由母体身体进入胎儿体内而使胎儿感染	先天性梅毒

(六)传染病预防方法

预防策略	有关病例	预防措施
标准预防	所有传染病	使用适当的个人防护用品
预防飞沫传播	流行性感冒、传染性非典型肺炎(SARS)	(1)保持室内空气流通 (2)打喷嚏、咳嗽时应遮住口鼻 (3)用过的餐巾纸需妥善丢弃 (4)双手保持清洁,尤其是接触患者及处理呼吸系统分泌物后,应立即以正确方法洗手 (5)尽量与病患保持最少 1 m 的距离 (6)适当隔离 (7)需要时穿上防护服

续表

预防策略	有关病例	预防措施
预防空气传播	肺结核	(1)保持室内空气流通 (2)打喷嚏、咳嗽时应遮住口鼻 (3)用过的餐巾纸需妥善丢弃 (4)双手保持清洁,尤其是接触患者及处理呼吸系统分泌物后,应立即以正确方法洗手 (5)患病幼儿、托幼机构老师、照顾者或家属应戴上N95 口罩 (6)适当隔离 (7)需要时穿上防护服
预防接触	结膜炎	(1)保持双手清洁,并用正确方法洗手 (2)患者用过的物品,必须妥善清洁与消毒 (3)不要共用毛巾或其他个人物品 (4)接触患者时,需戴上手套及需要时穿上防护服 (5)适当隔离

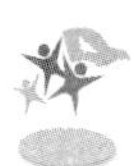

第十五章　托幼机构设施卫生学基本要求

一、室外环境卫生要求

(1)为幼儿创设净化、绿化、美化、幼儿化的室外环境场所。

(2)园所应选择安静、安全、远离污染源和危险的地域,周边噪音不超过50 dB。

(3)室外场地面积一般为每班 60 m^2。公用场地面积 $m=180+20(n-1)$,m 为面积(m^2),180、20、1 为常数,n 为班级数。

(4)绿化面积人均 2 m^2,一般占园内面积 50%,绿化植物严禁有毒、带刺。

(5)室外场地大型玩具、活动器材安全,与儿童接触部位应无锐角。

(6)场地平整安全,无碎石、坑凹,防滑,排水通畅。花坛、水泥边缘不带棱角,要光滑成弧。

(7)升旗台或观赏水池要有护栏,水泥台阶不带棱角。

(8)室外场地日照充足,夏天有遮阴场地。

(9)教职员工车辆、后勤运输车辆有专用通道,园内有堆放燃料、垃圾的场所,并有锅炉房、配电房设施。

(10)露台、屋顶平台应有 1.3 m 以上的护栏,护栏两栏间距不大于 11 cm,对外开窗的窗沿应距地面 1.3 m 以上。

(11)室外有专门存放户外活动器材的遮雨场所。

(12)食堂排油烟装置严禁朝向幼儿活动区域。

二、室内环境卫生要求

(1)幼儿园要保证幼儿的基本用房,如活动室、寝室、盥洗室、厕所、保健室、食堂等。房屋面积根据入园儿童数量确定，房屋要通风、能照射到阳光，幼儿活动用房要朝南。

(2)设备要符合儿童生理、心理发展的特点与要求，无论是桌椅还是大型玩具或教具都应使儿童保持适宜的体位，避免影响儿童正常呼吸、血液循环和骨骼发育。

(3)设备的构造应坚固，耐用，无钉、刺及尖锐棱角，不掉色掉漆，便于洗刷、消毒等，对儿童健康和生命没有危害。

(4)托幼园所可配备空调，一般每 40 m^2 的空间配备一台 2.5～3 匹的冷暖空调。一般冬天在室外温度低于 5 ℃时可开启空调，夏天在室外温度高于 30 ℃时可开启空调，并注意每隔 2 小时开窗通风 15 分钟。

(5)电热取暖炉和电风扇是价廉、使用方便的物品，但使用时一定要注意安全。冬天在使用电热取暖炉时，最好固定在教室的一个方位，周围有安全护栏，以免幼儿触摸。电扇一律使用吊扇或壁扇，不要使用台扇，以免幼儿触摸。

(6)幼儿园室内地面要防滑，墙面采用安全装饰材料，墙角要防撞，窗台、门要固定安全，防止幼儿碰撞。幼儿园不宜选用大面积玻璃幕墙。

(一)活动室

(1)活动室光线要明亮，日照时间满窗每日不少于 3 小时。如受建筑因素影响日照，则需安装灯源。

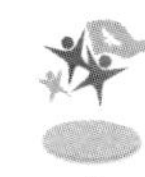

(2)全日制幼儿园活动室面积不小于 100 m^2(含午睡室)，单独活动室不小于 50 m^2；一般每 10 m^2 配置 20 W 灯源；幼儿园活动室和卧室要分开专用。

(3)活动室的窗户要宽大明亮，便于幼儿眺望，最低窗台距地面 50～60 cm，安装最下面一层玻璃窗距地 50～60 cm。为便于幼儿眺望，玻璃可安装成固定的。如对外开窗，窗沿距地面 1.3 m 以上，以窗户角、窗钩不会碰着幼儿为好。活动室的门以对开式为好，宽度为 120～160 cm，门把手高于地面 1.2 m，以防碰伤幼儿。门窗材料一般选择木制的，不宜选择落地玻璃或铝合金门窗。白天幼儿入园时，门开启后要固定牢靠。活动室和寝室要安装防蚊蝇纱窗，夏季有遮阳设备。

(4)楼层窗外有阳台的，栏杆高度距地面不小于 1.2 m，栏间距不大于 11 cm，避免幼儿从间隙中滑出而发生意外。栏杆中间不设横栏，以免幼儿攀登。

(5)楼梯不能太狭窄，宽度为 1.2～1.5 m，上下台阶之间高度为 12～14 cm，每层阶面进深要大于脚的长度，不要小于 25 cm。

(6)活动室里摆放符合幼儿年龄特点的桌椅。可以 4～6 人一桌(托儿所 4

人一桌、幼儿园6人一桌），椅子为靠背椅（每人一个），以幼儿坐在桌前，肘部能弯曲平放在桌面，挺胸抬头，两肩轻松平放为好。桌椅以浅色调为好，形状可多样。椅子数量要比幼儿人数多2～3张，高矮尺寸按幼儿的年龄班级配备，重量要轻，便于幼儿搬动。幼儿园不适宜给幼儿坐无靠背椅、长条椅或劣质的塑料椅。

(7)活动室里要备有便于幼儿随时拿取玩具的玩具柜，以敞开式为好，无门、无锁扣，高度分别不超过60 cm（托班）、70 cm（小班）、80 cm（中班）、90 cm（大班）。活动室的地面最好是木制地板，不适宜用砖地或水泥地，墙面可用安全性好的涂料或油漆。

(8)班级中没有贮存室的，要有存放幼儿衣物的衣柜，内有挂钩，将幼儿早上入园的外衣、帽、书包等挂在里面。活动室小的可将衣柜放在寝室内，衣柜里放有防霉用品。

(9)活动室中不允许随便摆放杂物，如教师的水杯、碗筷、梳子、镜子、化妆用品、伞、包、鞋等，可将杂物放在贮存室内的教师物品存放柜里。

（二）寝室

(1)每个幼儿应有专用的床铺，以一人一床为好。被褥、床单、被套、枕头、枕套等物品要专人专用。因特殊原因让幼儿睡通铺的园所，盖被要做到一人一被，每人都要有枕头。通铺的大小、长度根据房屋面积决定，要保证幼儿头和脚不露出床铺，床铺长度应超过幼儿的身高。

(2)寝室要有窗帘，不管是午睡还是晚上睡觉，均要将窗帘拉起。窗帘颜色以淡色为好。冬季有保暖设备，夏季有降温设备。

(3)寝室的地面最好是木制地板。如果是水泥地或砖地，在床沿的地面要有地垫，便于幼儿穿脱鞋袜。地垫可以是腈纶化纤的，也可是泡沫的，便于消毒、清洗、晾晒。

(4)寝室要紧靠卫生间，如离卫生间远，需在寝室内配备痰盂，托班要备有痰盂和尿不湿。

(5)床的大小高度根据幼儿年龄而定，床铺不适宜用软床、帆布床或钢丝床，以免影响幼儿脊柱发育。寝室面积不大的，不适宜辟出一块地方给幼儿游戏。

(6)寝室的窗户应安装防护栏，特别是对幼儿睡高低铺的园所，以防幼儿跌落。高低铺的高度不超过1.3 m，保证幼儿活动安全，以幼儿站在上铺，头不碰到天花板为好。吊扇下面不能放高低床。寝室中要在远离群体睡觉的地方放一张特需床，以供呼吸道感染的幼儿睡觉，便于老师照看。

(7)被褥规格、颜色、尺寸最好以班级为单位进行统一，轻柔保暖，大小适宜；贮存间或被柜要防止被褥霉变、潮湿、虫咬等；被褥要定期检查、翻晒。

(三)盥洗室

(1)饮水用具一般放在盥洗室，不要放在厕所里。没有盥洗室的可在活动室内靠近厕所门口的地方放置专用的饮水柜，上面放保温桶和茶杯箱。保温桶距地面 50～60 cm，便于幼儿取水。茶杯箱为敞开式，不安装门，以免夹伤幼儿手，罩一块布以防灰尘。茶杯一般用不锈钢材料或搪瓷的，直径约 7 cm，有把柄。

(2)盥洗室中要配备幼儿洗手池、贮物柜、消毒柜、教师洗涤池、擦手毛巾等。洗手池根据幼儿特点，设 5～6 个水龙头，不得少于 4 个水龙头，水龙头之间间距为 35 cm 左右。肥皂大小为洗衣皂的 1/4，或香皂的 1/2，摆放或挂放在水龙头旁。

(3)盥洗室的面积一般和卫生间的面积合计约 15 m^2，最低不小于 10 m^2。盥洗室一般朝北，光线明亮，通风，通往活动室。盥洗室一般为敞开式，可以不装门，如有门，在幼儿入园时全日敞开。盥洗室的地面要防滑，有排水地沟。

(4)盥洗室面积不大的，要配有吊橱，便于保育老师堆放杂物，如水瓶、盆、抹布、消毒用品等。盥洗室整洁、不零乱。配有成人洗涤池，便于洗茶杯。

(5)有条件的园所可在盥洗室内安装供幼儿洗手的热水装置。

(6)盥洗室内的消毒柜用来消毒班级茶杯、餐巾、毛巾、点心盘等。消毒柜的摆放应注意安全，以免幼儿触摸。

(四)厕所

(1)有条件的园所，每班设立厕所，厕所和盥洗室之间有隔挡，厕所内有扶蹲式厕所和男小便池，厕所要通风、明亮。厕所的便坑是为 2 岁半以上幼儿设计的，蹲厕一般为 60 cm×20 cm×20 cm(长×宽×深)。每班应有便坑 4 个以上，每个便坑都有距地 35～50 cm 高的扶手，便于幼儿蹲下抓握。男小便池的宽度要能容纳 3 个男孩同时小便。如独立装男小便池，一般装 3 个。

(2)厕所有流动水冲洗设施；厕所台阶高度要适合幼儿，要防滑；便池无异味、无黄垢。

(3)厕所有专用洗拖把池，有小储物间，以堆放拖把、扫帚、簸箕等杂物。

(4)有的园所共用厕所，要安排组织好，以免拥挤发生意外。在室外的厕所安装的自来水洗手设施最好有遮雨设施，使幼儿在雨天如厕时不淋雨。

(五)贮存室

有条件的园所每班都应有贮存室，便于贮存被褥及班级用品。贮存室要定期打扫消毒，每周用紫外线灯消毒一次，被褥每两周或每月翻晒一次。

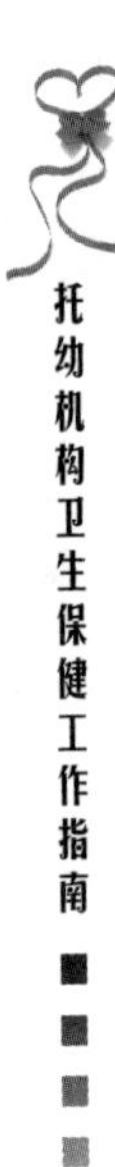

(六)公用走廊、楼梯

幼儿园的安全通道要宽大通畅,不要堆放物品或设过多的活动角。每班都要有1～2个通向走廊的门。单向走廊净宽度不小于1.8 m,双向走廊净宽度不小于2.1 m,楼梯除成人扶手外,还需有幼儿扶手,幼儿扶手高度距台阶60 cm。

(七)晨检接待室

(1)晨检接待室一般用于早上的检查,应设在靠近大门口、走廊或门厅的地方,可以遮雨。条件允许可设过道式晨检室,面积4～5 m^2,有通风的门窗,有进出门。晨检接待室需有晨检用的桌椅。

(2)晨检接待室的物品要专用,每日用消毒液抹洗。传染病流行期间空气消毒每日一次。晨检接待室要配有固定的消毒灯。专用晨检室要有自来水。

(八)保健室

(1)保健室应与幼儿班级隔开,一般位于班级来往较方便的地方。

(2)保健室要配置自来水、药品柜、写字台、诊察桌和观察床、处置台等,有条件的配置小消毒柜。有预防接种或注射治疗条件的可配置一台冰箱。

(3)幼儿园卫生保健设备按照卫生部颁发的《托儿所、幼儿园卫生保健管理办法》配置。

(4)托幼机构有医疗许可证及所聘员工有医师资格的,保健室可配备常用处理症状的药物,如止咳药、止痛药、止泻药、止喘药、抗过敏药、止吐药等;常用外用药有眼药水、眼药膏、75%酒精、生理盐水、碘伏、烫伤药、创可贴等。还可配备血压计、听诊器、注射器等医疗器械,并配有消毒液和消毒灯。没有医师资质人员的保健室可配备常用的外用药。

(5)保健室需配备杠杆式体重秤、身高坐高测量器、对数视力灯、托班幼儿使用的身长量板。

(九)观察室

如果园所条件好、保健人员配备充足,可设专用观察室。观察室紧靠保健室,有门窗,不潮湿,面积一般为10 m^2 左右,便于观察患病儿童。观察室内有自来水、小桌子、玩具、纱门纱窗等。有可疑传染病患者时,观察室可以改成临时隔离室,观察隔离后一定要严密消毒。

(十)食堂

(1)食堂的配置应严格按照食品卫生要求,做好生进熟出的流程,要有效利用房屋来进行分隔。食堂应远离幼儿生活教育区,有条件的幼儿园为厨房设立专用大门，如后门或边门，便于运输燃料和食品。

(2)食堂有更衣间、粗加工间、烹饪间、饭菜存放间、餐具洗消间、面点间、库房等，食堂面积按每 100 人配 30 m^2。

(3)炊事人员更衣室里配备橱柜，便于炊事人员更换衣物用。

(4)食堂加工间设 3～4 个洗菜池，面积不小于 80 cm×80 cm，材料采用不锈钢、大理石、水泥均可；切菜台台面可采用不锈钢或木制品。

(5)烹饪间里有灶台、小水池、操作台，并配有摆放调味品的橱柜或小车。

(6)饭菜存放间主要摆放烧熟的饭菜和消毒好的餐具，并配有餐台和消毒灯。

(7)餐具洗消间里有洗涤池，配有热水装置，消毒柜可以放在洗消间里。有条件的园所可配置收残台(收纳剩饭剩菜用的)。

(8)食堂仓库用于存放食品或用品，但食品或用品的货架要分开。

(9)食堂为儿童提供安全食品和饮用水，生熟分开。

(10)食堂有灭火设施和措施，有纱门纱窗。

(11)食堂有餐具消毒的设施，并配有消毒灯。

(12)炊事人员有健康证明，工作时穿工作服操作。

(十一)门卫室

(1)门卫室是托幼机构保障儿童安全的重要场所，应靠近大门口。

(2)门卫室有对外观望的玻璃窗，能观察到门口的情况。

(3)门卫室的制度健全，严格执行门卫制度。

(4)门卫室应整洁、不杂乱，有登记制度，做好幼儿进园、离园的观察及报刊和快递物品的收发工作。

(十二)功能室

(1)托幼机构中设立了各种功能室，如多功能室(大礼堂)、图书馆、美工室、科学发现室、生活室等。功能室内设施要安全，地面防滑，电源插座安装在距地 1.6 m 以上位置。

(2)建筑材料要防燃，各功能室均有消防安全通道。

(3)各功能室每天开窗通风，传染病流行期间做好消毒工作。

(十三)教师办公室

有条件的幼儿园每班设有 3～4 m^2 的教师办公室，便于教师摆放办公用品。凡是可能会影响幼儿安全的物品都要放在教师办公室内。

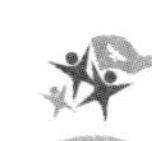

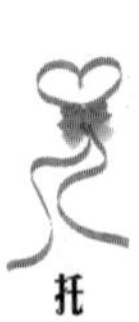

三、托幼机构设施要求

(一)园所建筑设施要求

项目 \ 园所	托儿所	幼儿园
占地面积	人均 12 m^2 以上	人均 12 m^2 以上
建筑面积	人均 6 m^2 以上	人均 6 m^2 以上
绿化面积	人均 2 m^2 以上	人均 2 m^2 以上
班级活动室(含午睡室)	不小于 80 m^2	不小于 100 m^2
单设活动室	不小于 40 m^2	不小于 50 m^2
户外场地	每班不小于 60 m^2	每班不小于 60 m^2
水泥地面	不超过总面积的 50%	不超过总面积的 50%
图书	每人不少于 2 册	人均 5 册以上
保健室	不小于 12 m^2	不小于 12 m^2
厕所	不小于 6 m^2	不小于 8 m^2
盥洗室	不小于 6 m^2	不小于 8 m^2

(二)儿童桌、椅、床要求

项目 \ 班级	小托班	大托班	小班	中班	大班
	1～2 岁	2～3 岁	3～4 岁	4～5 岁	5～6 岁
座椅高度(cm)	23	24	27	28	30
座椅深度(cm)	22	25	29	30	32
座椅宽度(cm)	26	28	29	30	31
椅背高度(cm)	22	25	26	28	31
桌子高度(cm)	50	50	51	52	53
桌子宽度(cm)	60	60	65	65	65
桌子长度(cm)	90	90	95	95	95

续表

班级 / 项目	小托班	大托班	小班	中班	大班
	1～2 岁	2～3 岁	3～4 岁	4～5 岁	5～6 岁
睡床高度(cm)	20	20	20 以上	20 以上	20 以上
睡床宽度(cm)	50	50	55	60	60
睡床长度(cm)	125	130	135	138	140
上下铺高度(cm)	不设	不设	110	120	130

（三）儿童常用物品要求

园所 / 项目	托儿所	幼儿园
被子宽度	100 cm	120 cm
被子长度	140 cm	160 cm
被子重量	1000 g	1500 g
褥子宽度	根据床大小	根据床大小
褥子长度	根据床大小	根据床大小
褥子厚度	5～6 cm	5～6 cm
幼儿枕头	长 30 cm×宽 20 cm 厚 5～6 cm	长 32 cm×宽 20 cm 厚 5～6 cm
擦手毛巾	20 cm×20 cm	25 cm×25 cm
擦嘴毛巾	18 cm×8 cm 或 18 cm×18 cm	18 cm×8 cm 或 20 cm×20 cm
幼儿洗手肥皂	洗衣皂的 1/4 或香皂的 1/2	洗衣皂的 1/4 或香皂的 1/2
幼儿便纸	18 cm×18 cm	18 cm×18 cm
幼儿茶杯	直径 6～7 cm	直径 7～8 cm
幼儿饭碗	直径 10～12 cm 重 75 g	直径 10～12 cm 重 75 g
幼儿筷子长度	托班用小勺	20 cm 左右(中班下学期开始使用)

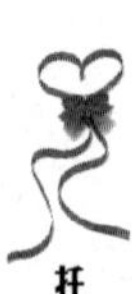

（四）儿童常用卫生用品要求

项目＼园所	托儿所	幼儿园
饮水柜（上置保温桶和茶杯箱）	130 cm×40 cm×40 cm（长×宽×高）	130 cm×40 cm×50 cm（长×宽×高）
活动折叠毛巾架	宽 80 cm，高 100 cm 挂钩间距 10 cm 两层间隔高 25 cm	宽 90 cm，高 120 cm 挂钩间距 10 cm 两层间隔高 30 cm
厕所蹲厕	50 cm×18 cm×18 cm （长×宽×深）	60 cm×20 cm×20 cm （长×宽×深）
男小便池	1 m×40 cm×30 cm	1 m×40 cm×30 cm
厕所扶手高度	距地 35 cm	距地 45 cm
阳台护栏	高 90～100 cm 两栏间距 11 cm	高 100～120 cm 两栏间距 11 cm
门锁扣、插销高度	距地 120 cm	距地 130 cm
床沿高度	120 cm 以上	130 cm 以上
嬉水池	距池底 30 cm	距池底 30 cm
洗手池	距地高 45 cm，宽 35 cm 槽深 15 cm	距地高 50 cm，宽 40 cm 槽深 15 cm
水龙头	水龙头距墙 10 cm 距池底 25 cm	水龙头距墙 10 cm 距池底 26 cm
楼梯扶栏	距楼面高度不低于 100 cm 两栏间距 10 cm	距楼面高度不低于 120 cm 两栏间距 10 cm
楼梯台阶	高 10～12 cm 进深 20～25 cm	高 12～14 cm 进深 25～30 cm
楼梯儿童扶手（在成人扶手内侧安装）	距台阶面 50 cm	距台阶面 60 cm

（五）保健室设施要求

1. 保健器材

对数视力灯、消毒灯（紫外线等空气消毒设备）、三用杠杆秤、身高测量器、身长测量板（3 岁以内用）、消毒液、消毒柜、血压计、体温表、听诊器、敷料罐、大方盒、弯盘、带盖方盒、药品柜、资料柜、观察床、桌椅、处置台。

2.器械、敷料、消毒药品配置

(1)器械:医用弯盘 2 只、大方盘 1 只、小方盘 1 只、不锈钢带盖盒 1 只、敷料杯 2 只、剪刀 1 把、压舌板 2 包(每包 10 片)、热水袋 1 只、冰袋 1 只、血压计 1 只(儿童袖带)、听诊器 1 个、体温表 4 只(口表和肛表各 2 只)、镊子 2 把。

(2)敷料:无菌纱布 2 包(每包 10 片)、三角巾 2 条(骨折时固定伤处用)、棉球(酒精浸泡 1 杯和干棉球 1 杯)、绷带 4 卷、橡胶手套 2 副、口罩 1 包、棉签 10 包。

(3)皮肤消毒用药:75%酒精(500 mL)、生理盐水(500 mL)、3%碘酊或碘伏(200 mL)。

(4)外用药:创可贴 3 包(每包 10 片)、抗生素消炎软膏 2 支、金霉素眼膏 2 支、眼药水 2 支、清凉油 2 盒、风油精 2 瓶。

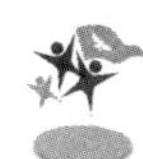

第十六章　儿童保健技术规范

第一节　儿童健康检查服务技术规范

一、目的

通过定期健康检查，对儿童生长发育进行监测和评价，早期发现异常和疾病，及时进行干预，指导家长做好科学育儿及疾病预防，促进儿童健康成长。

二、服务对象

辖区内 0～6 岁(7 岁以下)儿童。

三、内容与方法

(一)健康检查时间

婴儿期至少 4 次，建议分别在 3、6、8 和 12 月龄；3 岁及以下儿童每年至少 2 次，每次间隔 6 个月，时间在 1 岁半、2 岁、2 岁半和 3 岁；3 岁以上儿童每年至少 1 次。健康检查可根据儿童个体情况，结合预防接种时间或本地区实际情况适当调整检查时间或增加检查次数。

健康检查需在预防接种前进行，就诊环境布置应便于儿童先体检、后预防接种，每次健康检查时间不应少于 5 分钟。

(二)健康检查内容

1.问诊

(1)喂养及饮食史：喂养方式，食物转换(辅食添加)情况，食物品种、餐次和量，饮食行为及环境，营养素补充剂的添加等情况。

(2)生长发育史：既往体格生长、心理行为发育情况。

(3)生活习惯：睡眠、排泄、卫生习惯等情况。

(4)过敏史：药物、食物等过敏情况。

(5)患病情况：两次健康检查之间患病情况。

2.体格测量

(1)体重：

1)测量前准备：每次测量体重前需校正体重秤零点。儿童脱去外衣、鞋、袜、帽，排空大小便，婴儿去掉尿布。冬季注意保持室内温暖，让儿童仅穿单衣裤，准确称量并除去衣服重量。

2)测量方法：测量时儿童不能接触其他物体。使用杠杆式体重秤进行测量时，放置的砝码应接近儿童体重，并迅速调整游锤，使杠杆呈正中水平，将砝码及游锤所示读数相加；使用电子体重秤称重时，待数据稳定后读数。记录时需除去衣服重量。体重记录以 kg 为单位，至小数点后 1 位。

(2)身长(身高)：

1)测量前准备：2 岁及以下儿童测量身长，2 岁以上儿童测量身高。儿童测量身长(身高)前应脱去外衣、鞋、袜、帽。

2)测量方法：测量身长时，儿童仰卧于量床中央，助手将头扶正，头顶接触头板，两耳在同一水平。测量者立于儿童右侧，左手握住儿童两膝使腿伸直，右手移动足板使其接触双脚跟部，注意量床两侧的读数应保持一致，然后读数。

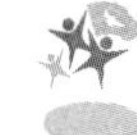

测量身高时，应取立位，两眼直视正前方，胸部挺起，两臂自然下垂，脚跟并拢，脚尖分开约 60°，脚跟、臀部与两肩胛间三点同时接触立柱，头部保持正中位置，使测量板与头顶点接触，读测量板垂直交于立柱上刻度的数字，视线应与立柱上刻度的数字平行。儿童身长(身高)记录以 cm 为单位，至小数点后 1 位。

(3)头围：儿童取坐位或仰卧位，测量者位于儿童右侧或前方，用左手拇指将软尺零点固定于头部右侧眉弓上缘处，经枕骨粗隆及左侧眉弓上缘回至零点，使软尺紧贴头皮，女童应松开发辫。儿童头围记录以 cm 为单位，至小数点后 1 位。

3.体格检查

(1)一般情况：观察儿童精神状态、面容、表情和步态。

(2)皮肤：有无黄染、苍白、发绀(口唇、指趾甲床)、皮疹、出血点、淤斑、血管瘤，颈部、腋下、腹股沟部、臀部等皮肤皱褶处有无潮红或糜烂。

(3)淋巴结：全身浅表淋巴结的大小、个数、质地、活动度，有无压痛。

(4)头颈部：有无方颅、颅骨软化，前囟大小及张力，颅缝，有无特殊面容、颈部活动受限或颈部包块。

(5)眼:外观有无异常,有无结膜充血和分泌物,眼球有无震颤。婴儿是否有注视、追视情况。

(6)耳:外观有无异常,耳道有无异常分泌物。

(7)鼻:外观有无异常,有无异常分泌物。

(8)口腔:有无唇腭裂,口腔黏膜有无异常。扁桃体是否肿大,乳牙数,有无龋齿及龋齿数。

(9)胸部:胸廓外形是否对称,有无漏斗胸、鸡胸、肋骨串珠、肋软骨沟等,心脏听诊有无心律不齐及心脏杂音,肺部呼吸音有无异常。

(10)腹部:有无腹胀、疝、包块、触痛,检查肝脾大小。

(11)外生殖器:有无畸形、阴囊水肿、包块,检查睾丸位置及大小。

(12)脊柱四肢:脊柱有无侧弯或后突,四肢是否对称,有无畸形。有条件者可进行发育性髋关节发育不良筛查。

(13)神经系统:四肢活动对称性、活动度和肌张力。

4.心理行为发育监测

婴幼儿每次进行健康检查时,需按照儿童生长发育监测图的运动发育指标进行发育监测,定期了解儿童心理行为发育情况,及时发现发育偏离儿童。有条件地区可开展儿童心理行为发育筛查。

5.实验室及其他辅助检查

(1)血红蛋白或血常规检查:6~9月龄儿童检查1次,1~6岁儿童每年检查1次。

(2)听力筛查:对有听力损失高危因素的儿童,采用便携式听觉评估仪及筛查型耳声发射仪,在儿童6、12、24和36月龄各进行一次听力筛查。

(3)视力筛查:儿童4岁开始每年采用国际标准视力表或标准对数视力表灯箱进行一次视力筛查。

(4)其他检查:有条件单位可根据儿童具体情况开展尿常规、膳食营养分析等检查项目。

(三)健康评价

1.体格生长评价

(1)评价指标:体重/年龄、身长(身高)/年龄、头围/年龄、体重/身长(身高)和体质指数(BMI)/年龄。

(2)评价方法:

1)数据表法:

①离差法(标准差法):以中位数(M)为基值加减标准差(SD)来评价体格

生长，可采用五等级划分法和三等级划分法(见表 16-1)。

表 16-1　　等级划分法

等级	＜M－2SD	M－2SD～M－1SD	M±1SD	M＋1SD～M＋2SD	＞M＋2SD
五等级	下	中下	中	中上	上
三等级	下	中			上

②百分位数法：将参照人群的第 50 百分位数(P50)为基准值，第 3 百分位数值相当于离差法的中位数减 2 个标准差，第 97 百分位数值相当于离差法的中位数加 2 个标准差。

2)曲线图法：以儿童的年龄或身长(身高)为横坐标，以生长指标为纵坐标，绘制成曲线图，从而能直观、快速地了解儿童的生长情况。通过追踪观察可以清楚地看到生长趋势和变化情况，及时发现生长偏离的现象。

描绘方法：以横坐标的年龄或身长(身高)点画一与横坐标垂直的线，再以纵坐标的体重、身长(身高)、头围测量值或 BMI 值为点画与纵坐标垂直的线，两线相交点即为该年龄儿童体重、身长(身高)、头围、BMI 在曲线图的位置或水平。将连续多个体重、身长(身高)、头围、BMI 的描绘点连线即获得该儿童体重、身长(身高)、头围、BMI 生长轨迹或趋势。

(3)评价内容：

1)生长水平：指个体儿童在同年龄同性别人群中所处的位置，为该儿童生长的现况水平(见表 16-2)。

2)匀称度：包括体型匀称和身材匀称，通过体重/身长(身高)等可反映儿童的体型和人体各部分的比例关系(见表 16-2)。

表 16-2　　生长水平和匀称度的评价

指标	测量值		评价
	百分位法	标准差法	
体重/年龄	＜P3	＜M－2SD	低体重
身长(身高)/年龄	＜P3	＜M－2SD	生长迟缓
体重/身长(身高)	＜P3	＜M－2SD	消瘦
	P85～P97	M＋1SD～M＋2SD	超重
	＞P97	≥M＋2SD	肥胖
头围/年龄	＜P3	＜M－2SD	过小
	＞P97	＞M＋2SD	过大

3)生长速度:将个体儿童不同年龄时点测量值在生长曲线图上描记并连接成一条曲线,与生长曲线图中的参照曲线比较,即可判断该儿童在此段时间的生长速度是正常、增长不良或过速。纵向观察儿童生长速度可掌握个体儿童自身的生长轨迹。

①正常增长:与参照曲线相比,儿童的自身生长曲线与参照曲线平行上升即为正常增长。

②增长不良:与参照曲线相比,儿童的自身生长曲线上升缓慢(增长不足:增长值为正数,但低于参照速度标准)、持平(不增:增长值为零)或下降(增长值为负数)。

③增长过速:与参照曲线相比,儿童的自身生长曲线上升迅速(增长值超过参照速度标准)。

2.心理行为发育评价

采用儿童生长发育监测图监测婴幼儿心理行为发育。如果某项运动发育指标至箭头右侧月龄仍未通过者,需进行心理行为发育筛查或转诊。

(四)指导

1.喂养与营养

提倡母乳喂养,指导家长进行科学的食物转换,均衡膳食营养,培养儿童良好的进食行为,注意食品安全。预防儿童蛋白质-能量营养不良、营养性缺铁性贫血、维生素D缺乏性佝偻病、超重/肥胖等常见营养性疾病的发生。

2.体格生长

告知定期测量儿童体重、身长(身高)、头围的重要性,反馈测评结果,指导家长正确使用儿童生长发育监测图进行生长发育监测。

3.心理行为发育

根据儿童发育年龄进行预见性指导,促进儿童心理行为发育。

4.伤害预防

重视儿童伤害预防,针对不同地区、不同年龄儿童伤害发生特点,对溺水、跌落伤、道路交通伤害等进行预防指导。

5.疾病预防

指导家长积极预防儿童消化道、呼吸道等常见疾病,按时预防接种,加强体格锻炼,培养良好卫生习惯。

(五)转诊

1.对低体重、生长迟缓、消瘦、肥胖、营养性缺铁性贫血及维生素D缺乏性佝偻病儿童进行登记,并转入儿童营养性疾病管理

2.对儿童心理行为发育筛查结果可疑或异常的儿童进行登记并转诊

3.出现下列情况之一，且无条件诊治者应转诊

(1)皮肤有皮疹、糜烂、出血点等，淋巴结肿大、压痛。

(2)头围过大或过小，前囟张力过高，颈部活动受限或颈部包块。

(3)眼外观异常、溢泪或溢脓、结膜充血、眼球震颤，婴儿不注视、不追视，4岁以上儿童视力筛查异常。

(4)耳、鼻有异常分泌物，龋齿。

(5)听力筛查未通过。

(6)心脏杂音，心律不齐，肺部呼吸音异常。

(7)肝脾肿大，腹部触及包块。

(8)脊柱侧弯或后突，四肢不对称，活动度和肌张力异常，疑有发育性髋关节发育不良。

(9)外生殖器畸形，睾丸未降，阴囊水肿或包块。

在健康检查中，发现任何不能处理的情况均应转诊。

四、工作要求

(1)儿童健康检查人员应经过专业技术培训。

(2)开展儿童健康检查的医疗保健机构需配备儿童体重秤、量床、身高计、软尺、听诊器、手电筒、消毒压舌板、听力和视力筛查工具、儿童生长发育监测图(表)和必要的实验室检查设备。

①体重秤：体重测量应使用杠杆式体重秤或电子体重秤，最大称量为60 kg，最小分度值为50 g。

②量床：供2岁及以下儿童测量身长使用，最小分度值为0.1 cm。

③身高计：供2岁以上儿童测量身高使用，最小分度值为0.1 cm。

④软尺：无伸缩性软尺，最小分度值为0.1 cm。

⑤听力筛查工具：便携式听觉评估仪，筛查型耳声发射仪。

⑥视力筛查工具：国际标准视力表或标准对数视力表灯箱。

(3)检查时注意检测工具和双手的清洁卫生，预防交叉感染；保持适宜的室内温度；检查动作轻柔，注意医疗安全，避免伤害隐患。

(4)掌握正确的儿童生长发育监测和评价方法，特别是生长发育曲线的描绘和解释，早期发现生长发育偏离或异常情况。有转诊指征的儿童，应向家长说明情况，并及时转诊。

(5)针对儿童营养、喂养、心理行为发育、疾病和伤害预防提供科学育儿知

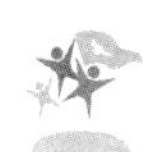

识和相关技能指导；及时反馈体检结果，对生长发育偏离或疾病的儿童进行追踪随访。

(6)使用统一的健康检查表格，认真逐项填写，确保资料收集的完整性、连续性，并纳入儿童健康档案。

第二节　儿童营养性疾病管理技术规范

一、目的

通过健康教育、喂养指导和药物治疗等干预措施，对患有营养性疾病的儿童进行管理，及时矫正其营养偏离，促进儿童身心健康成长。

二、管理对象

辖区内 0～6 岁(7 岁以下)健康检查筛查出的患营养性疾病的儿童。

三、管理内容

(一)蛋白质-能量营养不良

1.评估及分类

蛋白质-能量营养不良分别以体重/年龄、身长(身高)/年龄和体重/身长(身高)为评估指标，采用标准差法进行评估和分类，测量值低于中位数减 2 个标准差为低体重、生长迟缓和消瘦，如表 16-3 所示。

表 16-3　　蛋白质-能量营养不良评估及分类

指标	测量值标准差法	评价
体重/年龄	M－3SD～M－2SD	中度低体重
	＜M－3SD	重度低体重
身长(身高)/年龄	M－3SD～M－2SD	中度生长迟缓
	＜M－3SD	重度生长迟缓
体重/身长(身高)	M－3SD～M－2SD	中度消瘦
	＜M－3SD	重度消瘦

2. 查找病因

（1）早产、低出生体重儿或小于胎龄儿。

（2）喂养不当，如乳类摄入量不足，未适时或适当地进行食物转换，偏食和挑食等。

（3）反复呼吸道感染和腹泻，消化道畸形，内分泌、遗传代谢性疾病及影响生长发育的其他慢性疾病。

3. 干预

（1）喂养指导：进行喂养咨询和膳食调查分析，根据病因、评估分类和膳食分析结果，指导家长为儿童提供满足其恢复正常生长需要的膳食，使能量摄入逐渐达到推荐摄入量（RNI）的 85%以上，蛋白质和矿物质、维生素摄入达到 RNI 的 80%以上。

（2）管理：

1）随访：每月进行营养监测、生长发育评估和指导，直至恢复正常生长。

2）转诊：重度营养不良儿童，中度营养不良儿童连续 2 次治疗体重增长不良或营养改善 3～6 个月后但身长或身高仍增长不良者，需及时转上级妇幼保健机构或专科门诊进行会诊或治疗。转诊后，应定期了解儿童转归情况，出院后及时纳入专案管理，按上级妇幼保健机构或专科门诊的治疗意见协助恢复期治疗，直至恢复正常生长。

3）结案：一般情况好，体重/年龄或身长（身高）/年龄或体重/身长（身高）大于等于 M－2SD 即可结案。

4. 预防

（1）指导早产/低出生体重儿采用特殊喂养方法，定期评估，积极治疗可矫治的严重先天畸形。

（2）及时分析病史，询问儿童生长发育不良的原因，针对原因进行个体化指导；对存在喂养或进食行为问题的儿童，指导家长合理喂养和行为矫治，使儿童体格生长恢复正常速度。

（3）对于反复患消化道、呼吸道感染及影响生长发育的慢性疾病儿童应及时治疗。

（二）营养性缺铁性贫血

1. 评估及分度

（1）评估指标：

1）血红蛋白（Hb）降低：6 月龄～6 岁小于 110 g/L。由于海拔高度对 Hb 值的影响，海拔每升高 1000 m，Hb 上升约 4%。

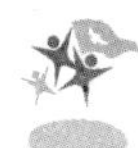

2)外周血红细胞呈小细胞低色素性改变：平均红细胞容积(MCV)小于80 fL，平均红细胞血红蛋白含量(MCH)小于27 pg，平均红细胞血红蛋白浓度(MCHC)小于310 g/L。

3)有条件的机构可进行铁代谢等进一步检查，以明确诊断。

(2)贫血程度判断：Hb值90～109 g/L为轻度，60～89 g/L为中度，小于60 g/L为重度。

2. 查找病因

(1)早产、双胎或多胎、胎儿失血和妊娠期母亲贫血，导致先天铁储备不足。

(2)未及时添加富含铁的食物，导致铁摄入量不足。

(3)不合理的饮食搭配和胃肠疾病，影响铁的吸收。

(4)生长发育过快，对铁的需要量增大。

(5)长期慢性失血，导致铁丢失过多。

3. 干预

(1)铁剂治疗：

1)剂量：贫血儿童可通过口服补充铁剂进行治疗。按元素铁计算补铁剂量，即每日补充元素铁1～2 mg/kg，餐间服用，分2～3次口服，每日总剂量不超过30 mg。可同时口服维生素C以促进铁吸收。常用铁剂及其含铁量，即每1 mg元素铁相当于硫酸亚铁5 mg、葡萄糖酸亚铁8 mg、乳酸亚铁5 mg、枸橼酸铁铵5 mg或富马酸亚铁3 mg。口服铁剂可能出现恶心、呕吐、胃疼、便秘、大便颜色变黑、腹泻等不良反应。当出现上述情况时，可改用间歇性补铁的方法[补充元素铁1～2 mg/(kg·次)，每周1～2次或每日1次]，待不良反应减轻后，再逐步加至常用量。餐间服用铁剂，可缓解胃肠道不良反应。

2)疗程：应在Hb值正常后继续补充铁剂2个月，恢复机体铁储存水平。

3)疗效标准：补充铁剂2周后Hb值开始上升，4周后Hb值应上升10～20 g/L及以上。

(2)其他治疗：

1)一般治疗：合理喂养，给予含铁丰富的食物；也可补充叶酸、维生素B_{12}等微量营养素；预防感染性疾病。

2)病因治疗：根据可能的病因和基础疾病采取相应的措施。

(3)管理：

1)随访：轻中度贫血儿童补充铁剂后2～4周复查Hb，并了解服用铁剂的依从性，观察疗效。

2)转诊：重度贫血儿童，轻中度贫血儿童经铁剂正规治疗1个月后无改善或进行性加重者，应及时转上级妇幼保健机构或专科门诊会诊或转诊治疗。

3)结案:治疗满疗程后Hb值达正常即可结案。

4. 预防

(1)饮食调整及铁剂补充:

1)孕妇:应加强营养,摄入富含铁的食物。从妊娠第3个月开始,按元素铁60 mg/d口服补铁,必要时可延续至产后;同时补充小剂量叶酸(400 μg/d)及其他维生素和矿物质。分娩时延迟脐带结扎2~3分钟,可增加婴儿铁储备。

2)婴儿:早产/低出生体重儿应从4周龄开始补铁,剂量为每日2 mg/kg元素铁,直至1周岁。纯母乳喂养或以母乳喂养为主的足月儿从4月龄开始补铁,剂量为每日1 mg/kg元素铁;人工喂养婴儿应采用铁强化配方奶。

3)幼儿:注意食物的均衡和营养,多提供富含铁的食物,鼓励进食蔬菜和水果,促进肠道铁吸收,纠正儿童厌食和偏食等不良习惯。

(2)寄生虫感染防治:在寄生虫感染的高发地区,应在防治贫血的同时进行驱虫治疗。

(三)维生素D缺乏性佝偻病

1. 评估与分期

(1)早期:多见于6月龄内,特别是3月龄内的婴儿。可有多汗、易激惹、夜惊等非特异性神经精神症状,此期常无骨骼病变。血钙、血磷正常或稍低,碱性磷酸酶(AKP)正常或稍高,血25-(OH)D降低。骨X线片无异常或长骨干骺端临时钙化带模糊。

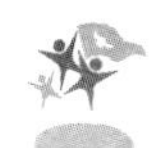

(2)活动期:

1)骨骼体征:小于6月龄婴儿可有颅骨软化;大于6月龄婴儿可见方颅、手(足)镯、肋骨串珠、肋软骨沟、鸡胸、“O”形腿、“X”形腿等。

2)血生化:血钙正常低值或降低,血磷明显下降,血AKP增高,血25-(OH)D显著降低。

3)骨X线片:长骨干骺端临时钙化带消失,干骺端增宽,呈毛刷状或杯口状,骨骺软骨盘加宽大于2 mm。

(3)恢复期:

1)症状体征:早期或活动期患儿可经日光照射或治疗后症状逐渐减轻或消失。

2)血生化:血钙、血磷、AKP、25-(OH)D逐渐恢复正常。

3)骨X线片:长骨干骺端临时钙化带重现、增宽、密度增加,骨骺软骨盘小于2 mm。

(4)后遗症期:严重佝偻病治愈后遗留不同程度的骨骼畸形。

2. 查找病因

(1)围生期储存不足：孕妇和乳母维生素 D 不足、早产、双胎或多胎。

(2)日光照射不足：室外活动少、高层建筑物阻挡、大气污染(如烟雾、尘埃)、冬季、高纬度(黄河以北)地区。

(3)生长过快：生长发育速度过快的婴幼儿，维生素 D 相对不足。

(4)疾病：反复呼吸道感染、慢性消化道疾病、肝肾疾病。

3. 干预

(1)维生素 D 治疗：活动期佝偻病儿童建议口服维生素 D 治疗，剂量为 800 IU/d(20 μg/d)连服 3～4 个月或 2000～4000 IU/d(50～100 μg/d)连服 1 个月，之后改为 400 IU/d(10 μg/d)。口服困难或腹泻等影响吸收时，可采用大剂量突击疗法，一次性肌注维生素 D 15 万～30 万 IU(3.75～7.5 mg)。若治疗后上述指征改善，1～3 个月后口服维生素 D 400 IU/d(10 μg/d)维持。大剂量治疗中应监测血生化指标，避免高钙血症、高钙尿症。

(2)其他治疗：

1)户外活动：在日光充足、温度适宜时每天活动 1～2 小时，充分暴露皮肤。

2)钙剂补充：乳类是婴幼儿钙营养的优质来源，乳量充足的足月儿可不额外补充钙剂。膳食中钙摄入不足者，可适当补充钙剂。

3)加强营养：应注意多种营养素的补充。

(3)管理：

1)随访：活动期佝偻病每月复查一次，恢复期佝偻病 2 个月复查一次，至痊愈。

2)转诊：若活动期佝偻病经维生素 D 治疗 1 个月后症状、体征、实验室检查无改善，应考虑其他非维生素 D 缺乏性佝偻病(如肾性骨营养障碍、肾小管性酸中毒、低血磷抗维生素 D 性佝偻病、范可尼综合征)、内分泌疾病、骨代谢性疾病(如甲状腺功能减低、软骨发育不全、黏多糖病)等，应转上级妇幼保健机构或专科门诊明确诊断。

3)结案：活动期佝偻病症状消失 1～3 个月，体征减轻或恢复正常后观察 2～3个月无变化者，即可结案。

4. 预防

(1)母亲：孕妇应经常户外活动，进食富含钙、磷的食物。妊娠后期为冬春季的妇女宜适当补充维生素 D 400～1000 IU/d(10～25 μg/d)，以预防先天性佝偻病的发生。使用维生素 AD 制剂应避免维生素 A 中毒，维生素 A 摄入量小于 1 万 IU/d。

(2)婴幼儿

1)户外活动:婴幼儿适当进行户外活动接受日光照射,每日 1～2 小时,尽量暴露身体部位。

2)维生素 D 补充:婴儿(尤其是纯母乳喂养儿)生后数天开始补充维生素 D 400 IU/d(10 μg/d)。

3)高危人群补充:早产儿、双胎儿生后即应补充维生素 D 800 IU/d(20 μg/d),3 个月后改为 400 IU/d(10 μg/d)。有条件可监测血生化指标,根据结果适当调整剂量。

(四)超重/肥胖

1. 评估与分度

(1)超重:体重/身长(身高)大于等于 M+1SD,或体质指数/年龄(BMI/年龄)大于等于 M+1SD。

(2)肥胖:体重/身长(身高)大于等于 M+2SD,或 BMI/年龄大于等于 M+2SD。

2. 查找原因

(1)过度喂养和进食,膳食结构不合理。

(2)运动量不足及行为偏差。

(3)内分泌、遗传代谢性疾病。

3. 干预措施

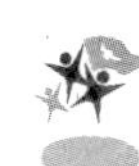

(1)婴儿期:

1)孕期合理营养,保持孕期体重正常增长,避免新生儿出生时体重过重或低出生体重。

2)提倡 6 个月以内纯母乳喂养,在及时、合理添加食物的基础上继续母乳喂养至 2 岁。

3)控制超重/肥胖婴儿的体重增长速度,无需采取减重措施。

4)监测体重、身长的增长和发育状况,强调合理膳食,避免过度喂养。

5)避免低出生体重儿过度追赶生长。

(2)幼儿期:

1)每月测量一次体重,每 3 个月测量一次身长,监测体格生长情况,避免过度喂养和过度进食,适当控制体重增长速度,不能使用饥饿、药物等影响儿童健康的减重措施。

2)采用行为疗法改变不良的饮食行为,培养健康的饮食习惯。

3)养成良好的运动习惯和生活方式,多进行户外活动,尽量不看电视或电子媒体。

(3)学龄前期：

1)开展有关儿童超重/肥胖预防的健康教育活动，包括均衡膳食，避免过度进食，培养健康的饮食习惯和生活方式，尽量少看电视或电子媒体。

2)每季度进行一次体格发育评价，对超重/肥胖儿童进行饮食状况和生活方式分析，纠正不良饮食和生活习惯。

4. 医学评价

(1)危险因素：对筛查为肥胖的儿童，在排除病理性肥胖之后，需进行危险因素评估。下列任何一项指标呈阳性者为高危肥胖儿童。

1)家族史：过度进食、肥胖、糖尿病、冠心病、高脂血症、高血压等。

2)饮食史：过度喂养或过度进食史。

3)出生史：低出生体重或巨大儿。

4)BMI 快速增加：BMI 在过去 1 年中增加大于等于 2.0。

(2)合并症：根据儿童肥胖严重程度、病史和体征，酌情选择进行相关检查，以确定是否存在高血压、脂肪肝、高胆固醇血症、胰岛素抵抗、糖耐量异常等合并症。

5. 管理

(1)对筛查出的所有肥胖儿童采用体重/身长(身高)曲线图或 BMI 曲线图进行生长监测。

(2)对有危险因素的肥胖儿童在常规健康检查的基础上，每月监测体重，酌情进行相关辅助检查。

(3)根据肥胖儿童年龄段进行相应的干预。

(4)对怀疑有病理性因素、存在合并症或经过干预肥胖程度持续增加的肥胖儿童，转诊至上级妇幼保健机构或专科门诊进一步诊治。

四、工作要求

(一)管理方法

1. 登记管理

对低体重、生长迟缓、消瘦、肥胖、营养性缺铁性贫血及维生素 D 缺乏性佝偻病儿童进行登记管理，及时干预，记录转归。

2. 专案管理

对中重度营养不良儿童、中重度营养性缺铁性贫血儿童、活动期佝偻病儿童应建专案进行管理。

3.会诊与转诊

应及时将疑难病例转上级妇幼保健机构或专科门诊进行会诊，并进行追踪随访，记录转归。

（二）专案管理人员资质

专案管理人员需具有临床执业医师资质，并接受过营养基础知识和营养性疾病培训。

第三节　儿童心理保健技术规范

一、目的

按照儿童心理发展的规律和不同年龄阶段的心理行为特征，定期对儿童进行心理行为发育评估，及时掌握不同年龄儿童的心理行为发育水平，营造良好环境，科学促进儿童健康发展。早期发现，及时干预，消除影响儿童心理行为发育的生物、心理和社会不利因素，早期识别儿童心理行为发育偏异，有针对性地开展随访、干预和健康管理。

二、服务对象

辖区内0～6岁儿童，包括健康儿童、高危儿童、心理行为发育异常儿童。

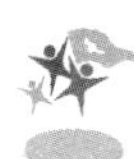

三、内容与方法

（一）健康儿童

在儿童健康检查同时进行儿童心理行为发育监测与指导。

1.监测方法

在健康检查时，根据社区卫生服务中心和乡镇卫生院的条件，结合家长需要，至少选择以下方法之一进行心理行为发育监测。

（1）儿童生长发育监测图：监测8项儿童行为发育指标（抬头、翻身、独坐、爬行、独站、独走、扶栏上楼梯、双脚跳），了解儿童在监测图中相应月龄的运动发育情况。如果某项运动发育指标至箭头右侧月龄仍未通过，提示有发育偏异的可能。

（2）预警征象：根据儿童心理行为发育问题预警征象（见表16-4），检查有无相应月龄的发育偏异，并在“□”内打“√”。出现任何一条预警征象应及时登记并转诊。

表 16-4 儿童心理行为发育问题预警征象

年龄	预警征象		年龄	预警征象	
3 月龄	(1)对很大声音没有反应 (2)不注视人脸,不追视移动的人或物品 (3)逗引时不发音或不会笑 (4)俯卧时不会抬头	□ □ □ □	18 月龄	(1)不会有意识地叫“爸爸”或“妈妈” (2)不会按要求指人或物 (3)不会独走 (4)与人无目光对视	□ □ □ □
6 月龄	(1)发音少,不会笑出声 (2)紧握拳不松开 (3)不会伸手及抓物 (4)不能扶坐	□ □ □ □	2 岁	(1)无有意义的语言 (2)不会扶栏上楼梯/台阶 (3)不会跑 (4)不会用匙吃饭	□ □ □ □
8 月龄	(1)听到声音无应答 (2)不会区分生人和熟人 (3)不会双手传递玩具 (4)不会独坐	□ □ □ □	2 岁半	(1)兴趣单一、刻板 (2)不会说 2～3 个字的短语 (3)不会示意大小便 (4)走路经常跌倒	□ □ □ □
12 月龄	(1)不会挥手表示“再见”或拍手表示“欢迎” (2)呼唤名字无反应 (3)不会用拇食指对捏小物品 (4)不会扶物站立	□ □ □ □	3 岁	(1)不会双脚跳 (2)不会模仿画圆 (3)不能与其他儿童交流、游戏 (4)不会说自己的名字	□ □ □ □

(3)标准化量表:使用全国标准化的儿童发育筛查量表,如小儿智能发育筛查量表(DDST)、0～6 岁儿童发育筛查量表(DST)等进行儿童心理行为发育问题的筛查评估。

2. 转诊

筛查结果可疑或异常者,应当登记(见附件 1)并转诊至上级妇幼保健机构或其他医疗机构的相关专科门诊,并进行随访。

3. 预见性指导

在儿童定期健康检查过程中,应当以儿童心理行为发育特点为基础,根据个体化原则,注重发育的连续性和阶段性特点,给予科学的心理行为发育的预见性指导。

(1)新生儿期：

1)强调母婴交流的重要性，鼓励父母多与新生儿接触，如说话、微笑、怀抱等。

2)学会辨识新生婴儿哭声，及时安抚情绪并满足其需求，如按需哺乳。

3)新生儿喂奶 1 小时后可进行俯卧练习，每天可进行 1～2 次婴儿被动操。

4)给新生儿抚触，让新生儿看人脸或鲜艳玩具、听悦耳铃声和音乐等，促进其感知觉的发展。

(2)1～3 个月：

1)注重亲子交流，在哺喂、护理过程中多与婴儿带有情感地说话、逗弄，对婴儿发声要用微笑、声音或点头应答，强调目光交流。

2)通过俯卧、竖抱练习、被动操等，锻炼婴儿头颈部的运动和控制能力。

3)增加适度的听觉、视觉和触觉刺激，听悦耳的音乐或带响声的玩具，用鲜艳的玩具吸引婴儿注视和跟踪。

(3)3～6 个月：

1)鼓励父母亲自养育婴儿，主动识别并及时有效地应答婴儿的生理与心理需求，逐渐建立安全的亲子依恋关系。

2)培养规律的进食、睡眠等生活习惯，多与婴儿玩看镜子、藏猫猫、寻找声音来源等亲子游戏。

3)营造丰富的语言环境，多与婴儿说话、模仿婴儿发声以鼓励婴儿发音，达到“交流应答”的目的。

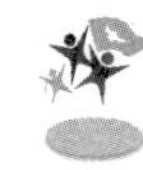

4)鼓励婴儿自由翻身，适当练习扶坐；让婴儿多伸手抓握不同质地的玩具和物品，促进手眼协调能力发展。

(4)6～8 个月：

1)父母多陪伴和关注婴儿，在保证婴儿安全的情况下扩大活动范围，鼓励与外界环境和人接触。

2)经常叫婴儿名字，说家中物品名称，培养婴儿对语言的理解能力。引导婴儿发“ba ba”“ma ma”等语音，提高其对发音的兴趣。

3)帮助婴儿练习独坐和匍匐爬行，扶腋下蹦跳；练习伸手够远处玩具、双手传递玩具、撕纸等双手配合和手指抓捏动作，提高手眼协调能力。

(5)8～12 个月：

1)帮助婴儿识别他人的不同表情；当婴儿出现生气、厌烦、不愉快等负性情绪时，转移其注意力；受到挫折时给予鼓励和支持。

2)丰富婴儿语言环境，经常同婴儿讲话、看图画。让婴儿按指令做出动作和表情，如叫名字有应答，懂得挥手“再见”。

3)帮助婴儿多练习手-膝爬行，学习扶着物品站立和行走；给婴儿提供杯子、积木、球等安全玩具玩耍，发展手眼协调和相对准确的操作能力。

4)增加模仿性游戏，如拍手“欢迎”，捏有响声的玩具，拍娃娃，拖动毯子取得玩具等。

(6)12～18个月：

1)给予幼儿探索环境、表达愿望和情绪的机会。经常带幼儿玩亲子互动游戏，如相互滚球、爬行比赛等；引导幼儿玩功能性游戏，如模仿给娃娃喂饭、拍睡觉等。

2)多给幼儿讲故事、说儿歌，教幼儿指认书中图画和身体部位，引导幼儿将语言与实物联系起来，鼓励幼儿有意识地用语言表达。

3)给幼儿提供安全的活动场所，通过练习独立行走、扔球、踢球、拉着玩具走等活动，提高控制平衡的能力。

4)鼓励幼儿多做翻书页、盖瓶盖、用笔涂鸦、垒积木等游戏，提高认知及手眼协调能力。

(7)18～24个月：

1)家长对待幼儿的养育态度和行为要一致。在保证安全的前提下，给幼儿自主做事情的机会，对幼儿每一次的努力都给予鼓励和赞扬，培养其独立性和自信心。

2)学习更多词汇，说出身边物品名称、短语，鼓励用语言表达需求和简单对话；学习区分大小，匹配形状和颜色等。

3)提高幼儿身体动作协调能力，学习扶着栏杆上下楼梯、踢皮球、踮着脚尖走和跑，握笔模仿画线，积木叠高等。

4)培养幼儿生活自理能力，如用匙进食、用杯子喝水，学习脱袜子、脱鞋；固定大小便场所，练习示意大小便。

(8)24～30个月：

1)鼓励幼儿帮助家长做一些简单的家务活动，如收拾玩具、扫地、帮忙拿东西等，促进自信心的发展，激发参与热情。

2)当幼儿企图做危险的活动时，应当及时制止；出现无理哭闹等不适宜的行为时，可采用消退(不予理睬)或转移等行为矫正方法，让幼儿懂得日常行为的对与错，逐步养成良好的行为习惯。

3)教幼儿说出自己的姓名、性别、身体部位以及一些短句和歌谣。学习执行指令，用较准确的语言表达需求。培养幼儿理解“里外”“上下”“前后”等空间概念。

4)学习独自上下楼梯、单腿站，提高身体协调及大运动能力；通过搭积木、串珠子、系扣子、画画等游戏，提高精细动作能力。

(9)30～36 个月：

1)提供与小朋友玩耍的机会，鼓励幼儿发展同伴关系，学习轮流、等待、合作、互助与分享，培养爱心、同情心和自我控制能力。

2)通过与小朋友玩“开火车”“骑竹竿”“过家家”等想象性和角色扮演游戏，保护和培养幼儿的兴趣和想象力。

3)经常给幼儿讲故事，并鼓励幼儿复述简单故事。教幼儿说歌谣、唱儿歌、讲述图画，不断地丰富词汇，提高语言表达能力。

4)练习双脚交替上楼梯、走脚印、跳远等，提高身体协调能力。通过画水平线、画圆形、扣扣子、穿鞋子等，提高精细动作能力。

5)逐步培养规律的生活习惯，学习自己洗手、进食、穿衣、大小便等生活技能。帮助幼儿学会适应新环境，做好入园准备。

(10)3～4 岁：

1)允许儿童在成长中犯错，让其学会从错误中汲取教训。以正确方法纠正不良行为，避免简单粗暴的管教方式。

2)帮助儿童适应集体环境，逐渐建立良好伙伴关系。关注分离焦虑情绪，引导适当的表达，妥善处理和缓解消极情绪。

3)采用丰富的词句与儿童对话、看图讲故事，耐心听其说话及复述故事，鼓励儿童发现、提出问题并认真回答。交流时注意与儿童眼睛平视。

4)在保证安全的情况下，鼓励儿童练习走直线、走和跑交替、攀登、骑三轮车等，学习折纸、剪纸、画画、玩橡皮泥、使用筷子等。

5)通过有主题的角色扮演等团体游戏，鼓励儿童自由联想，保持其好奇心。培养儿童注意力及对事物的观察力，引导和培养兴趣爱好。

6)帮助儿童学会遵守生活、游戏和学习的规则，鼓励儿童独立完成进食、穿衣、大小便等力所能及的事情。

(11)4～5 岁：

1)培养儿童的独立意识；帮助儿童正确认识性别差异，建立自我性别认同。

2)引导儿童用语言表达自己的感受和要求，逐渐学会控制情绪和行为。鼓励儿童多接触社会，遵守各种规则，强化其乐于助人的意识。

3)增加猜谜语等简单的抽象思维游戏，学习按形状、大小、颜色、性质、用途等将物品进行归类，帮助儿童认识事物的规律和内在联系。

4)学习儿歌、讲故事、表演节目；练习跳绳、扔球、接球；练习复杂图形剪纸、摆拼图、搭积木等。

5)注重培养儿童生活自理能力，在实际生活中学习整理和保管自己的玩具和图书。

(12)5～6 岁：

1)给儿童设立适当的行为规范，引导儿童遵守社会与家庭生活规则和要求，对儿童的各种努力与进步及时给予肯定和鼓励，促进儿童的自尊和自信的发展。

2)让儿童在活动中自己感受困难，适度、适量体验挫折，并为克服困难做出努力，培养其坚持和忍耐的品质。

3)逐渐学会了解他人的感受和需求，懂得与人相处所需的宽容、谦让、共享与合作，同情、抚慰、关心和帮助他人。

4)鼓励儿童仔细观察周围事物及其相互关系，促进有意注意的发展。多与儿童交流幼儿园及周围发生的事情，积极回答儿童提出的问题。

5)练习跳绳、单脚跳、拍皮球等；经常画图画、做手工、玩创造性游戏。学会整理书包、文具及图书等物品，做好入学前的准备。

(二)高危儿童

1.管理对象

(1)早产(胎龄小于 37 周)或低出生体重(出生体重小于 2500 g)。

(2)宫内、产时或产后窒息，缺氧缺血性脑病，颅内出血。

(3)高胆红素血症，新生儿惊厥，持续性低血糖。

(4)新生儿期严重感染性疾病(如化脓性脑膜炎、败血症等)。

(5)患有遗传病或遗传代谢性疾病(如唐氏综合征、甲状腺功能低下、苯丙酮尿症等)。

(6)母亲患有中度以上妊娠期高血压综合征、糖尿病、严重感染(如风疹病毒、巨细胞病毒)等。

2.管理方法

(1)登记管理：社区卫生服务中心和乡镇卫生院为儿童建立健康档案时，通过询问家长或查阅围产保健手册，确定高危儿童。填写“高危儿童及心理行为发育异常儿童登记表”(见附件 1)，转诊至上级妇幼保健机构，并进行随访。

(2)专案管理：区(县)级及以上妇幼保健机构接诊高危儿童，并填写“高危儿童专案管理记录”(见附件 2)，纳入专案管理。

(3)结案与转诊：连续 2 次评估正常并年满 1 周岁的高危儿童可结案。筛查结果可疑或异常者，转诊到妇幼保健机构或其他医疗机构的相关专科门诊进行诊断和早期干预。

3.专案管理内容

(1)监测次数：对转诊的高危儿童进行心理行为发育监测评估，每季度至少 1 次，可根据监测手段和实际情况决定发育监测密度。

(2)监测方法:应当使用全国标准化的儿童发育量表[如新生儿20项行为神经评分法(NBNA)、丹佛发育筛查测验(DDST)、智力发育测试(DST)等]以及儿童心理行为发育问题预警征象进行高危儿童心理行为发育的监测评估。

(3)咨询指导:

1)根据筛查结果对儿童养育人进行结果解释。

2)针对筛查中发现的养育及发育问题进行咨询指导。

3)对需要转诊进行诊断和干预的儿童家长解释转诊原因及目的。

(三)心理行为发育异常儿童

1.管理对象

(1)一般心理行为发育问题:不适当的吸吮行为、咬指(趾)甲、饮食行为问题、睡眠问题、遗尿、过度依赖、退缩行为、屏气发作、暴怒发作、习惯性摩擦综合征等。

(2)常见心理行为发育障碍:精神发育迟滞、言语和语言障碍、孤独症谱系障碍、异食癖、拔毛癖、口吃、睡眠障碍、分离性焦虑障碍、注意缺陷多动障碍、抽动障碍、对立违抗性障碍、创伤后应激障碍等。

儿童心理障碍还包括精神分裂症、双相情感障碍、抑郁症、焦虑症、恐惧症、强迫症、神经性厌食症、贪食症等,遇到此类儿童应当及时转诊至精神专科门诊或专科医院。

2.管理方法

社区卫生服务中心、乡镇卫生院在儿童健康检查时发现的心理行为发育异常儿童,转诊至区(县)级及以上妇幼保健机构的心理行为发育门诊。心理行为发育门诊接诊一般心理行为发育问题和常见心理行为发育障碍儿童,进行评估、初步诊断和咨询指导。诊断困难者应当及时转诊至心理相关专科门诊或专科医院,并协助康复治疗。

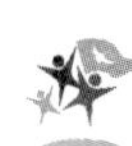

四、工作要求

(1)社区卫生服务中心和乡镇卫生院在儿童健康检查基础上,进行儿童心理行为发育监测和预见性指导,早期发现高危儿童,及时登记转诊。区(县)级及以上妇幼保健机构设立高危儿童监测管理门诊和儿童心理行为发育门诊,负责辖区内高危儿童专案管理和心理行为发育异常儿童的评估识别、咨询指导和转诊。

(2)从事儿童心理保健工作的医护人员应定期接受儿童心理保健及精神医学专业技术培训,并取得培训合格证书。

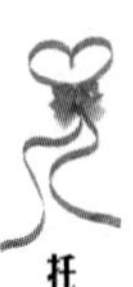

(3)开展儿童心理保健工作的专业人员应掌握心理行为发育监测方法，注重个体化差异，正确解释测验结果，强调保密原则。根据结果给予科学指导。

(4)区(县)级及以上妇幼保健机构应有环境适宜的高危儿童监测管理和儿童心理行为发育门诊用房，配备儿童心理行为发育量表和工具。

附件 1

高危儿童及心理行为发育异常儿童登记表

地址：________ 市________ 区(县)________________ 街道(乡)________ 居委会(村)

编号	登记日期	姓名	性别	出生日期	家长姓名	联系电话	高危因素或异常情况	追访结果

附件 2

高危儿童专案管理记录

编号：________儿童姓名：________性别：________出生日期：______ 年____月____日

开始管理日期：______ 年______ 月____ 日

转诊单位：________________高危因素：______________既往患病情况：____________

转归：正常□ 转诊□ 拒转诊□ 失访□ 死亡□

结案日期：________ 年________ 月________ 日

检查日期	年龄	评估方法	评估结果	指导	处理	检查者

第四节 儿童眼及视力保健技术规范

一、目的

通过眼保健宣传教育、视力评估和相关眼病的筛查，早期发现影响儿童视觉发育的眼病，及早矫治或及时转诊，以预防儿童可控制性眼病的发生发展，保护和促进儿童视功能的正常发育。

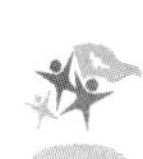

二、服务对象

辖区内 0～6 岁儿童。

三、内容与方法

（一）时间

1. 健康儿童

健康儿童应当在生后 28～30 天进行首次眼病筛查，分别在 3、6、12 月龄和 2、3、4、5、6 岁健康检查的同时进行阶段性眼病筛查和视力检查。

2.具有眼病高危因素的新生儿

具有眼病高危因素的新生儿，应当在出生后尽早由眼科医师进行检查。新生儿眼病的高危因素包括：

（1）新生儿重症监护病房住院超过7天并有连续吸氧（高浓度）史。

（2）临床上存在遗传性眼病家族史或怀疑有与眼病有关的综合征，例如先天性白内障、先天性青光眼、视网膜母细胞瘤、先天性小眼球、眼球震颤等。

（3）巨细胞病毒、风疹病毒、疱疹病毒、梅毒或毒浆体原虫（弓形体）等引起的宫内感染。

（4）颅面形态畸形、大面积颜面血管瘤，或者哭闹时眼球外凸。

（5）出生难产，器械助产。

（6）眼部持续流泪，有大量分泌物。

3.早产儿和低出生体重儿

出生体重小于2000 g的早产儿和低出生体重儿，应当在生后4～6周或矫正胎龄32周，由眼科医师进行首次眼底病变筛查。

（二）检查内容和方法

1.内容

在儿童健康检查时应当对0～6岁儿童进行眼外观检查，对4岁及以上儿童增加视力检查。

有条件的地区可增加与儿童年龄相应的其他眼部疾病筛查和视力评估：满月访视时进行光照反应检查，以发现眼部结构异常；3月龄婴儿进行瞬目反射检查和红球试验，以评估婴儿的近距离视力和注视能力；6月龄婴儿进行视物行为观察和眼位检查（角膜映光加遮盖试验），1～3岁儿童进行眼球运动检查，以评估儿童有无视力障碍和眼位异常。

2.方法

（1）眼外观：观察眼睑有无缺损、炎症、肿物，眼睫毛有无内翻，两眼大小是否对称；结膜有无充血，结膜囊有无分泌物及持续溢泪；角膜是否透明呈圆形；瞳孔是否居中、形圆、两眼对称、黑色外观。

（2）光照反应：检查者将手电灯快速移至婴儿眼前照亮瞳孔区，重复多次，两眼分别进行。婴儿出现反射性闭目动作为正常。

（3）瞬目反射：受检者取顺光方向，检查者以手或大物体在受检者眼前快速移动，不接触受检者。婴儿立刻出现反射性防御性的眨眼动作为正常。如3月龄未能完成，6月龄继续此项检查。

（4）红球试验：用直径5 cm左右色彩鲜艳的红球在婴儿眼前20～33 cm距

离缓慢移动，可以重复检查2～3次。婴儿出现短暂寻找或追随注视红球的表现为正常。如3月龄未能完成，6月龄继续此项检查。

(5)眼位检查(角膜映光加遮盖试验)：将手电灯放至儿童眼正前方33 cm处，吸引儿童注视光源；用遮眼板分别遮盖儿童的左、右眼，观察眼球有无水平或上下的移动。正常儿童两眼注视光源时，瞳孔中心各有一反光点，分别遮盖左右眼时没有明显的眼球移动。

(6)眼球运动：自儿童正前方，分别向上、下、左、右慢速移动手电灯。正常儿童两眼注视光源时，两眼能够同时同方向平稳移动，反光点保持在两眼瞳孔中央。

(7)视物行为观察：询问家长儿童在视物时是否有异常的行为表现，例如不会与家人对视或对外界反应差，对前方障碍避让迟缓，暗处行走困难，视物明显歪头或距离近，畏光或眯眼、眼球震颤等。

(8)视力检查：采用国际标准视力表或对数视力表检查儿童视力，检测距离5 m，视力表照度为500 lux，视力表1.0行高度为受检者眼睛高度。检查时，一眼遮挡，但勿压迫眼球，按照先右后左顺序，单眼进行检查。自上而下辨认视标，直到不能辨认的一行时为止，其前一行即可记录为被检者的视力。对4岁视力小于等于0.6，5岁及以上视力小于等于0.8的视力低常儿童，或两眼视力相差两行及以上的儿童，都应当在2周～1个月后复查一次。

(三)眼及视力保健指导

1.早期发现，及时就诊

识别儿童常见眼部疾病，儿童若出现眼红、畏光、流泪、分泌物多、瞳孔区发白、眼位偏斜或歪头视物、眼球震颤、不能追视、视物距离过近或眯眼、暗处行走困难等异常情况，应当及时到医院检查。儿童应当定期接受眼病筛查和视力评估。

2.注意用眼卫生

(1)培养良好的用眼卫生习惯，包括培养正确的看书、写字姿势，正确的握笔方法，在良好的照明环境下读书、游戏。

(2)儿童持续近距离注视时间每次不宜超过30分钟；操作各种电子视频产品时间每次不宜超过20分钟，每天累计时间建议不超过1小时。2岁以下儿童尽量避免操作各种电子视频产品。眼睛与各种电子产品荧光屏的距离一般为屏面对角线的5～7倍，屏面略低于眼高。

(3)屈光不正儿童要到具有相应资质的医疗机构或眼镜验配机构进行正规散瞳验光，调整眼镜屈光度，不要使用劣质及不合格眼镜。

(4)不要盲目使用眼保健产品,要在专业医师指导下合理、适度使用。

(5)合理营养,平衡膳食。经常到户外活动,每天不少于 2 小时。

3.防止眼外伤

(1)儿童应当远离烟花爆竹、锐利器械、有害物质,不在具有危险的场所活动,防范宠物对眼的伤害。

(2)儿童活动场所不要放置锐利器械、强酸强碱等有害物品,注意玩具的安全性。

(3)儿童眼进异物,或眼球扎伤、撞伤,要及时到设有眼科的医疗机构就诊。

4.预防传染性眼病

(1)教育和督促儿童经常洗手,不揉眼睛。

(2)不要带领患有传染性眼病的儿童到人群聚集的场所活动。

(3)社区或托幼机构应当注意隔离患有传染性眼病的儿童,防止疾病传播蔓延。

(四)转诊

出现以下情况之一者,应当予以及时转诊至上级妇幼保健机构或其他医疗机构的相关专科门诊进一步诊治。

(1)具有眼病高危因素的新生儿和出生体重低于 2000 g 的早产儿和低出生体重儿。

(2)眼睑、结膜、角膜和瞳孔等检查发现可疑结构异常。

(3)检查配合的婴儿经反复检测均不能引出光照反应及瞬目反射。

(4)注视和跟随试验检查异常。

(5)具有任何一种视物行为异常的表现。

(6)眼位检查和眼球运动检查发现眼位偏斜或运动不协调。

(7)复查后视力,4 岁儿童不高于 0.6,5 岁及以上儿童不高于 0.8,或两眼视力相差两行及以上。

四、工作要求

(1)在儿童健康检查的同时进行与其年龄相应的眼部疾病筛查和视力评估,同时进行儿童眼及视力保健的宣传教育工作,早期发现儿童的眼病和视力不良。对筛查出的可疑眼病或视力低常儿童,应当及时转诊至上级妇幼保健机构或其他医疗机构的相关专科门诊进一步诊治。

(2)从事眼病筛查及视力评估工作的医护人员应当接受相关专业技术培训,并取得培训合格证书。

(3)眼病筛查和视觉行为评估应当在室内自然光线下进行,检查设备为电源能量充足的聚光手电灯、直径 5 cm 左右的红球、遮眼板。视力检查设备为国际标准视力表或对数视力表灯箱。

(4)认真填写相关检查记录,进行转诊的追访。

第五节　儿童口腔保健指导技术规范

一、目的

通过定期对儿童进行口腔健康检查,并对家长进行口腔保健指导,提高家长和儿童的口腔健康意识,帮助家长掌握正确的口腔卫生保健知识和技能,培养儿童养成良好的口腔卫生习惯,预防儿童龋病等口腔疾病,提高儿童健康水平。

二、服务对象

辖区内 0～6 岁儿童。

三、内容与方法

在儿童健康检查时,进行口腔保健指导和口腔疾病筛查,并指导选择相应的干预措施。

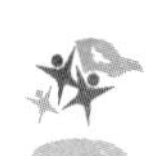

(一)问诊

询问儿童的喂养、饮食及口腔护理情况,了解是否喜食甜食、进食甜食的频率,是否有吮指、咬唇、吐舌、口呼吸等不良习惯,是否使用安抚奶嘴,口腔清洁、刷牙等卫生习惯。

(二)口腔疾病筛查

(1)面部检查。检查是否有唇裂、腭裂等颜面发育异常。

(2)牙齿、口腔黏膜和舌系带的检查。检查牙齿的数目、形态、颜色、排列、替换及咬合情况,乳牙有无早萌、滞留、反咬合。检查有无口腔溃疡、鹅口疮、舌系带过短等异常。

(3)龋齿检查。检查牙齿是否有褐色或黑褐色改变,或者出现明显的龋洞。

(三)口腔保健指导

根据儿童的年龄阶段,从牙齿发育、饮食、口腔卫生指导等方面予以宣传教育。

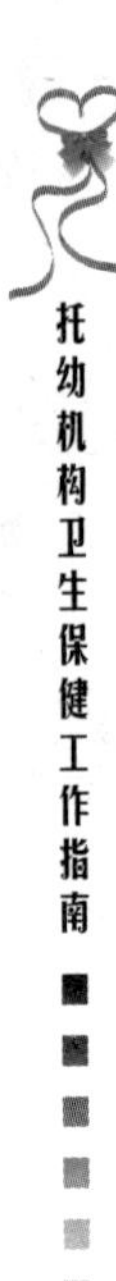

1.喂养

提倡母乳喂养，牙齿萌出以后规律喂养，逐渐减少夜间喂养次数。人工喂养儿应当避免奶瓶压迫其上下颌，不要养成含着奶瓶或含着乳头睡觉的习惯。牙齿萌出后，夜间睡眠前可喂服1～2口温开水清洁口腔。建议儿童18个月后停止使用奶瓶。

2.饮食习惯

减少每天吃甜食及饮用碳酸饮品的频率，预防龋病的发生；牙齿萌出后，进行咀嚼训练；进食富含纤维、有一定硬度的固体食物；培养规律性的饮食习惯，注意营养均衡。

3.牙齿萌出

乳牙萌出时婴儿可能出现喜欢咬硬物和手指、流涎增多，个别婴儿会出现身体不适、哭闹、牙龈组织充血或肿大、睡眠不好、食欲减退等现象。待牙齿萌出后，症状逐渐好转。建议这一时期使用磨牙饼干或磨牙棒以减轻症状。

4.口腔清洁

注意儿童的口腔清洁，尤其在每次进食以后。牙齿萌出后，家长应当用温开水浸湿消毒纱布、棉签或指套牙刷轻轻擦洗婴儿牙齿，每天1～2次。当多颗牙齿萌出后，家长可选用婴幼儿牙刷为幼儿每天刷牙2次。3岁以后，家长和幼儿园老师可开始教儿童自己选用适合儿童年龄的牙刷，用最简单的“画圈法”刷牙，其要领是将刷毛放置在牙面上，轻压使刷毛屈曲，在牙面上画圈，每部位反复画圈5次以上，牙齿的各个面(包括唇颊侧、舌侧及咬合面)均应刷到。此外，家长还应每日帮儿童刷牙1次(最好是晚上)，保证刷牙的效果。当儿童学会含漱时，建议使用儿童含氟牙膏。

5.纠正不良习惯

幼儿期尽量不用安抚奶嘴；纠正吮指、咬唇、吐舌、口呼吸等不良习惯。

6.口腔健康检查

儿童应该在第一颗乳牙萌出后6个月内，由家长选择具备执业资质的口腔医疗机构检查牙齿，请医生帮助判断孩子牙齿萌出情况，并评估其患龋病的风险。此后每半年检查一次牙齿。

7.局部应用氟化物预防龋病

3岁以上儿童可接受由口腔专业人员实施的局部应用氟化物防龋措施，每年2次。对龋病高危儿童，可适当增加局部用氟的次数。

8.窝沟封闭预防龋病

窝沟封闭是预防磨牙窝沟龋的最有效方法。应当由口腔专业人员对儿童窝沟较深的乳磨牙及第一恒磨牙进行窝沟封闭，用高分子材料把牙齿的窝沟填平，使牙面变得光滑易清洁，细菌不易存留，达到预防窝沟龋的作用。

(四)转诊

出现以下情况之一者，应当予以及时转诊至上级妇幼保健机构或其他医疗机构的相关口腔专业门诊进一步诊治。

(1)唇裂、腭裂等颜面发育异常。

(2)舌系带过短。

(3)乳牙早萌或滞留。

(4)乳牙反咬合。

(5)龋齿。

四、工作要求

(1)社区卫生服务中心和乡镇卫生院应当为儿童和家长提供口腔健康指导，为儿童提供定期口腔疾病筛查服务，宣传口腔卫生保健知识，发现异常及时进行转诊。

(2)从事儿童口腔保健工作的医护人员应当接受儿童口腔保健专业技术培训，并取得培训合格证书。工作中应当严格按照原卫生部疾控局印发的口腔保健相关技术规范执行。

(3)口腔检查应当在自然光线或良好照明条件下进行。认真填写检查记录，追访转诊结局。

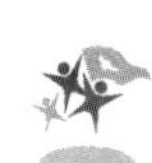

五、考核指标

0～6 岁儿童口腔疾病筛查覆盖率＝(该年辖区内接受口腔疾病筛查的 0～6 岁儿童人数/该年辖区内 0～6 岁儿童人数)×100％

第六节　儿童耳及听力保健技术规范

一、目的

早期发现听力损失，及时进行听觉言语干预及康复，保护和促进儿童的听觉和言语发育，减少儿童听力和言语残疾，提高儿童健康水平。

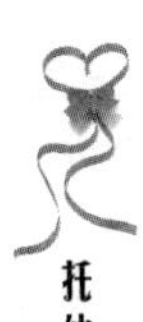

二、服务对象

辖区内0～6岁儿童。

三、内容与方法

新生儿期听力筛查后，进入0～6岁儿童保健系统管理，在健康检查的同时进行耳及听力保健，其中6、12、24和36月龄为听力筛查的重点年龄。

（一）检查内容

1. 耳外观检查

检查有无外耳畸形、外耳道异常分泌物、外耳湿疹等。

2. 听力筛查

运用听觉行为观察法（见表16-5）或便携式听觉评估仪（见表16-6）进行听力筛查。有条件的社区卫生服务中心和乡镇卫生院可采用筛查型耳声发射仪进行听力筛查。

表16-5　0～3岁儿童听觉观察法听力筛查阳性指标

年　龄	听觉行为反应
6月龄	不会寻找声源
12月龄	对近旁的呼唤无反应 不能发单字词音
24月龄	不能按照成人的指令完成相关动作 不能模仿成人说话（不看口型）或说话别人听不懂
36月龄	吐字不清或不会说话 总要求别人重复讲话 经常用手势表示主观愿望

表 16-6　0～6 岁儿童听觉评估仪听力筛查阳性指标

［室内本底噪声小于等于 45 dB(A)］

年龄	测试音强度	测试音频率	筛查阳性结果
12 月龄	60 (dB SPL,声场)	2.0 kHz(啭音)	无听觉反应
24 月龄	55 (dB SPL,声场)	2.0 kHz、4.0 kHz(啭音)	任一频率无听觉反应
3～6 岁	45(dB HL,耳机或声场)	1.0 kHz、2.0 kHz、4.0 kHz(纯音)	任一频率无听觉反应

（二）耳及听力保健知识指导

（1）正确的哺乳及喂奶，防止呛奶。婴儿溢奶时应当及时、轻柔清理。

（2）不要自行清洁外耳道，避免损伤。

（3）洗澡或游泳时防止呛水和耳进水。

（4）远离强声或持续的噪声环境，避免使用耳机。

（5）有耳毒性药物致聋家族史者，应当主动告知医生。

（6）避免头部外伤和外耳道异物。

（7）患腮腺炎、脑膜炎等疾病，应当注意其听力变化。

（8）如有以下异常，应当及时就诊：儿童耳部及耳周皮肤的异常；外耳道有分泌物或异常气味；有拍打或抓耳部的动作；有耳痒、耳痛、耳胀等症状；对声音反应迟钝；有语言发育迟缓的表现。

（三）转诊

出现以下情况之一者，应当予以及时转诊至儿童听力检测机构做进一步诊断。

（1）听觉行为观察法筛查任一项结果阳性。

（2）听觉评估仪筛查任一项结果阳性。

（3）耳声发射筛查未通过。

四、工作要求

（1）为儿童提供定期耳外观检查和听力筛查，同时进行儿童耳及听力保健宣传教育工作。听力筛查未通过者应当及时转诊到听力检测机构。

（2）从事儿童耳及听力保健工作的医护人员应当接受儿童相关专业技术培训，并取得培训合格证书。从事听力筛查和检测的技术人员必须省级卫生行政部门考核批准，经岗前培训，取得合格证后方可上岗。

（3）听力筛查设备应定期经国家认可的计量部门标定。听觉评估仪技术指标：声音种类为纯音、啭音；频率范围为 0.5 kHz、1.0 kHz、2.0 kHz、4.0 kHz；

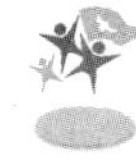

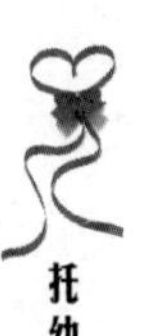

声音强度为插入耳机 25～100 dB HL;声场测听扬声器的强度为 20～90 dB SPL/HL,每 5 dB 一档。

(4)筛查房屋应当安静,远离电梯、超声等辐射干扰,室内本底噪声小于等于 45 dB(A)。

(5)做好辖区内筛查未通过儿童的追访,并记录筛查、诊断和干预结果。

第十七章　托幼机构相关法律法规及评价参考

第一节　幼儿园工作规程

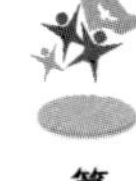

(根据中华人民共和国教育部令第39号文件,《幼儿园工作规程》于2015年12月14日第48次部长办公会议审议通过,于2016年1月5日公布,自2016年3月1日起施行。)

第一章　总则

第一条　为了加强幼儿园的科学管理,规范办园行为,提高保育和教育质量,促进幼儿身心健康,依据《中华人民共和国教育法》等法律法规,制定本规程。

第二条　幼儿园是对3周岁以上学龄前幼儿实施保育和教育的机构。幼儿园教育是基础教育的重要组成部分,是学校教育制度的基础阶段。

第三条　幼儿园的任务是:贯彻国家的教育方针,按照保育与教育相结合的原则,遵循幼儿身心发展特点和规律,实施德、智、体、美等方面全面发展的教育,促进幼儿身心和谐发展。

幼儿园同时面向幼儿家长提供科学育儿指导。

第四条　幼儿园适龄幼儿一般为3周岁至6周岁。

幼儿园一般为三年制。

第五条　幼儿园保育和教育的主要目标是:

(一)促进幼儿身体正常发育和机能的协调发展,增强体质,促进心理健康,培养良好的生活习惯、卫生习惯和参加体育活动的兴趣。

(二)发展幼儿智力,培养正确运用感官和运用语言交往的基本能力,增进对环境的认识,培养有益的兴趣和求知欲望,培养初步的动手探究能力。

(三)萌发幼儿爱祖国、爱家乡、爱集体、爱劳动、爱科学的情感,培养诚实、自信、友爱、勇敢、勤学、好问、爱护公物、克服困难、讲礼貌、守纪律等良好的品德行为和习惯,以及活泼开朗的性格。

(四)培养幼儿初步感受美和表现美的情趣和能力。

第六条 幼儿园教职工应当尊重、爱护幼儿,严禁虐待、歧视、体罚和变相体罚、侮辱幼儿人格等损害幼儿身心健康的行为。

第七条 幼儿园可分为全日制、半日制、定时制、季节制和寄宿制等。上述形式可分别设置,也可混合设置。

第二章 幼儿入园和编班

第八条 幼儿园每年秋季招生。平时如有缺额,可随时补招。

幼儿园对烈士子女、家中无人照顾的残疾人子女、孤儿、家庭经济困难幼儿、具有接受普通教育能力的残疾儿童等入园,按照国家和地方的有关规定予以照顾。

第九条 企业、事业单位和机关、团体、部队设置的幼儿园,除招收本单位工作人员的子女外,应当积极创造条件向社会开放,招收附近居民子女入园。

第十条 幼儿入园前,应当按照卫生部门制定的卫生保健制度进行健康检查,合格者方可入园。

幼儿入园除进行健康检查外,禁止任何形式的考试或测查。

第十一条 幼儿园规模应当有利于幼儿身心健康,便于管理,一般不超过360人。

幼儿园每班幼儿人数一般为:小班(3周岁至4周岁)25人,中班(4周岁至5周岁)30人,大班(5周岁至6周岁)35人,混合班30人。寄宿制幼儿园每班幼儿人数酌减。

幼儿园可以按年龄分别编班,也可以混合编班。

第三章 幼儿园的安全

第十二条 幼儿园应当严格执行国家和地方幼儿园安全管理的相关规定,

建立健全门卫、房屋、设备、消防、交通、食品、药物、幼儿接送交接、活动组织和幼儿就寝值守等安全防护和检查制度,建立安全责任制和应急预案。

第十三条 幼儿园的园舍应当符合国家和地方的建设标准,以及相关安全、卫生等方面的规范,定期检查维护,保障安全。幼儿园不得设置在污染区和危险区,不得使用危房。

幼儿园的设备设施、装修装饰材料、用品用具和玩教具材料等,应当符合国家相关的安全质量标准和环保要求。

入园幼儿应当由监护人或者其委托的成年人接送。

第十四条 幼儿园应当严格执行国家有关食品药品安全的法律法规,保障饮食饮水卫生安全。

第十五条 幼儿园教职工必须具有安全意识,掌握基本急救常识和防范、避险、逃生、自救的基本方法,在紧急情况下应当优先保护幼儿的人身安全。

幼儿园应当把安全教育融入一日生活,并定期组织开展多种形式的安全教育和事故预防演练。

幼儿园应当结合幼儿年龄特点和接受能力开展反家庭暴力教育,发现幼儿遭受或者疑似遭受家庭暴力的,应当依法及时向公安机关报案。

第十六条 幼儿园应当投保校方责任险。

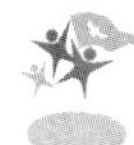

第四章 幼儿园的卫生保健

第十七条 幼儿园必须切实做好幼儿生理和心理卫生保健工作。

幼儿园应当严格执行《托儿所幼儿园卫生保健管理办法》以及其他有关卫生保健的法规、规章和制度。

第十八条 幼儿园应当制定合理的幼儿一日生活作息制度。正餐间隔时间为3.5～4小时。在正常情况下,幼儿户外活动时间(包括户外体育活动时间)每天不得少于2小时,寄宿制幼儿园不得少于3小时;高寒、高温地区可酌情增减。

第十九条 幼儿园应当建立幼儿健康检查制度和幼儿健康卡或档案。每年体检一次,每半年测身高、视力一次,每季度量体重一次;注意幼儿口腔卫生,保护幼儿视力。

幼儿园对幼儿健康发展状况定期进行分析、评价,及时向家长反馈结果。

幼儿园应当关注幼儿心理健康,注重满足幼儿的发展需要,保持幼儿积极的情绪状态,让幼儿感受到尊重和接纳。

第二十条 幼儿园应当建立卫生消毒、晨检、午检制度和病儿隔离制度,配合卫生部门做好计划免疫工作。

幼儿园应当建立传染病预防和管理制度，制定突发传染病应急预案，认真做好疾病防控工作。

幼儿园应当建立患病幼儿用药的委托交接制度，未经监护人委托或者同意，幼儿园不得给幼儿用药。幼儿园应当妥善管理药品，保证幼儿用药安全。

幼儿园内禁止吸烟、饮酒。

第二十一条　供给膳食的幼儿园应当为幼儿提供安全卫生的食品，编制营养平衡的幼儿食谱，定期计算和分析幼儿的进食量和营养素摄取量，保证幼儿合理膳食。

幼儿园应当每周向家长公示幼儿食谱，并按照相关规定进行食品留样。

第二十二条　幼儿园应当配备必要的设备设施，及时为幼儿提供安全卫生的饮用水。

幼儿园应当培养幼儿良好的大小便习惯，不得限制幼儿便溺的次数、时间等。

第二十三条　幼儿园应当积极开展适合幼儿的体育活动，充分利用日光、空气、水等自然因素以及本地自然环境，有计划地锻炼幼儿肌体，增强身体的适应和抵抗能力。正常情况下，每日户外体育活动不得少于1小时。

幼儿园在开展体育活动时，应当对体弱或有残疾的幼儿予以特殊照顾。

第二十四条　幼儿园夏季要做好防暑降温工作，冬季要做好防寒保暖工作，防止中暑和冻伤。

第五章　幼儿园的教育

第二十五条　幼儿园教育应当贯彻以下原则和要求：

（一）德、智、体、美等方面的教育应当互相渗透，有机结合。

（二）遵循幼儿身心发展规律，符合幼儿年龄特点，注重个体差异，因人施教，引导幼儿个性健康发展。

（三）面向全体幼儿，热爱幼儿，坚持积极鼓励、启发引导的正面教育。

（四）综合组织健康、语言、社会、科学、艺术各领域的教育内容，渗透于幼儿一日生活的各项活动中，充分发挥各种教育手段的交互作用。

（五）以游戏为基本活动，寓教育于各项活动之中。

（六）创设与教育相适应的良好环境，为幼儿提供活动和表现能力的机会与条件。

第二十六条　幼儿一日活动的组织应当动静交替，注重幼儿的直接感知、实际操作和亲身体验，保证幼儿愉快地、有益地自由活动。

第二十七条 幼儿园日常生活组织，应当从实际出发，建立必要、合理的常规，坚持一贯性和灵活性相结合，培养幼儿的良好习惯和初步的生活自理能力。

第二十八条 幼儿园应当为幼儿提供丰富多样的教育活动。

教育活动内容应当根据教育目标、幼儿的实际水平和兴趣确定，以循序渐进为原则，有计划地选择和组织。

教育活动的组织应当灵活地运用集体、小组和个别活动等形式，为每个幼儿提供充分参与的机会，满足幼儿多方面发展的需要，促进每个幼儿在不同水平上得到发展。

教育活动的过程应注重支持幼儿的主动探索、操作实践、合作交流和表达表现，不应片面追求活动结果。

第二十九条 幼儿园应当将游戏作为对幼儿进行全面发展教育的重要形式。

幼儿园应当因地制宜创设游戏条件，提供丰富、适宜的游戏材料，保证充足的游戏时间，开展多种游戏。

幼儿园应当根据幼儿的年龄特点指导游戏，鼓励和支持幼儿根据自身兴趣、需要和经验水平，自主选择游戏内容、游戏材料和伙伴，使幼儿在游戏过程中获得积极的情绪情感，促进幼儿能力和个性的全面发展。

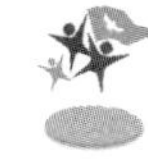

第三十条 幼儿园应当将环境作为重要的教育资源，合理利用室内外环境，创设开放的、多样的区域活动空间，提供适合幼儿年龄特点的丰富的玩具、操作材料和幼儿读物，支持幼儿自主选择和主动学习，激发幼儿学习的兴趣与探究的愿望。

幼儿园应当营造尊重、接纳和关爱的氛围，建立良好的同伴和师生关系。

幼儿园应当充分利用家庭和社区的有利条件，丰富和拓展幼儿园的教育资源。

第三十一条 幼儿园的品德教育应当以情感教育和培养良好行为习惯为主，注重潜移默化的影响，并贯穿于幼儿生活以及各项活动之中。

第三十二条 幼儿园应当充分尊重幼儿的个体差异，根据幼儿不同的心理发展水平，研究有效的活动形式和方法，注重培养幼儿良好的个性心理品质。

幼儿园应当为在园残疾儿童提供更多的帮助和指导。

第三十三条 幼儿园和小学应当密切联系，互相配合，注意两个阶段教育的相互衔接。

幼儿园不得提前教授小学教育内容，不得开展任何违背幼儿身心发展规律的活动。

第六章　幼儿园的园舍、设备

第三十四条　幼儿园应当按照国家的相关规定设活动室、寝室、卫生间、保健室、综合活动室、厨房和办公用房等，并达到相应的建设标准。有条件的幼儿园应当优先扩大幼儿游戏和活动空间。

寄宿制幼儿园应当增设隔离室、浴室和教职工值班室等。

第三十五条　幼儿园应当有与其规模相适应的户外活动场地，配备必要的游戏和体育活动设施，创造条件开辟沙地、水池、种植园地等，并根据幼儿活动的需要绿化、美化园地。

第三十六条　幼儿园应当配备适合幼儿特点的桌椅、玩具架、盥洗卫生用具，以及必要的玩教具、图书和乐器等。

玩教具应当具有教育意义并符合安全、卫生要求。幼儿园应当因地制宜，就地取材，自制玩教具。

第三十七条　幼儿园的建筑规划面积、建筑设计和功能要求，以及设施设备、玩教具配备，按照国家和地方的相关规定执行。

第七章　幼儿园的教职工

第三十八条　幼儿园按照国家相关规定设园长、副园长、教师、保育员、卫生保健人员、炊事员和其他工作人员等岗位，配足配齐教职工。

第三十九条　幼儿园教职工应当贯彻国家教育方针，具有良好品德，热爱教育事业，尊重和爱护幼儿，具有专业知识和技能以及相应的文化和专业素养，为人师表，忠于职责，身心健康。

幼儿园教职工患传染病期间暂停在幼儿园的工作。有犯罪、吸毒记录和精神病史者不得在幼儿园工作。

第四十条　幼儿园园长应当符合本规程第三十九条规定，并应当具有《教师资格条例》规定的教师资格、具备大专以上学历、有三年以上幼儿园工作经历和一定的组织管理能力，并取得幼儿园园长岗位培训合格证书。

幼儿园园长由举办者任命或者聘任，并报当地主管的教育行政部门备案。

幼儿园园长负责幼儿园的全面工作，主要职责如下：

（一）贯彻执行国家的有关法律、法规、方针、政策和地方的相关规定，负责建立并组织执行幼儿园的各项规章制度。

（二）负责保育教育、卫生保健、安全保卫工作。

（三）负责按照有关规定聘任、调配教职工，指导、检查和评估教师以及其他工作人员的工作，并给予奖惩。

（四）负责教职工的思想工作，组织业务学习，并为他们的学习、进修、教育研究创造必要的条件。

（五）关心教职工的身心健康，维护他们的合法权益，改善他们的工作条件。

（六）组织管理园舍、设备和经费。

（七）组织和指导家长工作。

（八）负责与社区的联系和合作。

第四十一条 幼儿园教师必须具有《教师资格条例》规定的幼儿园教师资格，并符合本规程第三十九条规定。

幼儿园教师实行聘任制。

幼儿园教师对本班工作全面负责，其主要职责如下：

（一）观察了解幼儿，依据国家有关规定，结合本班幼儿的发展水平和兴趣需要，制订和执行教育工作计划，合理安排幼儿一日生活。

（二）创设良好的教育环境，合理组织教育内容，提供丰富的玩具和游戏材料，开展适宜的教育活动。

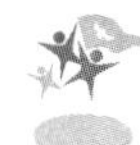

（三）严格执行幼儿园安全、卫生保健制度，指导并配合保育员管理本班幼儿生活，做好卫生保健工作。

（四）与家长保持经常联系，了解幼儿家庭的教育环境，商讨符合幼儿特点的教育措施，相互配合共同完成教育任务。

（五）参加业务学习和保育教育研究活动。

（六）定期总结评估保教工作实效，接受园长的指导和检查。

第四十二条 幼儿园保育员应当符合本规程第三十九条规定，并应当具备高中毕业以上学历，受过幼儿保育职业培训。

幼儿园保育员的主要职责如下：

（一）负责本班房舍、设备、环境的清洁卫生和消毒工作。

（二）在教师指导下，科学照料和管理幼儿生活，并配合本班教师组织教育活动。

（三）在卫生保健人员和本班教师指导下，严格执行幼儿园安全、卫生保健制度。

（四）妥善保管幼儿衣物和本班的设备、用具。

第四十三条 幼儿园卫生保健人员除符合本规程第三十九条规定外，医师应当取得卫生行政部门颁发的《医师执业证书》；护士应当取得《护士执业证书》；保健员应当具有高中毕业以上学历，并经过当地妇幼保健机构组织的卫生保健专业知识培训。

幼儿园卫生保健人员对全园幼儿身体健康负责，其主要职责如下：

（一）协助园长组织实施有关卫生保健方面的法规、规章和制度，并监督执行。

（二）负责指导调配幼儿膳食，检查食品、饮水和环境卫生。

（三）负责晨检、午检和健康观察，做好幼儿营养、生长发育的监测和评价；定期组织幼儿健康体检，做好幼儿健康档案管理。

（四）密切与当地卫生保健机构的联系，协助做好疾病防控和计划免疫工作。

（五）向幼儿园教职工和家长进行卫生保健宣传和指导。

（六）妥善管理医疗器械、消毒用具和药品。

第四十四条 幼儿园其他工作人员的资格和职责，按照国家和地方的有关规定执行。

第四十五条 对认真履行职责、成绩优良的幼儿园教职工，应当按照有关规定给予奖励。

对不履行职责的幼儿园教职工，应当视情节轻重，依法依规给予相应处分。

第八章 幼儿园的经费

第四十六条 幼儿园的经费由举办者依法筹措，保障有必备的办园资金和稳定的经费来源。

按照国家和地方相关规定接受财政扶持的提供普惠性服务的国有企事业单位办园、集体办园和民办园等幼儿园，应当接受财务、审计等有关部门的监督检查。

第四十七条 幼儿园收费按照国家和地方的有关规定执行。

幼儿园实行收费公示制度，收费项目和标准向家长公示，接受社会监督，不得以任何名义收取与新生入园相挂钩的赞助费。

幼儿园不得以培养幼儿某种专项技能、组织或参与竞赛等为由，另外收取费用；不得以营利为目的组织幼儿表演、竞赛等活动。

第四十八条 幼儿园的经费应当按照规定的使用范围合理开支，坚持专款专用，不得挪作他用。

第四十九条 幼儿园举办者筹措的经费，应当保证保育和教育的需要，有一定比例用于改善办园条件和开展教职工培训。

第五十条 幼儿膳食费应当实行民主管理制度，保证全部用于幼儿膳食，每月向家长公布账目。

第五十一条 幼儿园应当建立经费预算和决算审核制度，经费预算和决算应当提交园务委员会审议，并接受财务和审计部门的监督检查。

幼儿园应当依法建立资产配置、使用、处置、产权登记、信息管理等管理制度，严格执行有关财务制度。

第九章 幼儿园、家庭和社区

第五十二条 幼儿园应当主动与幼儿家庭沟通合作，为家长提供科学育儿宣传指导，帮助家长创设良好的家庭教育环境，共同担负教育幼儿的任务。

第五十三条 幼儿园应当建立幼儿园与家长联系的制度。幼儿园可采取多种形式，指导家长正确了解幼儿园保育和教育的内容、方法，定期召开家长会议，并接待家长的来访和咨询。

幼儿园应当认真分析、吸收家长对幼儿园教育与管理工作的意见与建议。

幼儿园应当建立家长开放日制度。

第五十四条 幼儿园应当成立家长委员会。

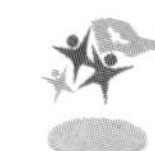

家长委员会的主要任务是：对幼儿园重要决策和事关幼儿切身利益的事项提出意见和建议；发挥家长的专业和资源优势，支持幼儿园保育教育工作；帮助家长了解幼儿园工作计划和要求，协助幼儿园开展家庭教育指导和交流。

家长委员会在幼儿园园长指导下工作。

第五十五条 幼儿园应当加强与社区的联系与合作，面向社区宣传科学育儿知识，开展灵活多样的公益性早期教育服务，争取社区对幼儿园的多方面支持。

第十章 幼儿园的管理

第五十六条 幼儿园实行园长负责制。

幼儿园应当建立园务委员会。园务委员会由园长、副园长、党组织负责人和保教、卫生保健、财会等方面工作人员的代表以及幼儿家长代表组成。园长任园务委员会主任。

园长定期召开园务委员会会议，遇重大问题可临时召集，对规章制度的建立、修改、废除，全园工作计划，工作总结，人员奖惩，财务预算和决算方案，以及其他涉及全园工作的重要问题进行审议。

第五十七条 幼儿园应当加强党组织建设，充分发挥党组织政治核心作用、战斗堡垒作用。幼儿园应当为工会、共青团等其他组织开展工作创造有利条件，充分发挥其在幼儿园工作中的作用。

第五十八条 幼儿园应当建立教职工大会制度或者教职工代表大会制度，依法加强民主管理和监督。

第五十九条 幼儿园应当建立教研制度，研究解决保教工作中的实际问题。

第六十条 幼儿园应当制订年度工作计划，定期部署、总结和报告工作。每学年年末应当向教育等行政主管部门报告工作，必要时随时报告。

第六十一条 幼儿园应当接受上级教育、卫生、公安、消防等部门的检查、监督和指导，如实报告工作和反映情况。

幼儿园应当依法接受教育督导部门的督导。

第六十二条 幼儿园应当建立业务档案、财务管理、园务会议、人员奖惩、安全管理以及与家庭、小学联系等制度。

幼儿园应当建立信息管理制度，按照规定采集、更新、报送幼儿园管理信息系统的相关信息，每年向主管教育行政部门报送统计信息。

第六十三条 幼儿园教师依法享受寒暑假期的带薪休假。幼儿园应当创造条件，在寒暑假期间，安排工作人员轮流休假。具体办法由举办者制定。

第十一章 附则

第六十四条 本规程适用于城乡各类幼儿园。

第六十五条 省、自治区、直辖市教育行政部门可根据本规程，制定具体实施办法。

第六十六条 本规程自2016年3月1日起施行。1996年3月9日由原国家教育委员会令第25号发布的《幼儿园工作规程》同时废止。

第二节 托儿所幼儿园卫生保健管理办法

（根据中华人民共和国卫生部、中华人民共和国教育部令第76号文件，《托儿所幼儿园卫生保健管理办法》于2010年3月1日经卫生部部务会议审议通过，并经教育部同意，于2010年9月6日发布，自2010年11月1日起施行。）

第一条 为提高托儿所、幼儿园卫生保健工作水平，预防和减少疾病发生，保障儿童身心健康，制定本办法。

第二条 本办法适用于招收0～6岁儿童的各级各类托儿所、幼儿园（以下简称“托幼机构”)。

第三条 托幼机构应当贯彻保教结合、预防为主的方针,认真做好卫生保健工作。

第四条 县级以上各级人民政府卫生行政部门应当将托幼机构的卫生保健工作作为公共卫生服务的重要内容,加强监督和指导。

县级以上各级人民政府教育行政部门协助卫生行政部门检查指导托幼机构的卫生保健工作。

第五条 县级以上妇幼保健机构负责对辖区内托幼机构卫生保健工作进行业务指导。业务指导的内容包括:膳食营养、体格锻炼、健康检查、卫生消毒、疾病预防等。

疾病预防控制机构应当定期为托幼机构提供疾病预防控制咨询服务和指导。

卫生监督执法机构应当依法对托幼机构的饮用水卫生、传染病预防和控制等工作进行监督检查。

第六条 托幼机构设有食堂提供餐饮服务的,应当按照《食品安全法》《食品安全法实施条例》以及有关规章的要求,认真落实各项食品安全要求。

食品药品监督管理部门等负责餐饮服务监督管理的部门应当依法加强对托幼机构食品安全的指导与监督检查。

第七条 托幼机构的建筑、设施、设备、环境及提供的食品、饮用水等应当符合国家有关卫生标准、规范的要求。

第八条 新设立的托幼机构,招生前应当取得县级以上地方人民政府卫生行政部门指定的医疗卫生机构出具的符合《托儿所幼儿园卫生保健工作规范》的卫生评价报告。

各级教育行政部门应当将卫生保健工作质量纳入托幼机构的分级定类管理。

第九条 托幼机构的法定代表人或者负责人是本机构卫生保健工作的第一责任人。

第十条 托幼机构应当根据规模、接收儿童数量等设立相应的卫生室或者保健室,具体负责卫生保健工作。

卫生室应当符合医疗机构基本标准,取得卫生行政部门颁发的《医疗机构执业许可证》。

保健室不得开展诊疗活动,其配置应当符合保健室设置基本要求。

第十一条 托幼机构应当聘用符合国家规定的卫生保健人员。卫生保健人员包括医师、护士和保健员。

在卫生室工作的医师应当取得卫生行政部门颁发的《医师执业证书》，护士应当取得《护士执业证书》。

在保健室工作的保健员应当具有高中以上学历，经过卫生保健专业知识培训，具有托幼机构卫生保健基础知识，掌握卫生消毒、传染病管理和营养膳食管理等技能。

第十二条 托幼机构聘用卫生保健人员应当按照收托150名儿童至少设1名专职卫生保健人员的比例配备卫生保健人员。收托150名以下儿童的，应当配备专职或者兼职卫生保健人员。

第十三条 托幼机构卫生保健人员应当定期接受当地妇幼保健机构组织的卫生保健专业知识培训。

托幼机构卫生保健人员应当对机构内的工作人员进行卫生知识宣传教育、疾病预防、卫生消毒、膳食营养、食品卫生、饮用水卫生等方面的具体指导。

第十四条 托幼机构工作人员上岗前必须经县级以上人民政府卫生行政部门指定的医疗卫生机构进行健康检查，取得《托幼机构工作人员健康合格证》后方可上岗。

托幼机构应当组织在岗工作人员每年进行1次健康检查；在岗人员患有传染性疾病的，应当立即离岗治疗，治愈后方可上岗工作。

精神病患者、有精神病史者不得在托幼机构工作。

第十五条 托幼机构应当严格按照《托儿所幼儿园卫生保健工作规范》开展卫生保健工作。

托幼机构卫生保健工作包括以下内容：

（一）根据儿童不同年龄特点，建立科学、合理的一日生活制度，培养儿童良好的卫生习惯。

（二）为儿童提供合理的营养膳食，科学制订食谱，保证膳食平衡。

（三）制订与儿童生理特点相适应的体格锻炼计划，根据儿童年龄特点开展游戏及体育活动，并保证儿童户外活动时间，增进儿童身心健康。

（四）建立健康检查制度，开展儿童定期健康检查工作，建立健康档案。坚持晨检及全日健康观察，做好常见病的预防，发现问题及时处理。

（五）严格执行卫生消毒制度，做好室内外环境及个人卫生。加强饮食卫生管理，保证食品安全。

（六）协助落实国家免疫规划，在儿童入托时应当查验其预防接种证，未按规定接种的儿童要告知监护人，督促监护人带儿童到当地规定的接种单位补种。

（七）加强日常保育护理工作，对体弱儿进行专案管理。配合妇幼保健机构定期开展儿童眼、耳、口腔保健，开展儿童心理卫生保健。

（八）建立卫生安全管理制度，落实各项卫生安全防护工作，预防伤害事故的发生。

（九）制订健康教育计划，对儿童及其家长开展多种形式的健康教育活动。

（十）做好各项卫生保健工作信息的收集、汇总和报告工作。

第十六条 托幼机构应当在疾病预防控制机构指导下，做好传染病预防和控制管理工作。

托幼机构发现传染病患儿应当及时按照法律、法规和卫生部的规定进行报告，在疾病预防控制机构的指导下，对环境进行严格消毒处理。

在传染病流行期间，托幼机构应当加强预防控制措施。

第十七条 疾病预防控制机构应当收集、分析、调查、核实托幼机构的传染病疫情，发现问题及时通报托幼机构，并向卫生行政部门和教育行政部门报告。

第十八条 儿童入托幼机构前应当经医疗卫生机构进行健康检查，合格后方可进入托幼机构。

托幼机构发现在园（所）的儿童患疑似传染病时应当及时通知其监护人离园（所）诊治。患传染病的患儿治愈后，凭医疗卫生机构出具的健康证明方可入园（所）。

儿童离开托幼机构 3 个月以上应当进行健康检查后方可再次入托幼机构。

医疗卫生机构应按规定的体检项目开展健康检查，不得违反规定擅自改变。

第十九条 托幼机构有下列情形之一，由卫生行政部门责令限期改正，通报批评；逾期不改的，给予警告；情节严重的，由教育行政部门依法给予行政处罚：

（一）未按要求设立保健室、卫生室或者配备卫生保健人员的。

（二）聘用未进行健康检查或者健康检查不合格的工作人员的。

（三）未定期组织工作人员健康检查的。

（四）招收未经健康检查或健康检查不合格的儿童入托幼机构的。

（五）未严格按照《托儿所幼儿园卫生保健工作规范》开展卫生保健工作的。

卫生行政部门应当及时将处理结果通报教育行政部门，教育行政部门将其作为托幼机构分级定类管理和质量评估的依据。

第二十条 托幼机构未取得《医疗机构执业许可证》擅自设立卫生室，进行诊疗活动的，按照《医疗机构管理条例》的有关规定进行处罚。

第二十一条 托幼机构未按照规定履行卫生保健工作职责，造成传染病流行、食物中毒等突发公共卫生事件的，卫生行政部门、教育行政部门依据相关法律法规给予处罚。

县级以上医疗卫生机构未按照本办法规定履行职责，导致托幼机构发生突发公共卫生事件的，卫生行政部门依据相关法律法规给予处罚。

第二十二条 小学附设学前班、单独设立的学前班参照本办法执行。

第二十三条 各省、自治区、直辖市可以结合当地实际，根据本办法制定实施细则。

第二十四条 对认真执行本办法，在托幼机构卫生保健工作中做出显著成绩的单位和个人，由各级人民政府卫生行政部门和教育行政部门给予表彰和奖励。

第二十五条 《托儿所幼儿园卫生保健工作规范》由卫生部负责制定。

第二十六条 本办法自2010年11月1日起施行。1994年12月1日由卫生部、原国家教委联合发布的《托儿所、幼儿园卫生保健管理办法》同时废止。

第三节 托儿所幼儿园卫生保健工作规范

（根据卫妇社发〔2012〕35号文件：为贯彻落实《托儿所幼儿园卫生保健管理办法》（卫生部教育部令第76号），加强托儿所、幼儿园卫生保健工作，切实提高托幼机构卫生保健工作质量，对1985年印发的《托儿所、幼儿园卫生保健制度》进行了修订，形成了《托儿所幼儿园卫生保健工作规范》。该规范于2012年5月9日印发。）

为贯彻落实《托儿所幼儿园卫生保健管理办法》（以下简称“《管理办法》”），加强托儿所、幼儿园（以下简称“托幼机构”）卫生保健工作，切实提高托幼机构卫生保健工作质量，特制定《托儿所幼儿园卫生保健工作规范》（以下简称“《规范》”）。

托幼机构卫生保健工作的主要任务是贯彻预防为主、保教结合的工作方针，为集体儿童创造良好的生活环境，预防控制传染病，降低常见病的发病率，培养健康的生活习惯，保障儿童的身心健康。

第一部分 卫生保健工作职责

一、托幼机构

（一）按照《管理办法》要求，设立保健室或卫生室，其设置应当符合本《规范》保健室设置基本要求。根据接收儿童数量配备符合相关资质的卫生保健人员。

（二）新设立的托幼机构，应当按照本《规范》卫生评价的要求进行设计和建设，招生前应当取得县级以上卫生行政部门指定的医疗卫生机构出具的符合本《规范》的卫生评价报告。

（三）制订适合本园（所）的卫生保健工作制度和年度工作计划，定期检查各项卫生保健制度的落实情况。

（四）严格执行工作人员和儿童入园（所）及定期健康检查制度。坚持晨午检及全日健康观察工作，卫生保健人员应当深入各班巡视。做好儿童转园（所）健康管理工作。定期开展儿童生长发育监测和五官保健，将儿童体检结果及时反馈给家长。

（五）加强园（所）的传染病预防控制工作。做好入园（所）儿童预防接种证的查验，配合有关部门按时完成各项预防接种工作。建立儿童传染病预防控制制度，做好晨午检，儿童缺勤要追查，因病缺勤要登记。明确传染病疫情报告人，发现传染病病人或疑似传染病病人要早报告、早治疗，相关班级要重点消毒管理。做好园（所）内环境卫生、各项日常卫生和消毒工作。

（六）加强园（所）的伤害预防控制工作，建立因伤害缺勤登记报告制度，及时发现安全隐患，做好园（所）内伤害干预和评估工作。

（七）根据各年龄段儿童的生理、心理特点，在卫生保健人员参与下制订合理的一日生活制度和体格锻炼计划，开展适合儿童年龄特点的保育工作和体格锻炼。

（八）严格执行食品安全工作要求，配备食堂从业、管理人员和食品安全监管人员，制订各岗位工作职责，上岗前应当参加食品安全法律法规和儿童营养等专业知识培训。做好儿童的膳食管理工作，为儿童提供符合营养要求的平衡膳食。

（九）卫生保健人员应当按时参加妇幼保健机构召开的工作例会，并接受相关业务培训与指导；定期对托幼机构内工作人员进行卫生保健知识的培训；积极开展传染病、常见病防治的健康教育，负责消毒隔离工作的检查指导，做好疾病的预防与管理。

（十）根据工作要求，完成各项卫生保健工作记录的填写，作好各种统计分析，并将数据按要求及时上报辖区内妇幼保健机构。

二、妇幼保健机构

（一）配合卫生行政部门，制订辖区内托幼机构卫生保健工作规划、年度计划并组织实施，制订辖区内托幼机构卫生保健工作评估实施细则，建立完善的质量控制体系和评估制度。

（二）依据《管理办法》，由卫生行政部门指定的妇幼保健机构对新设立的托幼机构进行招生前的卫生评价工作，并出具卫生评价报告。

（三）受卫生行政部门委托，妇幼保健机构对取得办园（所）资格的托幼机构每3年进行一次卫生保健工作综合评估，并将结果上报卫生行政部门。

（四）地市级以上妇幼保健机构负责对当地托幼机构卫生保健人员进行岗前培训及考核，合格者颁发培训合格证。县级以上妇幼保健机构每年至少组织1次相关知识的业务培训或现场观摩活动。

（五）妇幼保健机构定期对辖区内的托幼机构卫生保健工作进行业务指导，内容包括一日生活安排、儿童膳食、体格锻炼、健康检查、卫生消毒、疾病预防、伤害预防、心理行为保健、健康教育、卫生保健资料管理等工作。

（六）协助辖区内食品药品监督管理、卫生监督和疾病预防控制等部门，开展食品安全、传染病预防与控制宣传教育等工作。

（七）对辖区内承担托幼机构儿童和工作人员健康检查服务的医疗卫生机构进行相关专业技术的指导和培训。

（八）负责定期组织召开辖区内托幼机构卫生保健工作例会，交流经验，学习卫生保健知识和技能。收集信息，掌握辖区内托幼机构卫生保健情况，为卫生行政部门决策提供相关依据。

三、相关机构

（一）疾病预防控制机构负责定期为托幼机构提供疾病预防控制的宣传、咨询服务和指导。

（二）卫生监督执法机构依法对托幼机构的饮用水卫生、传染病预防和控制等工作进行监督检查。

（三）食品药品监督管理机构中负责餐饮服务监督管理的部门依法加强对托幼机构食品安全的指导与监督检查。

（四）乡镇卫生院、村卫生室和社区卫生服务中心（站）应通过妇幼卫生网络、预防接种系统以及日常医疗卫生服务等多种途径掌握辖区中的适龄儿童数，并加强与托幼机构的联系，取得配合，做好儿童的健康管理。

第二部分　卫生保健工作内容与要求

一、一日生活安排

（一）托幼机构应当根据各年龄段儿童的生理、心理特点，结合本地区的季节变化和本托幼机构的实际情况，制定合理的生活制度。

（二）合理安排儿童作息时间和睡眠、进餐、大小便、活动、游戏等各个生活环节的时间、顺序和次数；注意动静结合，集体活动与自由活动结合，室内活动与室外活动结合，不同形式的活动交替进行。

（三）保证儿童每日充足的户外活动时间。全日制儿童每日不少于2小时，寄宿制儿童不少于3小时，寒冷、炎热季节可酌情调整。

（四）根据儿童年龄特点和托幼机构服务形式合理安排每日进餐和睡眠时间。制订餐、点数，儿童正餐间隔时间3.5～4小时，进餐时间20～30分钟/餐，餐后安静活动或散步时间10～15分钟。3～6岁儿童午睡时间根据季节以2～2.5小时/日为宜，3岁以下儿童日间睡眠时间可适当延长。

（五）严格执行一日生活制度，卫生保健人员应当每日巡视，观察班级执行情况，发现问题及时予以纠正，以保证儿童在托幼机构内生活的规律性和稳定性。

二、儿童膳食

（一）膳食管理

1.托幼机构食堂应当按照《食品安全法》《食品安全法实施条例》以及《餐饮服务许可管理办法》《餐饮服务食品安全监督管理办法》《学校食堂与学生集体用餐卫生管理规定》等有关法律法规和规章的要求，取得《餐饮服务许可证》，建立健全各项食品安全管理制度。

2.托幼机构应当为儿童提供符合国家《生活饮用水卫生标准》的生活饮用水。保证儿童按需饮水。每日上、下午各1～2次集中饮水，1～3岁儿童饮水量50～100 mL/次，3～6岁儿童饮水量100～150 mL/次，并根据季节变化酌情调整饮水量。

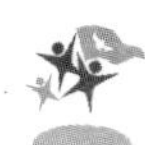

3.儿童膳食应当专人负责，建立有家长代表参加的膳食委员会并定期召开会议，进行民主管理。工作人员与儿童膳食要严格分开，儿童膳食费专款专用，账目每月公布，每学期膳食收支盈亏不超过2%。

4.儿童食品应当在具有《食品生产许可证》或《食品流通许可证》的单位采购。食品进货前必须采购查验及索票索证，托幼机构应建立食品采购和验收记录。

5.儿童食堂应当每日清扫、消毒，保持内外环境整洁。食品加工用具必须生熟标识明确，分开使用，定位存放。餐饮具、熟食盛器应在食堂或清洗消毒间集中清洗消毒，消毒后保洁存放。库存食品应当分类，注有标识，注明保质日期，定位储藏。

6.禁止加工变质、有毒、不洁、超过保质期的食物，不得制作和提供冷荤凉菜。留样食品应当按品种分别盛放于清洗消毒后的密闭专用容器内，在冷藏条件下存放48小时以上；每样品种不少于100 g，以满足检验需要，并做好记录。

7.进餐环境应当卫生、整洁、舒适。餐前做好充分准备，按时进餐，保证儿童情绪愉快，培养儿童良好的饮食行为和卫生习惯。

（二）膳食营养

1.托幼机构应当根据儿童生理需求，以《中国居民膳食指南》为指导，参考

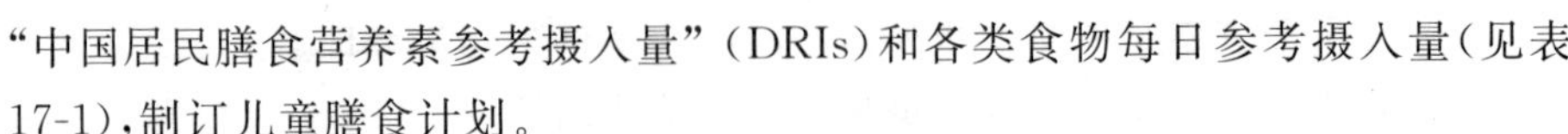

"中国居民膳食营养素参考摄入量"（DRIs）和各类食物每日参考摄入量（见表17-1），制订儿童膳食计划。

2.根据膳食计划制订带量食谱，1～2 周更换一次。食物品种要多样化且合理搭配。

3.在主副食的选料、洗涤、切配、烹调的过程中，方法应当科学合理，减少营养素的损失，符合儿童清淡口味，达到营养膳食的要求。烹调食物注意色、香、味、形，提高儿童的进食兴趣。

4.托幼机构每季度进行一次膳食调查和营养评估。儿童热量和蛋白质平均摄入量全日制托幼机构应当达到"DRIs"的 80％以上，寄宿制托幼机构应当达到"DRIs"的 90％以上。维生素 A、维生素 B_1、维生素 B_2、维生素 C 及矿物质钙、铁、锌等应当达到"DRIs"的 80％以上。三大营养素热量占总热量的百分比是蛋白质12％～15％，脂肪 30％～35％，糖类 50％～60％。每日早餐、午餐、晚餐热量分配比例为 30％、40％和 30％。优质蛋白质占蛋白质总量的 50％以上。

5.有条件的托幼机构可为贫血、营养不良、食物过敏等儿童提供特殊膳食。不提供正餐的托幼机构，每日至少提供 1 次点心。

表 17-1　　儿童各类食物每日参考摄入量

食物种类	1～3 岁	3～6 岁
谷类	100～150 g	180～260 g
蔬菜类	150～200 g	200～250 g
水果类	150～200 g	150～300 g
鱼虾类	100 g	40～50 g
禽畜肉类		30～40 g
蛋类		60 g
液态奶	350～500 mL	300～400 mL
大豆及豆制品	—	25 g
烹调油	20～25 g	25～30 g

注：《中国孕期、哺乳期妇女和 0～6 岁儿童膳食指南》（中国营养学会妇幼分会，2010 年）。

三、体格锻炼

（一）托幼机构应当根据儿童的年龄及生理特点，每日有组织地开展各种形式的体格锻炼，掌握适宜的运动强度，保证运动量，提高儿童身体素质。

（二）保证儿童室内外运动场地和运动器械的清洁、卫生、安全，做好场地布置和运动器械的准备。定期进行室内外安全隐患排查。

(三)利用日光、空气、水和器械,有计划地进行儿童体格锻炼。做好运动前的准备工作。运动中注意观察儿童面色、精神状态、呼吸、出汗量和儿童对锻炼的反应,若有不良反应要及时采取措施或停止锻炼;加强运动中的保护,避免运动伤害。运动后注意观察儿童的精神、食欲、睡眠等状况。

(四)全面了解儿童健康状况,患病儿童停止锻炼;病愈恢复期的儿童运动量要根据身体状况予以调整;体弱儿童的体格锻炼进程应当较健康儿童缓慢,时间缩短,并要对儿童运动反应进行仔细的观察。

四、健康检查

(一)儿童健康检查

1.入园(所)健康检查

(1)儿童入托幼机构前应当经医疗卫生机构进行健康检查,合格后方可入园(所)。

(2)承担儿童入园(所)体检的医疗卫生机构及人员应当取得相应的资格,并接受相关专业技术培训。应当按照《管理办法》规定的项目开展健康检查,规范填写"儿童入园(所)健康检查表"(见附件1),不得违反规定擅自改变健康检查项目。

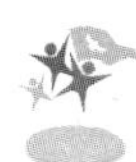

(3)儿童入园(所)体检中发现疑似传染病者应当"暂缓入园(所)",及时确诊治疗。

(4)儿童入园(所)时,托幼机构应当查验"儿童入园(所)健康检查表""0～6岁儿童保健手册""预防接种证"。

发现没有预防接种证或未依照国家免疫规划受种的儿童,应当在30日内向托幼机构所在地的接种单位或县级疾病预防控制机构报告,督促监护人带儿童到当地规定的接种单位补证或补种。托幼机构应当在儿童补证或补种后复验预防接种证。

2.定期健康检查

(1)承担儿童定期健康检查的医疗卫生机构及人员应当取得相应的资格。儿童定期健康检查项目包括:测量身长(身高)、体重,检查口腔、皮肤、心肺、肝脾、脊柱、四肢等,测查视力、听力,检测血红蛋白或血常规。

(2)1～3岁儿童每年健康检查2次,每次间隔6个月;3岁以上儿童每年健康检查1次。所有儿童每年进行1次血红蛋白或血常规检测。1～3岁有听力损失高危因素的儿童,每年检查1次听力;4岁以上儿童每年检查1次视力。体检后应当及时向家长反馈健康检查结果。

(3)儿童离开园(所)3个月以上需重新按照入园(所)检查项目进行健康检查。

(4)转园(所)儿童持原托幼机构提供的“儿童转园(所)健康证明”“0～6 岁儿童保健手册”可直接转园(所)。“儿童转园(所)健康证明”有效期 3 个月。

3.晨午检及全日健康观察

(1)做好每日晨间或午间入园(所)检查。检查内容包括询问儿童在家有无异常情况,观察精神状况、有无发热和皮肤异常,检查有无携带不安全物品等,发现问题及时处理。

(2)应当对儿童进行全日健康观察,内容包括饮食、睡眠、大小便、精神状况、情绪、行为等,并做好观察及处理记录。

(3)卫生保健人员每日深入班级巡视 2 次,发现患病、疑似传染病儿童应当尽快隔离并与家长联系,及时到医院诊治,并追访诊治结果。

(4)患病儿童应当离园(所)休息治疗。如果接受家长委托喂药时,应当做好药品交接和登记,并请家长签字确认。

(二)工作人员健康检查

1.上岗前健康检查

(1)托幼机构工作人员上岗前必须按照《管理办法》的规定,经县级以上人民政府卫生行政部门指定的医疗卫生机构进行健康检查(见附件 2),取得《托幼机构工作人员健康合格证》后方可上岗。

(2)精神病患者或者有精神病史者不得在托幼机构工作。

2.定期健康检查

(1)托幼机构在岗工作人员必须按照《管理办法》规定的项目每年进行 1 次健康检查(见附件 2)。

(2)在岗工作人员患有精神病者,应当立即调离托幼机构。

(3)凡患有下列症状或疾病者须离岗,治愈后须持县级以上人民政府卫生行政部门指定的医疗卫生机构出具的诊断证明,并取得《托幼机构工作人员健康合格证》后,方可回园(所)工作。

1)发热、腹泻等症状;

2)流感、活动性肺结核等呼吸道传染性疾病;

3)痢疾、伤寒、甲型病毒性肝炎、戊型病毒性肝炎等消化道传染性疾病;

4)淋病、梅毒、滴虫性阴道炎、化脓性或者渗出性皮肤病等。

(4)体检过程中发现异常者,由体检的医疗卫生机构通知托幼机构的患病工作人员到相关专科进行复查和确诊,并追访诊治结果。

五、卫生与消毒

(一)环境卫生

1.托幼机构应当建立室内外环境卫生清扫和检查制度,每周全面检查 1 次并记录，为儿童提供整洁、安全、舒适的环境。

2.室内应当有防蚊、蝇、鼠、虫及防暑和防寒设备，并放置在儿童接触不到的地方。集中消毒应在儿童离园(所)后进行。

3.保持室内空气清新、阳光充足。采取湿式清扫方式清洁地面。厕所做到清洁通风、无异味，每日定时打扫，保持地面干燥。便器每次用后及时清洗干净。

4.卫生洁具各班专用专放并有标记。抹布用后及时清洗干净，晾晒、干燥后存放；拖布清洗后应当晾晒或控干后存放。

5.枕席、凉席每日用温水擦拭，被褥每月曝晒1～2次，床上用品每月清洗1～2次。

6.保持玩具、图书表面的清洁卫生，每周至少进行1次玩具清洗，每2周图书翻晒1次。

(二)个人卫生

1.儿童日常生活用品专人专用，保持清洁。要求每人每日一巾一杯专用，每人一床位一被。

2.培养儿童良好卫生习惯。饭前便后应当用肥皂、流动水洗手，早晚洗脸、刷牙，饭后漱口，做到勤洗头洗澡换衣、勤剪指(趾)甲，保持服装整洁。

3.工作人员应当保持仪表整洁，注意个人卫生。饭前便后和护理儿童前应用肥皂、流动水洗手；上班时不戴戒指，不留长指甲；不在园(所)内吸烟。

(三)预防性消毒

1.儿童活动室、卧室应当经常开窗通风，保持室内空气清新。每日至少开窗通风2次，每次至少10～15分钟。在不适宜开窗通风时，每日应当采取其他方法对室内空气消毒2次。

2.餐桌每餐使用前消毒。水杯每日清洗消毒，用水杯喝豆浆、牛奶等易附着于杯壁的饮品后，应当及时清洗消毒。反复使用的餐巾每次使用后消毒。擦手毛巾每日消毒1次。

3.门把手、水龙头、床围栏等儿童易触摸的物体表面每日消毒1次。坐便器每次使用后及时冲洗，接触皮肤部位及时消毒。

4.使用符合国家标准或规定的消毒器械和消毒剂。环境和物品的预防性消毒方法应当符合要求(见附件3)。

六、传染病预防与控制

(一)督促家长按免疫程序和要求完成儿童预防接种。配合疾病预防控制机构做好托幼机构儿童常规接种、群体性接种或应急接种工作。

(二)托幼机构应当建立传染病管理制度。托幼机构内发现传染病疫情或

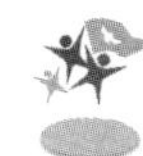

疑似病例后，应当立即向属地疾病预防控制机构（农村乡镇卫生院防保组）报告。

（三）班级老师每日登记本班儿童的出勤情况。对因病缺勤的儿童，应当了解儿童的患病情况和可能的原因，对疑似患传染病的，要及时报告给园（所）疫情报告人。园（所）疫情报告人接到报告后应当及时追查儿童的患病情况和可能的病因，以做到对传染病患者的早发现。

（四）托幼机构内发现疑似传染病例时，应当及时设立临时隔离室，对患儿采取有效的隔离控制措施。临时隔离室内环境、物品应当便于实施随时性消毒与终末消毒，控制传染病在园（所）内暴发和续发。

（五）托幼机构应当配合当地疾病预防控制机构对被传染病病原体污染（或可疑污染）的物品和环境实施随时性消毒与终末消毒。

（六）发生传染病期间，托幼机构应当加强晨午检和全日健康观察，并采取必要的预防措施，保护易感儿童。对发生传染病的班级按要求进行医学观察，医学观察期间该班与其他班相对隔离，不办理入托和转园（所）手续。

（七）卫生保健人员应当定期对儿童及其家长开展预防接种和传染病防治知识的健康教育，提高其防护能力和意识。传染病流行期间，加强对家长的宣传工作。

（八）患传染病的儿童隔离期满后，凭医疗卫生机构出具的痊愈证明方可返回园（所）。根据需要，来自疫区或有传染病接触史的儿童，检疫期过后方可入园（所）。

七、常见病预防与管理

（一）托幼机构应当通过健康教育普及卫生知识，培养儿童良好的卫生习惯；提供合理平衡膳食；加强体格锻炼，增强儿童体质，提高对疾病的抵抗能力。

（二）定期开展儿童眼、耳、口腔保健，发现视力低常、听力异常、龋齿等问题进行登记管理，督促家长及时带患病儿童到医疗卫生机构进行诊断及矫治。

（三）对贫血、营养不良、肥胖等营养性疾病儿童进行登记管理，对中重度贫血和营养不良儿童进行专案管理，督促家长及时带患病儿童进行治疗和复诊。

（四）对先天性心脏病、哮喘、癫痫等疾病儿童，及有药物过敏史或食物过敏史的儿童进行登记，加强日常健康观察和保育护理工作。

（五）重视儿童心理行为保健，开展儿童心理卫生知识的宣传教育，发现心理行为问题的儿童及时告知家长到医疗保健机构进行诊疗。

八、伤害预防

（一）托幼机构的各项活动应当以儿童安全为前提，建立定期全园（所）安全排查制度，落实预防儿童伤害的各项措施。

（二）托幼机构的房屋、场地、家具、玩教具、生活设施等应当符合国家相关安全标准和规定。

（三）托幼机构应当建立重大自然灾害、食物中毒、踩踏、火灾、暴力等突发事件的应急预案，如果发生重大伤害时应当立即采取有效措施，并及时向上级有关部门报告。

（四）托幼机构应当加强对工作人员、儿童及监护人的安全教育和突发事件应急处理能力的培训，定期进行安全演练，普及安全知识，提高自我保护和自救的能力。

（五）保教人员应当定期接受预防儿童伤害相关知识和急救技能的培训，做好儿童安全工作，消除安全隐患，预防跌落、溺水、交通事故、烧（烫）伤、中毒、动物致伤等伤害的发生。

九、健康教育

（一）托幼机构应当根据不同季节、疾病流行等情况制订全年健康教育工作计划，并组织实施。

（二）健康教育的内容包括膳食营养、心理卫生、疾病预防、儿童安全以及良好行为习惯的培养等。健康教育的形式包括举办健康教育课堂、发放健康教育资料、宣传专栏、咨询指导、家长开放日等。

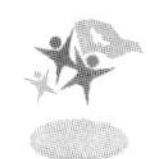

（三）采取多种途径开展健康教育宣传。每季度对保教人员开展 1 次健康讲座，每学期至少举办 1 次家长讲座。每班有健康教育图书，并组织儿童开展健康教育活动。

（四）做好健康教育记录，定期评估相关知识知晓率、良好生活卫生习惯养成、儿童健康状况等健康教育效果。

十、信息收集

（一）托幼机构应当建立健康档案，包括托幼机构工作人员健康合格证、儿童入园（所）健康检查表、儿童健康检查表或手册、儿童转园（所）健康证明。

（二）托幼机构应当对卫生保健工作进行记录，内容包括出勤、晨午检及全日健康观察、膳食管理、卫生消毒、营养性疾病、常见病、传染病、伤害和健康教育等（见附件 4）。

（三）工作记录和健康档案应当真实、完整、字迹清晰。工作记录应当及时归档，至少保存 3 年。

（四）定期对儿童出勤、健康检查、膳食营养、常见病和传染病等进行统计分析，掌握儿童健康及营养状况（见附件 5）。

（五）有条件的托幼机构可应用计算机软件对儿童体格发育评价、膳食营养评估等卫生保健工作进行管理。

第三部分　新设立托幼机构招生前卫生评价

一、卫生评价流程

(一)新设立的托幼机构，应当按照本《规范》卫生评价的标准进行设计和建设，招生前须向县级以上地方人民政府卫生行政部门指定的医疗卫生机构提交"托幼机构卫生评价申请书"(见附件6)。

(二)由县级以上地方人民政府卫生行政部门指定的医疗卫生机构负责组织专业人员，根据"新设立托幼机构招生前卫生评价表"(见附件7)的要求，在20个工作日内对提交申请的托幼机构进行卫生评价。根据检查结果出具"托幼机构卫生评价报告"(见附件8)。

(三)凡卫生评价为"合格"的托幼机构，即可向教育部门申请注册；凡卫生评价为"不合格"的托幼机构，整改后方可重新申请评价。

二、卫生评价标准

(一)环境卫生

1.园(所)内建筑物、户外场地、绿化用地及杂物堆放场地等总体布局合理，有明确功能分区。

2.室外活动场地地面应平整、防滑，无障碍，无尖锐突出物。

3.活动器材安全性符合国家相关规定。园(所)内严禁种植有毒、带刺的植物。

4.室内环境的甲醛、苯及苯系物等检测结果符合国家要求。

5.室内空气清新、光线明亮，安装防蚊蝇等有害昆虫的设施。

6.每班有独立的厕所、盥洗室。每班厕所内设有污水池，盥洗室内有洗涤池。

7.盥洗室内有流动水洗手装置，水龙头数量和间距设置合理。

(二)个人卫生

1.保证儿童每人每日一巾一杯专用，并有相应消毒设施。寄宿制儿童每人有专用洗漱用品。

2.每班应当有专用的儿童水杯架、饮水设施及毛巾架，标识清楚，毛巾间距合理。

3.儿童有安全、卫生、独自使用的床位和被褥。

(三)食堂卫生

1.食堂按照《餐饮服务许可审查规范》建设，必须获得《餐饮服务许可证》。

2.园(所)内应设置区域性餐饮具集中清洗消毒间，消毒后有保洁存放设施。应当配有食物留样专用冰箱，并有专人管理。

3. 炊事人员与儿童配备比例为提供每日三餐一点的托幼机构应当达到1∶50，提供每日一餐二点或二餐一点的1∶80。

（四）保健室或卫生室设置

1. 根据《托儿所幼儿园卫生保健管理办法》要求，设立保健室或卫生室。卫生室需有《医疗机构执业许可证》。

2. 保健室面积不少于12 m^2，设有儿童观察床、桌椅、药品柜、资料柜、流动水或代用流动水等设施。

3. 保健室应配备儿童杠杆式体重秤、身高计（供2岁以上儿童使用）、量床（供2岁及以下儿童使用）、国际标准视力表或标准对数视力表灯箱、体围测量软尺等设备，以及消毒压舌板、体温计、手电筒等晨检用品。

4. 保健室应配备消毒剂、紫外线消毒灯或其他空气消毒装置。

（五）卫生保健人员配备

1. 托幼机构的法定代表人或者负责人是本机构卫生保健工作的第一责任人。

2. 根据预招收儿童的数量配备符合国家规定的卫生保健人员。按照收托150名儿童至少设1名专职卫生保健人员的比例配备卫生保健人员，收托150名以下儿童的可配备兼职卫生保健人员。

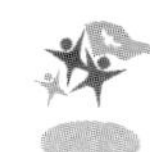

3. 卫生保健人员上岗前应当接受当地妇幼保健机构组织的卫生保健专业知识培训并考核合格。

（六）工作人员健康检查

1. 托幼机构工作人员上岗前应当经县级以上卫生行政部门指定的医疗卫生机构进行健康检查，并取得《托幼机构工作人员健康合格证》。

2. 炊事人员上岗前须取得《食品从业人员健康证》。

（七）卫生保健制度

托幼机构应根据实际情况建立健全卫生保健制度，并具有可操作性。卫生保健制度包括一日生活安排、膳食管理、体格锻炼、卫生与消毒、入园（所）及定期健康检查、传染病预防与控制、常见疾病预防与管理、伤害预防、健康教育、卫生保健信息收集的制度。

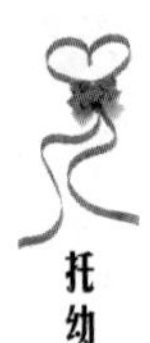

第四部分　附　件

附件 1

儿童入园(所)健康检查表

<table>
<tr><td colspan="2">姓名</td><td colspan="2"></td><td>性别</td><td></td><td>年龄</td><td></td><td>出生日期</td><td colspan="2">年　月　日</td></tr>
<tr><td colspan="2">既往病史</td><td colspan="9">1.先天性心脏病　2.癫痫　3.高热惊厥　4.哮喘　5.其他</td></tr>
<tr><td colspan="2">过敏史</td><td colspan="5"></td><td colspan="2">儿童家长确认签名</td><td colspan="2"></td></tr>
<tr><td rowspan="5">体格检查</td><td>体重</td><td>kg</td><td>评价</td><td></td><td>身长（高）</td><td>cm</td><td>评价</td><td></td><td>皮肤</td><td></td></tr>
<tr><td rowspan="2">眼</td><td>左</td><td rowspan="2">视力</td><td>左</td><td rowspan="2">耳</td><td>左</td><td rowspan="2">口腔</td><td>牙齿数</td><td colspan="2"></td><td></td></tr>
<tr><td>右</td><td>右</td><td>右</td><td>龋齿数</td><td colspan="2"></td><td></td></tr>
<tr><td>头颅</td><td></td><td>胸廓</td><td colspan="2"></td><td>脊柱四肢</td><td></td><td>咽部</td><td colspan="2"></td></tr>
<tr><td>心肺</td><td></td><td>肝脾</td><td colspan="2"></td><td>外生殖器</td><td></td><td>其他</td><td colspan="2"></td></tr>
<tr><td rowspan="2">辅助检查</td><td colspan="2">血红蛋白(Hb)</td><td colspan="3"></td><td colspan="2">丙氨酸氨基转移酶(ALT)</td><td colspan="3"></td></tr>
<tr><td colspan="2">其他</td><td colspan="8"></td></tr>
<tr><td colspan="3">检查结果</td><td colspan="3"></td><td>医生意见</td><td colspan="4"></td></tr>
</table>

医生签名：　　　　　　　　　　　　　　检查单位：

体检日期：　　　年　　月　　日　　　　（检查单位盖章）

附件 2

托幼机构工作人员健康检查表

<table>
<tr><td>姓名</td><td></td><td>性别</td><td></td><td>年龄</td><td></td><td>婚否</td><td></td><td>编号</td><td></td><td rowspan="4">照片</td></tr>
<tr><td>单位</td><td colspan="3"></td><td>岗位</td><td colspan="3"></td><td>民族</td><td></td></tr>
<tr><td>既往史</td><td colspan="9">1.肝炎(甲肝、戊肝等消化道传染病)　2.结核
3.皮肤病　4. 性传播性疾病　5. 精神病　6.其他
受检者确认签字：</td></tr>
<tr><td colspan="2">身份证号</td><td colspan="8"></td></tr>
<tr><td rowspan="2">体格检查</td><td>血压</td><td></td><td>心肺</td><td></td><td>肝脾</td><td></td></tr>
<tr><td>皮肤</td><td></td><td>五官</td><td></td><td>其他</td><td></td></tr>
<tr><td rowspan="3">化验检查</td><td>丙氨酸氨基转移酶(ALT)</td><td></td><td>滴　虫</td><td colspan="3"></td></tr>
<tr><td>淋球菌</td><td></td><td>梅毒螺旋体</td><td colspan="3"></td></tr>
<tr><td>外阴阴道假丝酵母菌(念珠菌)</td><td></td><td>其他</td><td colspan="3"></td></tr>
<tr><td colspan="2">胸片检查</td><td colspan="5"></td></tr>
<tr><td colspan="2">其他检查</td><td colspan="5"></td></tr>
<tr><td colspan="2">检查结果</td><td></td><td>医生意见</td><td colspan="3"></td></tr>
</table>

医生签名：　　　　　　　　　　　　　　　　检查单位：

体检日期：　　　年　　月　　日　　　　　　（检查单位盖章）

备注：(1)滴虫、外阴阴道假丝酵母菌指妇科检查项目。

(2)胸片检查只限于上岗前及上岗后出现呼吸系统疑似症状者。

(3)凡体检合格者，由健康检查单位签发健康合格证。

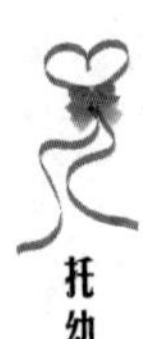

附件 3

托幼机构环境和物品预防性消毒方法

消毒对象	物理消毒方法	化学消毒方法	备注
空气	开窗通风每日至少 2 次;每次至少 10~15 分钟		在外界温度适宜、空气质量较好、保障安全性的条件下,应采取持续开窗通风的方式
	采用紫外线杀菌灯进行照射消毒每日 1 次,每次持续照射时间 60 分钟		(1)不具备开窗通风空气消毒条件时使用 (2)应使用移动式紫外线杀菌灯。按照 1.5 W/m^3 计算紫外线杀菌灯管需要量 (3)禁止紫外线杀菌灯照射人体体表 (4)采用反向式紫外线杀菌灯。在室内有人环境持续照射消毒时,应使用无臭氧式紫外线杀菌灯
餐具、炊具、水杯	煮沸消毒 15 分钟或蒸汽消毒 10 分钟		(1)对食具必须先去残渣、清洗后再进行消毒 (2)煮沸消毒时,被煮物品应全部浸没在水中;蒸汽消毒时,被蒸物品应疏松放置,水沸后开始计算时间
	餐具消毒柜、消毒碗柜消毒。按产品说明使用		(1)使用符合国家标准规定的产品 (2)保洁柜无消毒作用。不得用保洁柜代替消毒柜进行消毒

续表

消毒对象	物理消毒方法	化学消毒方法	备注
毛巾类织物	用洗涤剂清洗干净后，置阳光直接照射下曝晒干燥		曝晒时不得相互叠夹。曝晒时间不低于 6 小时
	煮沸消毒 15 分钟或蒸汽消毒 10 分钟		煮沸消毒时，被煮物品应全部浸没在水中；蒸汽消毒时，被蒸物品应疏松放置
		使用次氯酸钠类消毒剂消毒。使用浓度为有效氯 250～400 mg/L，浸泡消毒 20 分钟	消毒时将织物全部浸没在消毒液中，消毒后用生活饮用水将残留消毒剂冲净
抹布	煮沸消毒 15 分钟或蒸汽消毒 10 分钟		煮沸消毒时，抹布应全部浸没在水中；蒸汽消毒时，抹布应疏松放置
		使用次氯酸钠类消毒剂消毒。使用浓度为有效氯 400 mg/L，浸泡消毒 20 分钟	消毒时将抹布全部浸没在消毒液中，消毒后可直接控干或晾干存放；或用生活饮用水将残留消毒剂冲净后控干或晾干存放
餐桌、床围栏、门把手、水龙头等物体表面		使用次氯酸钠类消毒剂消毒。使用浓度为有效氯 100～250 mg/L，消毒 10～30 分钟	(1)可采用表面擦拭、冲洗消毒方式 (2)餐桌消毒后要用生活饮用水将残留消毒剂擦净 (3)家具等物体表面消毒后可用生活饮用水将残留消毒剂去除

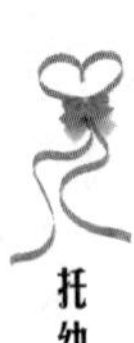

续表

消毒对象	物理消毒方法	化学消毒方法	备注
玩具、图书	每两周至少通风晾晒一次		(1)适用于不能湿式擦拭、清洗的物品 (2)晾晒时不得相互叠夹。晾晒时间不低于6小时
		使用次氯酸钠类消毒剂消毒。使用浓度为有效氯100～250 mg/L，表面擦拭、浸泡消毒10～30分钟	根据污染情况，每周至少消毒1次
便盆、坐便器与皮肤接触部位、盛装吐泻物的容器		使用次氯酸钠类消毒剂消毒。使用浓度为有效氯400～700 mg/L，浸泡或擦拭消毒30分钟	(1)必须先清洗后消毒 (2)浸泡消毒时将便盆全部浸没在消毒液中 (3)消毒后用生活饮用水将残留消毒剂冲净后控干或晾干存放
体温计		使用75%～80%乙醇溶液，浸泡消毒3～5分钟	使用符合《中华人民共和国药典》规定的乙醇溶液

备注：

(1)表中有效氯剂量是指使用符合卫生部《次氯酸钠类消毒剂卫生质量技术规范》规定的次氯酸钠类消毒剂。

(2)传染病消毒根据国家法规《中华人民共和国传染病防治法》规定，配合当地疾病预防控制机构实施。

附件 4

卫生保健工作记录(登记)表

晨午检及全日健康观察记录表

日期	姓名	班级	晨检情况 家长主诉与检查	全日健康观察 (症状与体检)	处理	检查者

备注：

记录晨午检和全日健康观察中发现的儿童异常情况。

在园(所)儿童带药服药记录表

日期	班级	姓名	药物名称	服用剂量和时间	家长签字	喂药时间及签字

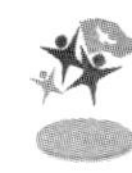

儿童出勤登记表

班级：　　　　　　　　　　　　　　　　年　　月

姓名	日期							备注
	1	2	3	4	5	……	31	

备注：

(1)"√"代表出勤,"○"代表缺勤。

(2)缺勤儿童查明原因后在"○"内补全相应的符号:"×"代表病假,"—"代表事假。

(3)因病缺勤,需在备注栏注明疾病名称。

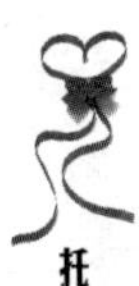

儿童传染病登记表

姓名	性别	年龄	发病日期	传染病名称										诊断单位	诊断日期	处置
				手足口病	水痘	流行性腮腺炎	猩红热	急性出血性结膜炎	痢疾	麻疹	风疹	传染性肝炎	其他			
合计																

备注：

患某种传染病在该栏内填“√”。

儿童营养性疾病及常见疾病登记表

班级	姓名	疾病名称	确诊日期	干预与治疗	转归

备注：

登记范围包括营养不良、贫血、单纯性肥胖、先天性心脏病、哮喘、癫痫、听力障碍、视力低常、龋齿等。

班级卫生消毒检查记录表

日期	班级	消毒物体									
		开窗通风	餐桌	床围栏	门把手	水龙头	图书晾晒	玩具	被褥晾晒	厕所	其他

备注：

以“√”的方式完成此表。

健康教育记录表

日期	地点	对象	形式	内容

备注：

(1)对象是指儿童、家长、保教人员等。

(2)形式是指宣传专栏、咨询指导、讲座、培训、发放健康教育资料等。

(3)内容是指园(所)内各项健康教育活动的主要内容。

膳食委员会会议记录表

时间：
出席会议人员：
主持人：
会议议题：
会议记录：

备注：

(1)由负责召开膳食委员会会议的人员记录。

(2)会议议题：简单注明主要讨论及需解决的问题。

(3)会议记录：记录围绕会议议题讨论的主要内容。

儿童伤害登记表

年　　月　　日

姓名：__________ 性别：__________ 年龄：__________ 班级：__________

伤害发生日期：______年____月____日　伤害发生时间：_____：_____(用24小时记时法)

当班责任人：________________ 填表人：________________

伤害类型：

1＝交通事故　2＝跌伤(跌、摔、滑、绊)　3＝被下落物击中(高处落下物)

4＝锐器伤(刺、割、扎、划)　5＝钝器伤(碰、砸)

6＝烧烫伤(火焰、高温固/液体、化学物质、锅炉、烟火、爆竹炸伤)

7＝溺水(经医护人员救治存活)　8＝动物伤害(狗、猫、蛇等咬伤，蜜蜂、黄蜂等刺蜇)

9＝窒息(异物，压、闷、捂窒息，鱼刺/骨头卡喉)

10＝中毒(药品、化学物质、一氧化碳等有毒气体，农药，鼠药，杀虫剂，腐败变质食物除外)

11＝电击伤(触电、雷电)　12＝他伤/攻击伤

伤害发生地点：

1＝户外活动场　2＝活动室　3＝寝室　4＝卫生间　5＝盥洗室

6＝其他(请说明__________)

伤害发生时活动：

1＝玩耍娱乐　2＝吃饭　3＝睡觉　4＝上厕所　5＝洗澡　6＝行走　7＝乘车

8＝其他(请说明__________)　9＝不知道

续表

伤害发生时和谁在一起： 1＝独自一人　2＝老师　3＝小伙伴　4＝其他(请说明＿＿＿＿＿＿＿＿)　5＝不知道
受伤后处理方式(最后处理方式)： 1＝自行处理(保健人员)且未再就诊　2＝医疗卫生机构就诊　3＝其他(请说明＿＿＿＿＿)
如果就诊，诊断是：＿＿＿＿＿＿＿＿＿＿＿＿＿＿＿＿＿＿
因伤害休息多长时间(包括节日、假期及周末)：＿＿＿＿＿＿＿天
转归：1＝痊愈　2＝好转　3＝残疾　4＝死亡
简述伤害发生经过(对损伤过程作综合描述)：

附件 5

卫生保健资料统计表

儿童出勤统计分析表

托幼机构名称：

年份	月份	在册儿童数①	应出勤日数②	出勤情况			缺勤原因分析				
				应出勤人次数③	实际出勤人次数④	出勤率(%)⑤	缺勤人次数⑥	因病	因事	寒暑假	其他
	9月										
	10月										
	11月										
	12月										
	1月										
	2月										
	3月										
	4月										
	5月										
	6月										
	7月										
	8月										

备注：

(1)出勤率＝(实际出勤人次数/应出勤人次数)×100%。

(2)缺勤人次数＝应出勤人次数—实际出勤人次数。

(3)各项百分率要求保留小数点后1位。

________学年(上、下)儿童健康检查统计分析表

托幼机构名称：

年龄组	在册人数	体检人数	体检率(%)	体格评价(人数)				血红蛋白			视力		听力		龋齿	
				低体重	生长迟缓	消瘦	肥胖	检测人数	轻度贫血人数	中重度贫血人数	检查人数	视力不良人数	检查人数	听力异常人数	检查人数	患龋人数
0岁～																
1岁～																
2岁～																
3岁～																
4岁～																
5岁～																
6～7岁																
总计																

备注：

(1)体检率=(体检人数/在册人数)×100%。

(2)某病患病率=(某病患病人数/检查人数)×100%。

传染病发病统计表

托幼机构名称：

年份	月份	在册儿童数	传染病发病数	各类传染病发病人数									
				手足口病	水痘	流行性腮腺炎	猩红热	急性出血性结膜炎	痢疾	麻疹	风疹	传染性肝炎	其他
	9月												
	10月												
	11月												
	12月												
	1月												
	2月												
	3月												
	4月												

续表

年份	月份	在册儿童数	传染病发病数	各类传染病发病人数									
				手足口病	水痘	流行性腮腺炎	猩红热	急性出血性结膜炎	痢疾	麻疹	风疹	传染性肝炎	其他
	5月												
	6月												
	7月												
	8月												
合计													

膳食营养分析表

一、平均每人进食量　　　　年　　月

食物类别	细粮	杂粮	糕点	干豆类	豆制品	蔬菜总量	绿橙蔬菜	水果	乳类	蛋类	肉类	肝	鱼	糖	食油
数量(g)															

二、营养素摄入量

	热量		蛋白质(g)	脂肪(g)	视黄醇当量(μg)	维生素A(μg)	胡萝卜素(μg)	维生素B_1(mg)	维生素B_2(mg)	维生素C(mg)	钙(mg)	锌(mg)	铁(mg)
	(kcal)	(kJ)											
平均每人每日摄入量													
推荐摄入量													
比较(%)													

三、热量来源分布

		脂肪		蛋白质	
		要求	现状	要求	现状
摄入量	(kcal)				
	(kJ)				
占总热量%		30%～35%		12%～15%	

四、蛋白质来源

	优质蛋白质		
	要求	动物性食物	豆类
摄入量(g)			
占蛋白质总量%	≥50%		

五、膳食费使用:当月膳食费(每人)

本月总收入：　　元

本月支出：　　元

盈亏：　　元

占总收入：　　%

附件 6

托幼机构卫生评价申请书

__________________：

本园(所)拟于　　　　年　　　　月开始招生,依据《托儿所幼儿园卫生保健管理办法》的要求,特向您单位申请对我园(所)进行卫生评估。

申请单位地址:

申请单位电话:

申请单位(签章):

申请人:

申请日期:

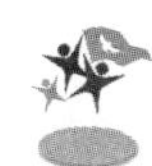

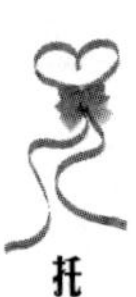

附件 7

新设立托幼机构招生前卫生评价表

评价内容	分值	评价标准	评价方法	得分	备注
环境卫生	20 分	园(所)内建筑物、户外场地、绿化用地及杂物堆放场地等总体布局合理,有明确功能分区(2 分) 室外活动场地地面应平整、防滑,无障碍,无尖锐突出物(2 分) 活动器材安全性符合国家相关规定(1 分) 未种植有毒、带刺的植物(1 分)	查看现场		
		室内环境的甲醛、苯及苯系物等检测结果符合国家要求(4 分)	查验检测报告		
		室内空气清新、光线明亮(2 分) 有防蚊蝇等有害昆虫的设施(2 分)	查看现场		
		每个班级有独立的厕所和盥洗室(2 分) 每班厕所内有污水池,盥洗室内有洗涤池(2 分)			
		盥洗室内有流动水洗手装置(必达项目) 盥洗室内水龙头数量和间距设置合理(2 分)			
个人卫生	15 分	保证儿童每日一巾一杯专用,寄宿制儿童每人有专用洗漱用品(必达项目)	查看现场		
		每班有专用水杯架,标识清楚,有饮水设施(4 分) 每班有专用毛巾架,标识清楚,毛巾间距合理(3 分) 有专用水杯、毛巾消毒设施(4 分)			
		儿童有安全、卫生、独自使用的床位和被褥(4 分)			

续表

评价内容	分值	评价标准	评价方法	得分	备注
食堂卫生	10分	食堂获得《餐饮服务许可证》(必达项目)	查验证件		
		园(所)内应设置区域性的餐饮具集中清洗消毒间,消毒后有保洁存放设施(4分) 配有食物留样专用冰箱,有专人管理(3分)	查看现场		
		炊事人员与儿童配备比例:提供每日三餐一点的托幼机构应达1∶50,提供每日一餐二点或二餐一点的1∶80(3分)	查看资料		
保健室或卫生室设置	20分	设立保健室或卫生室(必达项目) 卫生室需有《医疗机构执业许可证》(必达项目)	查看现场、查验证件		
		保健室面积不少于12 m^2(2分)	查看现场		
		保健室设有儿童观察床(2分) 配备桌椅、药品柜、资料柜(3分) 有流动水或代用流动水的设施(2分)			
		配备儿童杠杆式体重秤、身高计(供2岁以上儿童使用)、量床(供2岁及以下儿童使用)、国际标准视力表或标准对数视力表灯箱、体围测量软尺等设备(4分) 配备消毒压舌板、体温计、手电筒等晨检用品(3分)			
		有消毒剂(2分) 配备紫外线消毒灯或其他空气消毒装置(2分)			

续表

评价内容	分值	评价标准	评价方法	得分	备注
卫生保健人员配备	15分	配备符合国家规定的卫生保健人员(必达项目)	查看资料		
		卫生保健工作的第一责任人是托幼机构的法定代表人或负责人(5分)			
		按照收托150名儿童设1名专职卫生保健人员的比例配备(收托150名以下儿童的可配备兼职卫生保健人员)(5分) 卫生保健人员上岗前接受培训并考核合格(5分)			
工作人员健康检查	10分	托幼机构工作人员上岗前经县级以上卫生行政部门指定的医疗卫生机构进行健康检查,并取得《托幼机构工作人员健康合格证》。炊事人员取得《食品从业人员健康证》(10分)	查看证件		
卫生保健制度	10分	建立10项卫生保健制度,并符合实际情况,具有可操作性 一日生活制度(1分) 膳食管理制度(1分) 体格锻炼制度(1分) 卫生与消毒制度(1分) 入园(所)及定期健康检查制度(1分) 传染病预防与控制制度(1分) 常见疾病预防与管理制度(1分) 伤害预防制度(1分) 健康教育制度(1分) 卫生保健信息收集制度(1分)	查看资料		

备注:

(1)托幼机构总分达到80分以上,并且“必达项目”全部通过,才可评价为“合格”。

(2)若托幼机构不提供儿童膳食,则不予评价食堂卫生、工作人员健康检查和卫生保健制度的相应部分。托幼机构分数达到剩余项目总分的80%以上,并且“必达项目”全部通过,才可评价为“合格”。

(3)如果评价结果为“不合格”,托幼机构应当根据评价报告给予的整改意见和指导整改,整改后可重新申请卫生评价。

附件 8

托幼机构卫生评价报告

__________幼儿园(托儿所)：

根据你园(所)申请，按照《托儿所幼儿园卫生保健工作规范》的卫生评价基本要求，我单位组织专家于　　　年　　月　　日对你园(所)招生前的卫生保健状况进行评价。

评价结果：　1. 合格　　　　　　　2. 不合格

评价意见：

评价单位(签章)：

评价人员：

(此报告一式两份，一份交申请单位，一份由评价单位留存。)

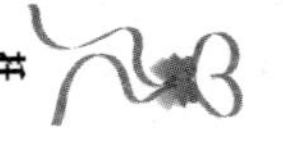

第四节　山东省省级示范性幼儿园办园标准

（鲁教基发〔2013〕3号）

项目		要素	标准分	细则	原则	得分
A1园舍设施165分	B1园舍建筑80分	C1为独立的建筑群体，园舍建筑坚固安全、合理实用	15分	(1)园舍为独立建筑群体，符合国家相关安全（消防、抗震等）、卫生标准，布局合理。建筑风格体现幼儿特点（10分） (2)定期对园舍进行检查、维护，有检查记录，有改进措施（5分）	不是独立建筑群体，设置在污染区或危险区，使用危房等，不得参评	
		C2环境绿化、美化、儿童化、教育化	10分	(1)绿化用地（包括集中绿地、种植园地和房前屋后、道路两侧的零星绿地面积）生均不少于2 m^2（5分） (2)户外环境符合幼儿年龄特点，有利于开展各种体育、游戏等活动（5分）		
		C3户外活动场地与幼儿园规模相适宜	15分	(1)户外活动场地人均不少于4 m^2。地面软硬兼有，比例适中。室外大中型运动器械固定安装在软质地面上，器械之间保持足够的安全距离（10分） (2)有游戏场地、活动器械场地、30 m直跑道、沙池、玩水设施、种植园地及饲养区等（5分）		

续表

项目		要素	标准分	细则	原则	得分
A1 园舍设施 165 分	B1 园舍建筑 80 分	C4 各班有独立配套、宽敞明亮、通风及采光良好的活动室、寝室、卫生间	15 分	(1)活动室、寝室、卫生间面积不低于《山东省乡镇中心幼儿园基本办园条件标准(试行)》的要求。寄宿制幼儿园有独立的寝室(10 分) (2)厕所采用水冲式,沟槽式便池应设置幼儿扶手。实行男女分厕(5 分)	三室(或两室)不配套,不得参评	
		C5 有相应规模的多功能活动室、专用活动室、办公及辅助用房等	15 分	(1)多功能活动室、图书阅览室、科学发现室、卫生保健室、图书教具资料室(可兼作档案室)、办公及辅助用房等面积不低于《山东省乡镇中心幼儿园基本办园条件标准(试行)》的要求(10 分) (2)多功能活动室及专用活动室按照标准配备,有使用记录,幼儿参与率高(5 分)	少一室扣 5 分,扣完 15 分为止	
		C6 幼儿厨房面积与办园规模相适宜,设计合理、安全、卫生	10 分	(1)厨房面积不低于《山东省乡镇中心幼儿园基本办园条件标准(试行)》的要求(5 分) (2)厨房设有主副食加工间、配餐间、烹饪间、消毒间、更衣间、主副食仓库等。操作间瓷瓦到顶,吊顶使用防脱落、防腐材料(5 分)	没有给幼儿提供午餐服务,不得参评	

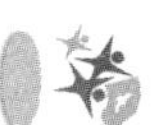

续表

项目		要素	标准分	细则	原则	得分
A1 园舍设施 165 分	B2 设施设备 85 分	C7 班级生活及教育设施齐全、适用，符合幼儿特点，满足幼儿生活和学习需要	15 分	(1)幼儿床、桌椅、玩具橱、图书架等配置符合《山东省城市幼儿园基本办园条件标准(试行)》的要求(5 分) (2)有暖气、空调等防暑防寒设施并正常使用。冬季室内温度不低于 16 ℃(5 分) (3)配备饮水设备，保温桶应具备锁定装置。每生一杯(无毒、不易碎、耐高温)，并有明显区分标记(5 分)		
		C8 配齐必备的玩教具及活动器械，种类丰富，能满足幼儿游戏活动的需要	15 分	(1)玩教具及活动器械等符合《山东省城市幼儿园基本办园条件标准(试行)》的要求，种类丰富，适合幼儿年龄特点，能满足幼儿游戏活动需要(10 分) (2)玩教具摆放合理，取放方便，使用率高(5 分)		
		C9 配备现代化教育设施，建有幼儿园网站，使用率高	20 分	(1)幼儿园配备电脑、电视机、数码照相机、摄像机、实物投影仪、打印机、复印机、多媒体等现代化教育及办公设备，基本满足需要(5 分) (2)每班配备数码照相机、电视机、音响、钢琴(或电子钢琴)等设备(5 分) (3)幼儿园有独立网站，内容及时更新(5 分) (4)园长、教师每人一台电脑，能有效运用现代化教育设施进行管理和教育活动(5 分)		

续表

项目		要素	标准分	细则	原则	得分
A1园舍设施165分	B2设施设备85分	C10 配备足量适合教师、幼儿的图书、音像等资料	15 分	(1)教师教学参考用书不少于 5 种,图书资料教师人均不少于 10 册(不含复本),幼教刊物不少于 5 种,且连续订阅两年以上。音像资料能满足保教工作需要(8 分) (2)适合幼儿阅读的图书人均不少于 10 册(不含复本),班级幼儿图书生均不少于 5 册。图书体现幼儿年龄特点,并定期更新补充(7 分)		
		C11 保健设施配备齐全,配有预防和治疗必需的药品及设备	10 分	(1)卫生保健室按照《山东省城市幼儿园卫生保健器械配备基本标准》备足配齐相应的设施设备及烫伤、擦伤等应急外用药品(5 分) (2)配备儿童观察床、桌椅、药品柜、资料柜、流水洗手设施等(5 分)		
		C12 厨房配有食品加工、烹饪设备及防蝇、防鼠、防尘等设施	10 分	(1)厨房配备和面机、绞肉机、烤箱、冰箱、恒温箱、消毒柜、蒸饭车等必要的设备(5 分) (2)有防蝇、防鼠、防尘、防腐、灭蚊、消毒等设施(5 分)		

续表

项目		要素	标准分	细则	原则	得分
A2 行政管理 180分	B3 管理体制机制 40分	C13 贯彻执行国家和省有关学前教育政策法规及规定，办园思想端正，坚持依法办园	15分	(1)按照有关法律、法规和规定，坚持依法办园。建立健全各项规章制度，并严格执行，有措施，有记录(5分) (2)实行园长负责制、岗位责任制、教师聘任制、结构工资制，最大限度调动教职工积极性和主动性(5分) (3)近5年受到过市级及以上政府或教育行政部门的表彰(5分)		
		C14 领导班子结构合理，组织健全，分工明确，管理规范高效	10分	(1)6～9个班的幼儿园设园长2名。10个班及以上的幼儿园设园长3名(5分) (2)建立园务委员会和教职工代表大会制度，充分发挥民主监督与决策功能，民主管理效果良好(5分)		
		C15 有发展规划，有学年、学期工作计划和总结，完善考核机制	15分	(1)幼儿园制定近期、中期、长期发展规划，体现科学性、发展性、前瞻性，并能促进幼儿园可持续发展(5分) (2)各部门工作有计划，有检查，有总结，有改进措施(5分) (3)各岗位人员职责明确，有科学合理的考核评价细则，措施到位，反馈及时，奖惩分明(5分)		

续表

项目		要素	标准分	细则	原则	得分
A2 行政管理 180 分	B4 规模班额 30 分	C16 办园规模适宜，年龄班结构合理	10 分	办园规模原则上 6～15 个班，每个年龄段都有平行班。有条件的可以设置托班、亲子班。不得设置学前班(10 分)	设置学前班、规模不足 6 个班及小中大班没有平行班，不得参评	
		C17 严格按照规定班额招生、编班	20 分	(1)严格执行当地有关招生政策，每年秋季招生。平时如有缺额，可随时补招(5 分) (2)严格按照国家及省有关规定编班，没有大班额现象。托班(2～3 岁)不超过 20 人，小班(3～4 岁)不超过 25 人，中班(4～5 岁)不超过 30 人，大班(5～6 岁)不超过 35 人。寄宿制幼儿园每班人数酌减(15 分)	班级人数超过规定 5 名及以内，扣 10 分。超过 6 名及以上，扣 15 分。超过规定 10 名及以上，不得参评	
	B5 后勤管理 50 分	C18 各类档案齐全，管理规范	10 分	(1)有各种业务档案、行政档案、卫生保健档案、财务档案、家长工作档案、安全工作档案等。档案内容详实、准确，体现过程性(8 分) (2)有专人负责管理，专橱存放，分类科学，查找方便(2 分)		
		C19 严格园产管理制度，实行财产保管责任制	10 分	(1)固定资产、账簿设置规范，有关手续完备，产权明晰，账物相符(5 分) (2)建立资产产权登记与监督管理制度，财产保管制度完善，责任到人(5 分)		
		C20 严格财务管理制度，经费使用合理	10 分	(1)幼儿园财务独立，单独设账，账目清楚(5 分) (2)幼儿伙食费专款专用，与成人伙食严格分开。幼儿伙食账目每月向家长公布，且有记录(5 分)	幼儿伙食与成人伙食没有分开的，扣 10 分	

续表

项目		要素	标准分	细则	原则	得分
A2 行政管理 180 分	B5 后勤管理 50 分	C21 有稳定的经费来源。收费项目和标准符合规定，实行公示制度	20 分	(1)有稳定的经费来源，满足幼儿园运转及发展需要(7 分) (2)有《收费许可证》并严格按照规定项目和标准收费，没有乱收费现象。收费情况及时向家长公示，接受社会监督(7 分) (3)幼儿园经费支出合理，办园经费有一定比例用于改善办园条件和教职工培训(6 分)	幼儿园收取与新生入园挂钩的赞助费、以培养幼儿某种专项技能为由另外收取费用等，不得参评	
	B6 家庭社区 25 分	C22 建立双向互动的家园联系制度，注重家园共育	15 分	(1)成立家长委员会，让家长参与幼儿园的管理和教育(5 分) (2)充分挖掘家长资源，定期组织家长开放日、亲子活动、家长志愿者等家园共育活动(5 分) (3)采取专题研讨、家长交流、家教宣传栏、家访、入户指导等多种形式，指导、帮助家长掌握科学育儿知识(5 分)		
		C23 密切同社区的联系与合作，充分利用社区教育资源	10 分	(1)充分利用社区教育资源，与社区开展有益的文化教育活动，争取社区的支持与配合(5 分) (2)积极面向社区宣传科学育儿知识，开展灵活多样的早期教育服务(5 分)		
	B7 示范引领 20 分	C24 开展帮扶活动并能发挥示范、辐射作用	20 分	(1)充分发挥示范带动作用，与 3 处及以上幼儿园结对，定期开展帮扶活动。帮扶工作有计划，有落实，有记录，有效果(10 分) (2)积极承担本地区示范性、研究性教育观摩活动，每学期不少于 1 次(10 分)	没有与幼儿园结对帮扶，不得参评	

续表

项目		要素	标准分	细则	原则	得分
A2 行政管理 180 分	B8 关注弱势群体 15 分	C25 有为留守儿童、流动儿童、家庭经济困难儿童、孤儿、残疾儿童等提供服务的措施	15 分	(1)关注留守儿童、流动儿童、残疾儿童,有为其提供关爱及服务的措施(10 分) (2)按照规定为家庭经济困难儿童、孤儿、残疾儿童等减免相关费用(5 分)		
A3 队伍建设 130 分	B9 配足配齐 40 分	C26 严格按照国家及省有关规定配足配齐教职工,公办幼儿园核定编制	40 分	按照教育部《幼儿园教职工配备标准》,配足配齐教职工。教师:每班配备 2 人,有条件的可配备 3 人。保育员:每班配备 1 人(配备 3 名教师,可不再配备保育员),寄宿制幼儿园每班配备 2 人。炊事人员、卫生保健人员按照规定配备。公办幼儿园教职工配备符合《山东省公办幼儿园编制标准》的要求(40 分)	(1)专任教师配备不足,扣 20 分。保育员配备不足,扣 10 分 (2)公办幼儿园不符合编制标准要求,扣 20 分	
	B10 资格准入 40 分	C27 实行资格准入制度,各类工作人员均应取得相应任职资格证书	40 分	(1)园长(含副园长)应具备大专及以上学历,具有教师资格,有 3 年以上幼儿园工作经历和一定的组织管理能力,并获得市级及以上幼儿园园长岗位培训合格证书(10 分) (2)专任教师取得教师资格证比例为 100%,其中取得幼儿园教师资格证比例为 80%以上(15 分) (3)保育员具备高中及以上学历,并受过保育职业培训(5 分) (4)幼儿园医师应当取得卫生行政部门颁发的《医师执业证书》,护士应当取得《护士执业证书》,保健员应当具有高中及以上学历,经过卫生保健专业知识培训(5 分) (5)炊事人员上岗前取得《食品从业人员健康证》,并受过幼儿膳食营养知识培训(5 分)	园长不符合要求,扣 10 分。教师不符合要求,扣 15 分	

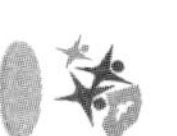

续表

项目		要素	标准分	细则	原则	得分
A3 队伍建设 130分	B11 培养培训 20分	C28 科学制定教职工队伍建设规划，有合理的人才梯队，建立教师培养培训保障机制	20分	(1)教职工队伍建设规划目标明确、制度健全。教师队伍稳定，流失率低。结构合理，素质良好(5分) (2)按照《幼儿园教师专业标准》等进行培养培训，有计划，有层次，有落实，注重实效，并注重职业道德培训。培训形式多样，内容符合本园实际，注重实操性，有过程性资料。五年内对园长和教师完成一轮全员专业培训(8分) (3)培养培训经费保障到位，有激励教职工参与培养培训的具体措施(7分)		
	B12 落实工资待遇 30分	C29 不断提高教职工工资待遇及社会保障水平，教职工合法权益得到切实保障	30分	(1)按照《劳动合同法》要求与教职工签订聘用合同，并按照有关规定办理社会保险(15分) (2)非公办教师工资(不含社会保险)高于当地最低工资标准，逐步做到与公办教师同工同酬(15分)	没有与教职工签订劳动合同，非公办教师工资低于当地最低工资标准，没有办理保险，不得参评。办理保险但达不到规定要求，扣15分	
A4 安全工作 90分	B13 制度建设 30分	C30 根据国家及省有关规定，制定各项安全管理制度，做到科学规范、操作性强	20分	(1)建立幼儿园安全管理制度，如安全保卫制度、消防安全管理制度、药品管理制度、饮食卫生管理制度、安全隐患排查制度等(5分) (2)建立幼儿一日活动(幼儿接送、晨午检、服药、交接班等)班级安全制度(5分) (3)建立常见事故预防与急救制度，安全预警机制健全，有突发事件的应急预案，出现重大事故能妥善处理并及时上报(5分) (4)幼儿园每年投保校方责任险(5分)	近三年发生重大安全责任事故，不得参评	

续表

项目		要素	标准分	细则	原则	得分
A4 安全工作 90分	B13 制度建设 30分	C31 成立安全工作领导小组，构建安全防范网络体系，安全工作责任到岗、到人	10分	(1)安全工作领导小组健全，分工明确，责任到岗、到人，层层签订安全目标责任书。安全工作有计划，有检查，有记录，有总结，有改进措施(8分) (2)建立安全工作档案，内容齐全，有专人管理(2分)		
	B14 安全管理 40分	C32 按要求配备安全保卫人员。各项安保设施、设备配备齐全，使用规范	10分	(1)按照《山东省中小学幼儿园安全管理暂行办法》要求，幼儿园规模在500人以内，应当至少配备2名专职安保人员(5分) (2)配备与幼儿园规模相适应的安保、消防设施设备和器械(监控、联动报警、消火栓、应急照明灯、对讲机、警棍等)，并按要求严格保管和使用(5分)	没有配备安保人员及安保设施，不得参评	
		C33 园内场地、玩教具、设施等安全、无隐患	15分	(1)幼儿园所用材料、设施设备、玩教具、器械等无毒，无安全隐患。有专人负责，定期检修维护，有记录(5分) (2)室内设施设备坚固、耐用、安全，无棱角，地面防滑，装修符合卫生安全要求(5分) (3)使用校车接送幼儿的，应使用符合国家标准的幼儿专用校车，并遵守《校车安全管理条例》的相关规定(5分)	没有使用校车的，不扣分	
		C34 认真执行一日活动安全制度，确保幼儿安全	15分	(1)认真做好一日活动(晨午检、交接班等)安全工作，并有记录(5分) (2)教师密切关注幼儿的安全，保证幼儿在教师视线范围内活动，及时消除安全隐患(5分) (3)管理人员按要求巡检各项活动，协助教师发现问题及时妥善处理，消除安全隐患(5分)		

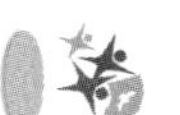

续表

项目		要素	标准分	细则	原则	得分
A4 安全工作 90 分	B15 安全教育 20 分	C35 定期对教职工进行安全教育培训，提高教职工的安全意识和能力	10 分	定期对教职工进行安全教育培训，帮助教职工掌握幼儿常见突发事故（烫伤、惊厥、异物入体、摔伤、鼻出血、脱臼等）和突发疾病的处理办法，以及避险、逃生、自救等基本方法(10 分)		
		C36 有目的、有计划地对幼儿进行安全教育，开展安全演练活动，培养幼儿的自我保护意识和能力	10 分	(1)有安全教育计划并纳入课程内容，以多种方式对幼儿进行安全教育，引导幼儿掌握必要的自我保护常识与方法，并能进行简单的自护和自救(5 分) (2)按照省政府《关于加强全省幼儿园应急疏散演练工作的意见的通知》，编制完善火灾、洪水、建筑物坍塌、交通事故等应急疏散预案，定期开展应急疏散演练活动。方法科学正确，符合幼儿年龄特点和能力水平，并有实效(5 分)		
A5 卫生保健 150 分	B16 制度建设 15 分	C37 认真贯彻执行《幼儿园工作规程》《托儿所、幼儿园卫生保健管理办法》等有关规定，各项卫生保健制度健全	15 分	(1)按照《托儿所、幼儿园卫生保健管理办法》要求，建立健康检查制度、疾病及传染病预防制度、卫生消毒制度、饮食制度、晨午检制度、全日观察制度、病儿隔离制度、家园联系制度、特殊幼儿管理制度等(10 分) (2)各项制度责任到人，分工明确，执行严格，有记录(5 分)	近三年发生食物中毒及因处理传染病不及时造成疫情暴发并导致停园，不得参评	
	B17 健康检查 35 分	C38 教职工按要求定期查体，持健康证明上岗	10 分	(1)教职工每年进行一次健康检查，炊事人员每半年查体一次，查体率及合格率均为 100%(5 分) (2)新录用的教职工必须取得《托幼机构工作人员健康合格证》后方可上岗(5 分)		

续表

项目		要素	标准分	细则	原则	得分
A5 卫生保健 150 分	B17 健康检查 35 分	C39 建立幼儿健康档案，对幼儿定期进行体格检查、分析和评价	25 分	(1)新入园幼儿应当经医疗卫生机构进行健康检查，合格后方可入园，查体合格率达 100%(5 分) (2)在园幼儿每年健康检查一次，每半年测身高、视力一次，每季度测体重一次，及时进行分析、评价，并向家长反馈检查结果(10 分) (3)对特殊幼儿(肥胖、偏食、体弱、有残疾等)予以特殊照顾，进行有效干预，建立管理档案(5 分) (4)细心观察并及时纠正幼儿偏异行为，建立幼儿心理健康教育档案(5 分)	入园幼儿查体率及在园幼儿健康检查率不足 100%，扣 25 分	
	B18 疾病预防 45 分	C40 每日晨午检，全日观察，发现问题及时处理	10 分	(1)严格执行晨午检及全日观察等各项制度，发现问题及时处理并有记录(5 分) (2)按有关规定严格管理幼儿携带药品，做好药品的交接和登记，有幼儿服药记录，并请家长签字确认(5 分)		
		C41 配合卫生部门做好计划免疫工作，定期进行卫生保健知识培训及宣传	10 分	(1)配合卫生防疫部门，督促家长按免疫程序和要求完成幼儿预防接种，幼儿预防接种建档率达 100%(5 分) (2)定期对教职工和家长进行卫生保健知识宣传和培训(5 分)		
		C42 环境卫生清洁，严格按要求对各类物品进行消毒	10 分	(1)定时通风，保持室内空气新鲜流通。活动室、寝室内玩教具、餐具、被褥等卫生清洁(5 分) (2)消毒设施设备齐全，工作人员熟知各项消毒制度，能采用紫外线、84 消毒液、暴晒、高温等相应方式进行消毒。消毒流程规范，责任到人，有记录，有评估监督机制(5 分)		

续表

项目		要素	标准分	细则	原则	得分
A5 卫生保健 150 分	B18 疾病预防 45 分	C43 教职工和幼儿个人卫生符合要求，生活用品及设施齐全	15 分	(1)幼儿每人一巾一杯、一床位一被，有明显标识。及时清洗、消毒，摆放合理，避免交叉感染(5 分) (2)流水洗手设施齐全，数量充足。幼儿饮用水符合国家《生活用水卫生标准》，保证幼儿按需用水(5 分) (3)教职工仪表整洁，个人卫生状况良好。食堂工作人员工作期间和保教人员给幼儿分餐时，要穿工作服、戴餐帽和口罩(5 分)		
	B19 膳食管理 55 分	C44 食堂严格执行《食品安全法》《学校食堂与学生集体用餐卫生管理规定》等规定，卫生整洁，布局合理	15 分	(1)食堂按照《食品安全法》《学校食堂与学生集体用餐卫生管理规定》等要求，取得《餐饮业服务许可证》。厨房卫生清洁，布局合理，生进熟出，避免交叉(5 分) (2)食堂工作人员熟知各项有关制度与要求，并能严格执行(5 分) (3)食品采购票证制度健全，杜绝“三无”食品流入，月盘点记录、食品存放、出入库管理等科学规范(5 分)		
		C45 严格执行带量食谱，幼儿膳食科学合理、营养均衡	20 分	(1)严格使用带量食谱，按人按量配餐。食谱荤素、干湿、蔬果、营养等搭配科学合理，花样丰富，正餐至少一荤一素一汤。食谱每周更换并及时公布。幼儿两餐间隔时间不少于 3.5 小时(10 分) (2)每季度对幼儿进行营养评价，方法科学，营养评价资料与食堂原始资料相符(10 分)		

续表

项目		要素	标准分	细则	原则	得分
A5 卫生保健 150分	B19 膳食管理 55分	C46 伙食管理严格，设立伙食管理委员会	20分	(1)食堂保持整洁，各种用具按要求消毒。生熟分开，标识明确，定位存放(5分) (2)库存食品分类存放，无过期食品。食品48小时留样，并做好记录(5分) (3)成立伙委会，每学期至少召开一次会议并做好记录(5分) (4)每学期膳食收支盈亏不超过2%(5分)	每学期膳食收支盈利超过2%的，不得参评	
A6 教育教学 205分	B20 教育理念 30分	C47 认真贯彻执行《幼儿园工作规程》《幼儿园教育指导纲要(试行)》《3～6岁儿童学习与发展指南》精神，树立正确的儿童观、教育观，全面实施素质教育	15分	(1)保教人员认真学习《幼儿园工作规程》《幼儿园教育指导纲要(试行)》《3～6岁儿童学习与发展指南》的基本精神并运用到教育实践中，有培训、学习、研讨、反思等过程性资料(10分) (2)树立正确的儿童观、教育观，全面实施素质教育，无小学化现象(5分)	存在奥数培训、珠脑心算、拼音、写字等小学化倾向的教育内容，布置读写算等书面家庭作业，对幼儿进行测验和考试等，不得参评	
		C48 尊重幼儿的人格和权利，关注个体差异，坚持积极鼓励的正面教育	15分	(1)教师能够平等地对待每一位幼儿，尊重和接纳其个体差异，有效促进幼儿个性健康成长(5分) (2)尊重幼儿人格，维护幼儿合法权益，无讽刺、挖苦、歧视幼儿及体罚、变相体罚幼儿等现象(5分) (3)建立幼儿成长档案，及时观察、记录分析幼儿的行为和发展水平，满足幼儿身心发展的不同需求(5分)	近三年存在体罚及变相体罚幼儿，对幼儿造成严重伤害或恶劣影响，不得参评	

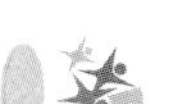

续表

项目		要素	标准分	细则	原则	得分
A6 教育教学 205 分	B21 教育环境 60 分	C49 师幼关系平等、和谐，有安全、宽松、理解、接纳的精神环境，能让幼儿感受到亲情与关爱	10 分	(1)教师能尊重、理解、接纳幼儿的各种情绪，其行为态度和管理方式有助于形成安全、温馨的心理环境(5 分) (2)班级气氛宽松、和谐，幼儿对教师有亲近感，并乐于与同伴交往(5 分)		
		C50 创设与教育目标相适宜的班级环境，有助于幼儿开展丰富多样的学习和游戏活动	20 分	(1)班级空间布局科学合理，整洁有序，体现儿童生活情趣，具有教育性、参与性、互动性，并体现审美价值，能满足幼儿一日生活中游戏、学习、生活等需要(10 分) (2)班级室内外环境布置能体现教育目标，并能根据教育内容、季节变换、幼儿兴趣和发展水平等及时更换，有利于幼儿互动，能体现教育活动的过程(10 分)		
		C51 区域环境创设合理，活动材料能引发和支持幼儿的主动活动	30 分	(1)每班创设 5 个及以上幼儿活动区域，能满足幼儿区域选择与活动的需要(10 分) (2)玩具、操作材料符合本班幼儿年龄特点和发展水平，种类丰富、数量充足，具有较强的可变性、操作性和层次性(10 分) (3)根据教育目标、幼儿兴趣需要等随时调整材料的投放，能持续满足和支持幼儿主体性活动和个性发展的需要(10 分)		

续表

项目		要素	标准分	细则	原则	得分
A6教育教学205分	B22课程管理70分	C52 使用经山东省教育厅审查通过的教师指导用书	20 分	(1)幼儿园使用经山东省教育厅审定通过的幼儿园教师指导用书。不得使用小学教材(10 分) (2)幼儿园不得要求家长统一购买各种幼儿教材、读物、教辅材料、活动材料等(10 分)	使用小学教材,要求家长统一购买各种幼儿教材、读物、教辅材料、活动材料,不得参评	
		C53 根据本地、本园及本班幼儿实际科学制定和有效实施课程,体现科学性、适宜性、平衡性、整合性、发展性	25 分	(1)制订符合本园实际的课程实施计划(学期计划、月计划、周计划等),有落实,有检查,有指导,有记录(5 分) (2)教育内容符合幼儿年龄特点和身心发展规律,能根据幼儿兴趣和需要,结合地方资源特点,合理调整课程计划与教育内容,无提前教育和过度教育现象(10 分) (3)课程内容能保护和激励幼儿的好奇心和求知欲望,能充分发挥幼儿的想象力和创造力(5 分) (4)建立科学、开放、民主的课程管理和评价体系,实施动态、弹性的课程管理(5 分)		
		C54 科学合理地安排和组织一日生活,以游戏为基本活动,组织形式多样,教师指导有效	25 分	(1)幼儿园作息时间与一日活动安排科学合理,符合各年龄段幼儿身心发展规律及季节特点,有相对的稳定性与灵活性(10 分) (2)保证幼儿每天有适当的自主选择和自由活动时间,减少不必要的集体行动和过渡环节,减少消极等待现象(5 分) (3)每日集体教学活动时间小班不超过 30 分钟,中大班不超过 1 小时;户外活动时间不少于 2 小时(含体育活动 1 小时);室内游戏时间不少于 1 小时(含区域活动)(10 分)		

续表

项目		要素	标准分	细则	原则	得分
A6 教育教学 205 分	B23 园本教研 45 分	C55 教研组织架构健全，有科学完善的教研制度，有目的、有计划地开展园本教研活动	25 分	(1)根据级部、领域、课题等构建不同教研组。教研计划具体、明确，落实到位(5 分) (2)教研内容与保教实践相结合，与教师发展需求相结合；组织形式灵活多样，充分发挥教师主体性，教师参与积极性高(10 分) (3)教研活动(含集体备课)每月不少于两次，每次不少于 1 小时，注重实效。园长定期参与教研活动(10 分)		
		C56 研究课题解决教育实践中的真实问题，并能有效地促进教师专业发展	20 分	(1)立足本园实际，针对保育教育实践中的问题开展行动研究，课题选择与研究能有效地解决保育教育工作中的重点和难点问题，能有效地促进教师专业成长和幼儿健康发展(10 分) (2)近 3 年有 3 篇以上文章在市级及以上报刊杂志发表，或有质量较高的经验总结在县级以上会议上交流(10 分)		
A7 幼儿发展 80 分	B24 身心健康 30 分	C57 幼儿身体发育各项指标均达正常标准，身体素质良好，喜欢参加体育活动，动作协调灵活	15 分	(1)95%以上幼儿身体发育各项指标达到《3～6 岁儿童学习与发展指南》提出的健康体态标准。视力不良儿童、肥胖儿童以及营养不良儿童等发生率低(5 分) (2)全园幼儿全年平均出勤率不低于 80%(5 分) (3)幼儿身体素质良好，具有一定的力量、耐力和适应能力，走、跑、跳、投掷、平衡、钻爬等基本动作发展良好，有参加体育活动的兴趣(5 分)		
		C58 幼儿心理健康，情绪安定愉快，活泼开朗，大胆自信，积极主动	15 分	(1)幼儿喜欢幼儿园生活，日常生活中情绪稳定、愉悦、轻松、满足(5 分) (2)愿意与人交往，主动分享、合作和交流。喜欢和信任教师，接纳和亲近同伴。喜欢并适应群体活动，具有自尊、自信、自主表现(5 分) (3)幼儿心理健康，性格活泼开朗，个性得到健康发展(5 分)		

续表

项目		要素	标准分	细则	原则	得分
A7幼儿发展80分	B25习惯良好15分	C59有良好的生活、卫生、行为、学习习惯及良好的规则意识。有基本的生活自理能力和初步的自我保护能力	15分	(1)有初步的生活自理能力,有良好的进餐、盥洗、睡眠、入厕等生活卫生习惯,掌握正确的刷牙、漱口和洗手方法,餐前便后洗手,餐后擦嘴洗手。坐、行、读、画等行为习惯良好,知道保护视力(5分) (2)能做好力所能及的事情,有一定的规则意识和任务意识(5分) (3)理解并遵守日常生活中基本的行为规则,知道必要的安全保健常识,有初步的自我保护意识和能力,具有初步的归属感(5分)		
	B26求知欲旺盛20分	C60有好奇心和求知欲;语言表达良好,有初步的逻辑思维能力	20分	(1)亲近自然,对周围的事物和现象感兴趣,有强烈的好奇心和求知欲望(5分) (2)喜欢动手动脑,具有初步的探究能力和逻辑思维能力(5分) (3)乐于与人交谈,讲话有礼貌,具有文明的语言习惯。能注意倾听,并清楚表达自己的想法。喜欢听故事、看图书,具有初步的阅读理解能力(5分) (4)初步感知生活中数学的有用和有趣,能感知数、量及数量关系,感知形状与空间关系(5分)		
	B27具有表现美的能力15分	C61能用喜欢的方式表现、表达;想象力、创造力、艺术表现力等得到充分发挥	15分	(1)喜欢、发现和欣赏自然美及艺术美(5分) (2)能用自己喜欢的方式进行艺术活动并能大胆表现(5分) (3)具有初步的艺术表现力,想象力与创造能力丰富(5分)		

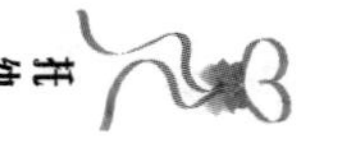

第五节 青岛市示范幼儿园认定标准

青教通字〔2013〕57 号

一级指标	二级指标	评估要点	分值	评分细则	得分	
					自评	复评
A1 办园条件 210 分	B1 规划与设置 50 分	C1 幼儿园布局符合规划要求，选址科学，方便幼儿入园，有利于幼儿健康成长	8 分	(1)幼儿园设置符合当地发展规划和学前教育设施布局规划(2 分) (2)选址应在地质安全、交通便利、公共配套设施齐全、远离污染源、日照充足和环境适宜的地段(3 分，1 项不达标扣 1 分，扣完为止) (3)幼儿园应与集贸市场、停车场、加油(气)站、公共娱乐场所、通讯发射塔(台)以及生产、储存和经营有毒有害、易燃易爆等场所保持安全距离(3 分，1 处不符合要求不得分) (设置在高层建筑阴影区和自然灾害易发地带，未与污染源、危险源保持安全距离不得申报)		
		C2 幼儿园设置应功能齐全、布局科学，符合规划、消防、抗震、安全和卫生等有关规定	18 分	(1)幼儿园应满足正常保育教育活动(幼儿就餐、教育活动、体育活动和午休等)需要；各功能区划分科学，布局合理(4 分，1 项不达标扣 2 分) (2)幼儿园应独立设置；园舍建筑为独立建筑群；有围墙、大门和传达(警卫)室，主要出入口远离交通主干道(6 分，1 项不达标扣 2 分) (3)园舍建筑抗震等级应符合国家、省、市有关规定(2 分) (4)室内外燃气、电力、通讯和排水等设施布局科学；按要求设置消防栓；电路用电负荷有一定冗余(6 分，1 项不达标扣 2 分) (园舍建筑为非独立建筑群，抗震设防等级不达标不得申报)		

续表

一级指标	二级指标	评估要点	分值	评分细则	得分	
					自评	复评
A1 办园条件 210 分	B1 规划与设置 50 分	C3 幼儿园设计规模合理;按幼儿年龄及规定班额科学编班	6 分	(1)办园规模以 6～12 个班为宜(2 分,规模不足 3 个班不得申报) (2)原则上按年龄编班(小班 3～4 岁、中班 4～5 岁、大班 5～6 岁)(2 分) (3)控制班额(小班 25 人、中班 30 人、大班 35 人)(2 分,平均班额超过 6 人不得申报)		
		C4 室外活动场地和绿化用地规划设置科学,能满足正常保育教育活动需要	18 分	(1)游戏场地、活动器械场地、30 m 直跑道、沙池、戏水池、种植及饲养区等室外活动场地规划设置齐全,布局合理;场地平整安全(9 分,缺少 1 处场地扣 1 分) (2)游戏场地和 30 m 直跑道应软化;沙池、戏水池深度符合要求,大小适宜;种植园地应每班一区且幼儿参与种植管理(3 分,1 项不达标扣 1 分) (3)幼儿人均室外活动场地面积不低于 4 m^2;人均绿化用地不低于 2 m^2(4 分) (4)分班活动场地每班不低于 60 m^2(2 分,每低 5 m^2 扣 0.5 分,扣完为止)		
	B2 园舍建筑 60 分	C5 园舍建筑符合国家设计、建设、安全、卫生、消防等有关规范要求;生均建筑面积达到《山东省幼儿园基本办园条件标准(试行)》相关要求	10 分	(1)生均建筑面积不低于 11 m^2(3 分,每低 1 m^2 扣 0.5 分,扣完为止) (2)建筑符合设计、建设、安全、卫生及消防等国家有关规范要求,墙体无尖锐棱角,地面经防滑处理,室内 1.3 m 以下墙面光滑易清洁,电源插座距地面垂直高度不低于 1.6 m 且配有安全装置(4 分,1 项不达标扣 0.5 分) (3)幼儿园室内空气质量经相关机构检测合格(3 分,不合格不得申报)		

续表

一级指标	二级指标	评估要点	分值	评分细则	得分	
					自评	复评
A1 办园条件 210分	B2 园舍建筑 60分	C6 班级活动用房设置齐全，采光、通风和卫生等条件好，建筑面积符合《山东省幼儿园基本办园条件标准（试行）》相关要求	20分	(1)各班活动室、寝室、卫生间(活动室和寝室可合并设置，农村幼儿园卫生间可单独设置)设置齐全(6分) (2)各班活动室、寝室、卫生间面积分别不低于60 m^2、40 m^2、10 m^2，活动室、寝室合并设置的，面积不低于90 m^2(6分，总面积每低5 m^2扣1分，扣完为止) (3)活动室、寝室采光和通风条件较好；地面铺设安全、环保材质的地板(2分，1项不达标扣1分) (4)卫生间设置盥洗室和厕所(二者应分间或分隔)，通风条件好；盥洗室洗手盆高度适宜，水龙头间距、数量适宜；厕所采用水冲式，配置儿童蹲便器或设置有幼儿扶手的沟槽式便池，中大班提倡男女分厕(3分，1项不达标扣1分) (5)各班寝室环境清洁温馨，幼儿每人一床(位)一褥一单一被一枕(3分，1个班级不达标扣1分，扣完为止)		
		C7 专用活动室设置齐全，建筑面积达到《山东省幼儿园基本办园条件标准(试行)》	10分	(1)多功能活动室、科学发现室和幼儿阅览室等设置齐全(6分，缺1室扣2分) (2)多功能室面积应达到以下标准：5个班及以下90 m^2，6个班120 m^2，9个班150 m^2，12个班180 m^2(2分，每低10 m^2扣0.5分，扣完为止) (3)科学发现室、幼儿阅览室面积均不低于45 m^2(2分，每低5 m^2扣0.5分)		
		C8 办公及辅助用房设置齐全，大小符合要求	10分	(1)办公室、卫生保健室、资料室、档案室、会议室、教职工卫生间等辅助用房齐全(农村幼儿园可合用)(6分，缺1室扣1分) (2)各室面积达到《山东省幼儿园基本办园条件标准(试行)》要求(4分)		

续表

一级指标	二级指标	评估要点	分值	评分细则	得分	
					自评	复评
A1 办园条件 210 分	B2 园舍建筑 60 分	C9 幼儿园厨房设计、建设科学，符合安全、卫生等有关标准，面积与办园规模、幼儿人数相适宜	10 分	(1)厨房面积达到以下标准:5 个班及以下 50 m^2,6 个班 60 m^2,9 个班 80 m^2,12 个班 100 m^2(6 分,每低 5 m^2 扣 1 分,扣完为止;城镇幼儿园无厨房的不得申报) (2)厨房设有主副食加工间、配餐间、烹饪间、消毒间、更衣间、主副食仓库等,符合青岛市幼儿园食堂设置标准;厨房卫生、整洁(4 分,1 处不达标扣 0.5 分;城镇幼儿园无伙房,不提供就餐服务不得申报)		
	B3 设施与设备 100 分	C10 幼儿生活及教育设施配备齐全，规格符合要求，满足幼儿生活和学习需要	20 分	(1)幼儿桌、椅、床(位)配置齐全,高度与幼儿身高相适宜(6 分) (2)防寒防暑设备配备齐全,并安装必备防护设施;幼儿活动室和寝室不得设置火炉(4 分,1 项不达标该项不得分) (3)玩具橱、开放式书架、衣帽橱(架)齐全,高度适宜(6 分) (4)幼儿园应设置消毒间或配备专用消毒设备;各班配备饮水设备;保温桶存放位置合理且具备保护锁定装置;幼儿每人一杯(无毒、不易碎、耐高温),并有明显区分标记(4 分,1 项不达标扣 1 分)		
		C11 玩教具配备齐全，种类丰富，存放科学，符合幼儿年龄特点，能满足幼儿活动的需要	20 分	(1)按照《山东省幼儿园基本办园条件标准(试行)》配齐体育、建构、角色表演游戏、科学活动、音乐、美工、图书挂图卡片、电教、玩水玩沙和种植饲养工具等类型的玩教具(18 分,1 类不达标扣 2 分) (2)玩教具规格符合有关要求,符合幼儿年龄特点,存放便于幼儿取用(2 分)		

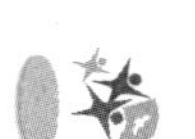

续表

一级指标	二级指标	评估要点	分值	评分细则	得分 自评	得分 复评
A1 办园条件 210 分	B3 设施与设备 100 分	C12 配备现代化办公设备，建有幼儿园网站	10 分	(1)幼儿园电脑、投影仪、打印机、复印机、摄像机、照相机、传真电话等现代化办公设备配备齐全，满足基本需要(4 分，缺少 1 项扣 1 分，扣完为止) (2)各班电脑、电视或电子白板、实物投影仪或多媒体交互投影设备等设备配备齐全(4 分，1 个班配备不齐扣 1 分，扣完为止) (3)幼儿园有网站；接入互联网(带宽 10 M 以上，农村幼儿园可酌减)(2 分)		
		C13 多功能室、科学发现室、图书阅览室(资料室)等专用活动室的设施设备符合要求	20 分	(1)多功能活动室应配备多媒体投影(计算机、投影仪、视频展台等)、音响、钢琴以及桌椅等设施设备(5 分，缺少 1 类设施设备扣 1 分，扣完为止) (2)科学发现室设施及玩教具配备符合《山东省幼儿园基本办园条件标准(试行)》要求(5 分，缺少 1 类玩教具扣 1 分) (3)幼儿图书应以儿童图画书(含绘本)为主，生均 10 册以上(农村幼儿园 5 册以上)；各班幼儿图书生均 5 册以上(不含复本)(6 分，1 项不达标扣 3 分) (4)教职工图书人均 20 册以上；教师专业用书 50 种以上(农村幼儿园不少于 30 种)；教育类期刊 6 种以上；图书总量 1000 册以上(4 分，1 项不达标扣 1 分)		
		C14 卫生保健室应配备简易外伤处理器械、常见应急药品、体检和卫生消毒设备	10 分	(1)卫生保健器械配备应符合《山东省幼儿园基本办园条件标准(试行)》有关要求(8 分，配备不齐不得分) (2)医用酒精、碘伏、药棉、纱布等应急药品配备齐全(2 分，配备不齐不得分)		

续表

一级指标	二级指标	评估要点	分值	评分细则	得分	
					自评	复评
A1 办园条件 210 分	B3 设施与设备 100 分	C15 厨房应配备食品加工、烹饪、消毒及防蝇、防鼠、防尘、防腐等设施设备	10 分	(1)蒸饭车、和面机、烤箱、消毒柜、冰柜和食品留样专用冰箱等设备齐全,存放位置合理(6 分,少 1 种扣 1 分) (2)厨房内防蝇、防鼠、防尘、防腐、消毒等设备配备符合《学校食堂与学生集体用餐卫生管理规定》(教育部、卫生部令第 14 号)要求(4 分)		
		C16 幼儿园按规定配齐消防、安保防卫器械	10 分	(1)按规定配备灭火器等消防器械;应急照明设施齐全有效;紧急通道畅通(5 分,1 项不达标扣 2 分,扣完为止) (2)按规定配备警棍、辣椒水、橡胶棍、钢叉和安全监控等安保器械(5 分,缺 1 种该项不得分)		
A2 幼儿园管理 240 分	B4 依法规范办园 50 分	C17 贯彻执行国家、省、市有关法律法规,办园方向明确、科学	10 分	(1)贯彻执行国家、省、市有关法律法规(5 分) (2)办园方向明确,贯彻相关规定,科学开展保育教育活动(5 分)		
		C18 管理科学,办园行为规范	10 分	不得举办兴趣班、特色班、实验班等;不得组织幼儿参加各类商业性活动(10 分,违反上述规定不得申报)		
		C19 依法依规收费,收费行为规范	10 分	按国家、省、市规定的收费项目和标准收费,实行收费公示,主动接受家长和社会的监督。严禁以各种名义向家长推销幼儿教材和教辅材料。不得要求家长统一购买各种幼儿教材、读物和教辅材料(10 分,违反上述规定不得申报)		
		C20 重视幼儿园文化建设,成效显著	10 分	全面开展优良园风、教风、学风建设,营造民主、和谐、进取的人际关系。办园特色突出,教育成果显著,形成了良好的幼儿园文化(10 分)		
		C21 积极参加示范性、研究性活动,能发挥示范辐射作用	10 分	(1)积极参加帮扶活动,承接市、区(市)组织的开放观摩等活动(6 分) (2)各项活动计划明确,措施有效,记录详实(4 分)		

续表

一级指标	二级指标	评估要点	分值	评分细则	得分	
					自评	复评
A2 幼儿园管理 240 分	B5 计划与实施 20 分	C22 科学制订发展规划和各项工作计划，并抓好贯彻落实	20 分	(1)幼儿园定期编制三年发展规划，规划目标明确、重点突出、切实可行；措施到位，定期进行总结，目标达成率高(8 分) (2)年度、学期计划及各部门计划能落实有关部门要求(6 分) (3)各部门工作有计划、有落实、有检查、有总结(6 分)		
	B6 管理机制 30 分	C23 幼儿园领导班子结构合理，组织健全，分工明确，管理富有成效	10 分	(1)实行园长负责制、岗位责任制、教师聘任制、绩效工资制，能充分调动教职工工作积极性(4 分) (2)有健全的管理组织，岗位责任明确；考核机制健全，对各岗位职责的完成情况有切实的考核措施(6 分，每项 3 分)		
		C24 各项管理机制健全、科学，能落实到位	10 分	(1)建立科学的考核、奖惩、师德、培训、教科研、卫生保健、财务管理、安全管理、后勤管理、家长工作等制度(5 分，少 1 种扣 0.5 分) (2)各项制度能落实到位，定期检查落实情况(3 分) (3)建立园本管理手册，并定期完善(2 分)		
		C25 实行园务公开，按照以人为本理念实施民主化管理	10 分	(1)定期召开园务委员会、教职工大会，研究决定幼儿园重大事项(5 分) (2)充分发挥党、团、工会组织在管理中的作用，定期听取教职工建议(5 分)		

续表

一级指标	二级指标	评估要点	分值	评分细则	得分	
					自评	复评
A2 幼儿园管理 240分	B7 队伍建设 40分	C26 按照《山东省公办幼儿园编制标准》配足配齐幼儿园教职工	10分	(1)园长、副园长配备标准：5个班及以下配园长1名；6～9个班配园长1名，副园长1～2名；9个班以上配园长1名、副园长2名(2分，配备不齐不得分) (2)城镇幼儿园每班配备3名教师或2名教师1名保育员；农村幼儿园每班至少配备2名幼儿教师(4分，配备不齐不得分) (3)应配专职医务人员1名，幼儿总数超过150名酌情增加；配专职会计1名，出纳根据幼儿园规模设专职或兼职1名(2分，配备不齐不得分) (4)实行三餐两点的幼儿园按1∶50(炊事人员与儿童配备比)标准配备炊事人员，其他幼儿园按1∶80标准配备(2分，配备不齐不得分)		
		C27 落实教职工资格准入制度，各类工作人员应持相应任职资格证书上岗	10分	(1)园长应具有专科及以上学历，取得教师资格证、青岛市园长资格证和园长岗位培训证书(2分，1项不达标不得分) (2)专任教师应具有专科及以上学历，取得教师资格证(4分，1人不达标扣1分) (3)保育员经过岗前培训后方可上岗，保育员持培训上岗证人数比例不低于80%，农村幼儿园不低于60%(1分，降低20%比例不得分) (4)医务、财务人员应具有专科及以上学历，取得职业资格和岗位培训证书(2分，1人不达标扣1分) (5)炊事员应经过专业培训，并取得任职资格证书(1分，1人不达标此项不得分)		

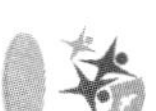

续表

一级指标	二级指标	评估要点	分值	评分细则	得分	
					自评	复评
A2 幼儿园管理 240 分	B7 队伍建设 40 分	C28 高度重视师德建设，教职工队伍师德素养高	10 分	(1)教职工热爱学前教育事业，遵守职业道德规范，履行工作职责(5 分) (2)教职工关爱幼儿、为人师表，做幼儿健康成长的启蒙者和引路人(5 分) (存在体罚、变相体罚、故意伤害幼儿等违背职业道德问题的不得申报)		
		C29 教师专业成长机制健全，各项培养培训活动具有针对性和实效性，教师队伍具有较高职业素养	10 分	(1)加强教师梯队建设，制定队伍和个人发展规划，提高教师专业素质(3 分) (2)培训制度健全，培训活动有计划、有措施、有记录、有成效(3 分) (3)区(市)级以上教学能手或骨干教师比例达到 50%(4 分，每降低 10%扣 1 分)		
	B8 后勤管理 50 分	C30 依法筹措办园经费，经费使用规范	10 分	幼儿园办园经费来源稳定，收支平衡；建立预决算制度，科学规范使用办园经费(10 分，办园经费无保障、使用存在违规违纪问题不得申报)		
		C31 严格贯彻落实各项财务管理制度，财务管理工作规范	20 分	(1)幼儿园财务独立，单独设账，独立核算(5 分，财务不独立不得分) (2)依法保障教职工待遇和幼儿园办公经费，非公办幼儿教师月平均工资达到本市上一年度在岗职工工资水平，各项支出合理规范(10 分，经费支出不规范扣 5 分，非公办幼儿教师工资不达标扣 5 分) (3)幼儿伙食费专款专用，与成人伙食严格分开(水、电、气、伙房人员工资不占用幼儿伙食费)，每月盈亏不超过 2%；幼儿伙食账目每月向家长公布(5 分，存在幼儿伙食账目不公开、侵占幼儿伙食费的不得申报)		

续表

一级指标	二级指标	评估要点	分值	评分细则	得分	
					自评	复评
A2 幼儿园管理 240 分	B8 后勤管理 50 分	C32 实行财产保管责任制，严格园产管理	10 分	根据有关规定建立物资管理制度，固定资产帐薄规范，帐物相符(10 分)		
		C33 各类档案齐全，管理规范	10 分	(1)行政管理、业务管理、卫生保健管理、财务管理、家长工作、安全等档案分类科学、齐全(5 分，缺 1 种扣 1 分，扣完为止) (2)档案内容详实，体现时效性、过程性(3 分) (3)档案专人管理，分类存放，便于查询(2 分，无专人管理得分减半)		
	B9 安全管理 50 分	C34 根据国家、省、市有关规定，制定各项安全管理和检查制度，做到科学务实、重点突出、操作性强	10 分	(1)执行《中小学幼儿园安全管理办法》等有关规定(4 分) (2)健全安全工作制度及相关应急预案，出现重大事故及时上报并妥善处置(4 分) (3)积极与当地公安机关、社区、家长联防，确保师生安全(2 分)		
		C35 成立安全工作领导小组，配备专职安全保卫人员，构建安全防护网络体系，安全工作责任到岗、到人	10 分	(1)安全管理实行园长负责制；做到有计划、有检查、有记录、有总结(4 分) (2)按照有关规定配齐专职安全保卫人员(3 分，未配备或配备不齐不得申报) (3)分工明确，层层签订安全目标责任书。建立首遇责任制、责任追究制(3 分)		

续表

一级指标	二级指标	评估要点	分值	评分细则	得分	
					自评	复评
A2 幼儿园管理 240分	B9 安全管理 50分	C36 安全管理措施到位,幼儿活动场地、玩教具、户外活动器械等设施设备质量达标,无安全隐患	10分	(1)幼儿园所有设施设备必须无毒、无害、无安全隐患(4分) (2)定期对房舍、设施设备、场地进行检查维护;管理人员定期检查,发现问题及时妥善处理,消除安全隐患;各类检查记录齐全(6分,每项2分)		
		C37 科学开展幼儿安全教育活动,定期开展安全演练活动,加强教职工安全教育培训工作	15分	(1)每学期开展2次以上富有实效的安全演练活动(5分) (2)将安全教育纳入课程管理,培养幼儿的自我保护意识和能力(5分) (3)定期对教职工进行安全教育培训;教职工具备对常见突发事故(如烫伤、惊厥、异物入体、摔伤、鼻出血、脱臼等)的应对能力,掌握防震、防火、防暴、防溺水、防触电的相关知识和方法(5分)		
		C38 使用校车接送幼儿的幼儿园,严格执行校车安全管理有关规定	5分	幼儿园使用校车集中接送幼儿的,应当使用按照专用校车国家标准设计和制造的幼儿专用校车,并登记接送情况(5分,不符合该项要求不得申报)		

续表

一级指标	二级指标	评估要点	分值	评分细则	得分	
					自评	复评
A3 教育教学 240分	B10 教育理念 30分	C39 贯彻落实国家、省、市有关规定，科学开展保育教育活动	10分	贯彻落实《幼儿园工作规程》《幼儿园教育指导纲要》《3～6岁儿童学习与发展指南》《青岛市幼儿园素质教育指导纲要》和《青岛市幼儿园教育教学工作指导意见(试行)》，遵循学前教育规律和幼儿身心发展规律，促进幼儿健康和谐发展(10分)		
		C40 尊重幼儿的人格和权利，坚持正面教育，关注个别差异，促进幼儿富有个性的发展	10分	(1)教育过程中面向全体，注重个体差异，进行全面教育(3分) (2)在教育环境和活动中体现幼儿的主体性(4分) (3)针对幼儿的个体差异，选择适宜的活动内容和组织策略(3分)		
		C41 树立正确的儿童观、教育观，全面实施素质教育，无小学化倾向	10分	严禁提前教授小学阶段的文化课内容，或者以各种名义进行小学阶段文化课的提前学习和强化训练活动；不得给幼儿布置家庭作业；不得组织考试(违反该规定不得申报)		

续表

一级指标	二级指标	评估要点	分值	评分细则	得分	
					自评	复评
A3 教育教学 240分	B11 教育环境 30分	C42 建立和谐民主的师幼关系，为幼儿营造安全、宽松、积极、和谐的精神环境	10分	(1)教师能理解、接纳每个孩子，善于倾听幼儿的想法(5分) (2)班级氛围和谐，教师与幼儿、幼儿与幼儿之间积极交流多(5分)		
		C43 创设童趣、游戏化的教育环境，突出年龄特点，满足当前幼儿发展的需要，利于开展丰富多样的教育和游戏活动	10分	(1)班级环境整洁，布局科学合理(3分) (2)环境突出幼儿年龄特点，呈现当前活动主题，体现幼儿发展情况(3分) (3)活动区域能充分调整好动静的间隔，突出区域游戏的丰富性，有助于引发和满足幼儿的游戏需求；每个班的活动区不少于6个(4分)		
		C44 活动材料安全卫生，体现目标性、丰富性、层次性、支持性	10分	(1)材料随课程主题更换，种类丰富，数量充足，安全卫生(3分) (2)玩具、材料符合本班幼儿发展水平，具有操作性、一物多玩性(4分) (3)注重挖掘自然和生活材料的价值，充分利用废旧物品、自然材料(3分)		

续表

一级指标	二级指标	评估要点	分值	评分细则	得分	
					自评	复评
A3 教育教学 240 分	B12 园本课程及实施 60 分	C45 使用经山东省教材审定委员会审查通过的教师指导用书，落实《青岛市幼儿园教育教学工作指导意见》，无课程超载现象	10 分	(1)根据《幼儿园教育指导纲要》和《青岛市幼儿园教育教学工作指导意见》的内容与要求开设课程，保证幼儿充足的自主游戏时间，并按周课时数要求开展集体教育活动(5 分) (2)以地方课程为指导，建立体系科学完整、易于教师实施的园本课程(5 分) (存在要求家长统一购买各种幼儿教材、读物、教辅材料等问题的不得申报)		
		C46 建立科学、民主、多元的课程管理和评价体系，对课程实施动态管理	10 分	(1)课程管理与评价制度健全，措施具体切实可行，并有效落实(2 分) (2)每学年对课程进行调整；课程调整过程记录详实(3 分) (3)课程实施所需教育教学设备和图书音像齐全，建立课程资源库(2 分) (4)园本课程的评价体系及评估标准细则完善，评估检查记录齐全(3 分)		
		C47 认真贯彻《青岛市幼儿园班级幼儿一日活动质量评价指导意见》，一日活动组织科学合理，体现愉快、充实、自主、有序的基本原则	30 分	(1)幼儿一日活动作息安排科学合理，并落实到位(10 分) (2)各班依据园本课程制订具体可行的班级周计划及活动计划(5 分) (3)园长要及时审阅课程实施计划，指导课程实施(5 分) (4)幼儿园以游戏为基本活动，保障幼儿充足的游戏活动时间(10 分)		
		C48 课程富有园本特色，内容丰富，符合幼儿发展需求	10 分	幼儿园在课程开发、教育活动开展、园本教研、教师专业发展以及幼儿全面发展等方面具有突出特色(10 分)		

续表

一级指标	二级指标	评估要点	分值	评分细则	得分 自评	得分 复评
A3 教育教学 240 分	B13 园本教研 40 分	C49 园长及教师教研意识强，主动地参加教研活动，研究富有成效	10 分	(1)园长参加教研活动每月不低于 1 次(2 分) (2)教研活动中能充分发挥教师主体性和参与性，注重实效性(5 分) (3)近 3 年在市级以上报刊、杂志或评选中发表、获奖的文章不少于 3 篇(3 分，少 1 篇扣 1 分)		
		C50 有适合本园的教研组织和教研制度	10 分	(1)教研组织网络健全；根据级部、领域、课题等构建教研组(5 分) (2)完善教研制度，积极开展园本教研交流、成果展示、奖励等活动(5 分)		
		C51 园本教研计划切实可行，教研内容符合园本实际，组织形式灵活多样，实效性强	10 分	(1)教研计划目标明确、符合实际，措施具体(2 分) (2)教研活动(含集体备课)每月不少于 2 次(4 分，少 1 次扣 0.5 分) (3)研究形式灵活多样，研究内容有价值，能够解决教育实践中的问题(4 分)		
		C52 根据市、区(市)教研重点及本园实际开展教研活动，逐渐形成园本教研特色	10 分	(1)根据幼儿园实际、课程特色开展园本研究。研究资料丰富，内容详实(5 分) (2)在区域范围内具有可借鉴性和推广价值的研究经验，每学年至少有 1 次面向全区(市)的开放活动(5 分)		

续表

一级指标	二级指标	评估要点	分值	评分细则	得分	
					自评	复评
A3 教育教学 240 分	B14 课题研究 20 分	C53 园长科研意识强，教师人人参与课题研究	5 分	(1)园长定期对教师进行课题培训，组织开展课题经验交流活动(2 分) (2)教师结合自己的实际工作开展课题研究，并与日常教研紧密结合(3 分)		
		C54 按时结题，研究成果有创新性与实效性	5 分	(1)能按时完成立项课题研究任务，做好课题过程管理及结题工作(3 分) (2)每学年有 1～2 篇课题研究相关论文、案例发表或获奖(2 分，不符合要求此项不得分)		
		C55 课题研究符合本园实际。有区(市)级以上立项课题	10 分	(1)课题研究方案目标明确，方法科学，可操作性强(3 分) (2)有符合幼儿园管理实际的课题管理制度，课题组成员分工明确、合理(4 分) (3)课题研究保障措施到位(3 分)		
	B15 幼儿素质发展 60 分	C56 幼儿身体发育各项指标达正常标准，具有健康的体态；愿意参加体育游戏活动，具有一定的平衡能力，动作协调；平均出勤率高	15 分	(1)95%以上幼儿身体发育达标(5 分，不足 95%扣 3 分，低于 90%不得分) (2)走、跑、跳、投掷、平衡、钻爬等基本动作协调灵活，喜欢利用器械、玩具进行锻炼(5 分) (3)全园幼儿年平均出勤率不低于 80%(5 分，每低 5%扣1 分)		

续表

一级指标	二级指标	评估要点	分值	评分细则	得分	
					自评	复评
A3 教育教学 240分	B15 幼儿素质发展 60分	C57 幼儿心理健康、情绪稳定、活泼开朗、大胆自信，具有一定的适应能力；喜欢交往，能与同伴友好相处，关心他人	15分	(1)喜欢老师，接纳和亲近同伴，喜欢结交新朋友，喜欢参加群体活动(5分) (2)幼儿日常生活中情绪稳定、愉悦，在成人引导下能恰当表达情绪(5分) (3)能逐步适应自然环境和人际环境中发生的变化(5分)		
		C58 有良好的生活习惯、行为习惯、学习习惯及规则意识。有基本的生活自理能力，具备自我保护的意识和能力	15分	(1)有良好的生活习惯、行为习惯和学习习惯，能遵守基本规则(7分) (2)具备基本的生活自理能力，能做好力所能及的事情；中大班幼儿能主动参与值日生工作(5分) (3)具备自我保护的意识和能力，知道简单的安全求助方式(3分)		
		C59 有好奇心和求知欲，能用喜欢的方式表现、表达，想象力、创造力、表现力等得到充分发挥，语言表达能力逐步提高	15分	(1)对周围的事物和现象感兴趣，喜欢动手动脑，探究问题。感知数、量及数量关系，感知形状与空间关系(5分) (2)能用自己喜欢的方式进行艺术表现活动，想象力丰富(5分) (3)讲话礼貌，注意倾听，乐于表达自己的想法，喜欢听故事、看图书(5分)		
A4 幼儿园与家庭社区教育 120分	B16 指导思想 10分	C60 重视并积极做好幼儿园与家庭、社区共育工作，明确目的、任务，形成本园特色	10分	(1)重视并积极做好幼儿园与家庭、社区共育工作(5分) (2)工作有计划、有措施、有总结、有记录(5分)		

续表

一级指标	二级指标	评估要点	分值	评分细则	得分	
					自评	复评
A4 幼儿园与家庭社区教育 120 分	B17 管理 30 分	C61 建立健全幼儿园与家庭、社区共育工作制度,并严格执行	10 分	(1)建立幼儿园与家庭、社区共育工作制度,明确工作目标、内容和要求(5 分) (2)幼儿园应主动与家庭、社区取得联系,充分利用各种资源,通过多种形式开展家园共育工作,共同促进幼儿全面发展(5 分)		
		C62 成立家长委员会,引导家长参与幼儿园管理	5 分	(1)家长委员会由家长代表组成;各班可设立家长小组或班级家长委员会(2 分) (2)幼儿园每学期组织召开家长委员会会议不少于 2 次(3 分,少 1 次扣 1 分)		
		C63 园长应加强对班级家庭、社区共育工作的指导,并定期组织考核	5 分	园长应采取多种形式指导教师开展家庭、社区共育工作,并对其工作情况进行检查考核,纳入教师绩效考核(5 分)		
		C64 幼儿园服务意识强,有具体措施	5 分	正确认识幼儿园教育的双重任务,树立为家长、社会服务的意识,并制定具体措施(5 分)		
		C65 采取多种形式做好新入园幼儿家长工作	5 分	能采取多种方式,让家长了解幼儿园的教育目的、任务、方法,积极有效地配合幼儿园工作,使幼儿较快地适应幼儿园生活(5 分)		
	B18 教师指导与家长参与 30 分	C66 以幼儿发展为本,开展家庭教育指导工作	5 分	结合本园实际,开展形式多样、富有成效的家庭教育指导工作(5 分)		
		C67 建立家长学校,指导其科学进行家庭教育	5 分	家长学校应系统地向家长传授科学育儿知识;根据家庭教育、幼儿发展存在的问题开展培训或举办讲座;解答家长在家庭教育中遇到的问题(5 分)		

续表

一级指标	二级指标	评估要点	分值	评分细则	得分	
					自评	复评
A4 幼儿园与家庭社区教育 120分	B18 教师指导与家长参与 30分	C68 及时与家长联系，对幼儿进行个别化教育	5分	密切与家长的联系，结合幼儿特点，有针对性地做好教育工作(5分)		
		C69 幼儿园应定期征求家长意见，改进工作	5分	幼儿园应采取多种方式征集家长意见，并接受合理化建议(5分)		
		C70 引导家长参与幼儿园保育教育活动和教育质量评估	10分	(1)引导家长参与教育计划制订、课程实施、教育活动及半日活动开放等(5分) (2)引导家长参与幼儿园的教育质量评估，改进保育教育工作(5分)		
	B19 社区教育 20分	C71 与社区建立联系，争取社会支持，完善幼儿园各项工作	10分	有目的、有计划地加强与社区的合作联系，积极争取社区的支持，参与社区有益的文化教育活动(10分)		
		C72 充分利用社区文化、教育及环境资源	10分	挖掘社区中丰富的教育资源，与社区内的小学建立固定关系，做好与小学的衔接工作。将社区环境、文化、教育资源纳入园本课程方案中(10分)		
	B20 0～3岁婴幼儿早期教育指导 30分	C73 开展公益性0～3岁婴幼儿早期教育工作，指导社区家庭科学育儿	10分	加强0～3岁婴幼儿早期教育工作的研究，制订切实可行的早期教育指导方案或计划，每学期至少组织2次公益性社区家庭早期教育指导活动(10分)		
		C74 加强0～3岁婴幼儿看护人员的培训	10分	制订切实可行的培训计划，利用多种形式开展0～3岁婴幼儿看护人员培训，使其掌握婴幼儿年龄与身心发育特点、教养方法(10分)		
		C75 有条件的幼儿园可依法设置0～3岁婴幼儿早期教育指导机构	10分	有条件的幼儿园可根据有关规定设置0～3岁婴幼儿早期教育指导机构；早期教育指导机构管理规范，社区内0～3岁婴幼儿家长受教育率高(10分)		

续表

一级指标	二级指标	评估要点	分值	评分细则	得分	
					自评	复评
A5 卫生保健 190分	B21 制度建设 20分	C76 贯彻落实《幼儿园工作规程》《托儿所、幼儿园卫生保健管理办法》和《托儿所、幼儿园卫生保健工作规范》等有关规定，各项卫生保健制度健全，执行严格，并有详细记录	20分	(1)健康检查、卫生消毒、儿童膳食、伤害预防、健康教育、常见病(传染病)预防与管理、晨(午)检、全日观察、病儿隔离、家园联系、特殊幼儿管理等卫生保健工作制度健全可行，执行情况有详细记录(10分，缺1项制度扣1分，记录不详细扣1～3分) (2)各部门责任明确，各项卫生保健工作流程科学规范，有计划、有检查、有记录(7分，分工不明确，计划、检查、记录不具体的各扣1分) (3)建立伙委会，每学期至少召开2次会议，并做好记录(3分，少1次扣1分)		
	B22 健康检查 40分	C77 新入园幼儿必须在指定医疗卫生机构按要求体检，持体检合格表、预防接种证及儿童保健手册入园。幼儿离园2个月以上的，重新体检后方可入园	10分	全体幼儿入园健康检查合格表、儿童保健手册及预防接种记录等符合要求[10分，1名幼儿不符合要求扣0.5分，幼儿离园(请假、病休、退园、外出)2个月以上未查体入园的扣1分]		
		C78 在园幼儿每年体检一次，每半年测身高、视力一次，每季度测体重一次，并进行评价，发现疾病及时处理	20分	(1)年查体率达到98%(5分，每下降1%扣0.5分)；半年及季度测量评价率达到100%(3分，每下降1%扣0.5分)；抽查10名幼儿健康档案，记录规范(2分，1名不合格扣0.2分) (2)对查体发现的疾病缺点进行矫治或随访，疾病缺点矫治管理率要达100%。按有关规定保护幼儿疾病隐私(4分，每下降1%扣0.5分) (3)幼儿身高年增长合格率不低于90%(3分，每下降1%扣0.5分)；体重增长合格率不低于70%(3分，每下降1%扣0.5分)		
		C79 教职工每年按要求到指定医疗机构体检1次，工作人员持健康证明上岗	10分	在职教职工每年按要求到指定医疗机构进行体检。新录用教职工经查体合格后方可上岗(10分，1人不符合要求扣1分)		

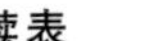

续表

一级指标	二级指标	评估要点	分值	评分细则	得分 自评	得分 复评
A5 卫生保健 190 分	B23 疾病预防 70 分	C80 每日晨(午)检、全日观察,发现问题及时处理	10 分	(1)晨(午)检、全日观察、缺课追踪等记录详实(6 分,1 项不规范扣 1 分,无记录此项不得分) (2)严格幼儿自带药品管理,服药记录规范、详实(4 分,记录不规范不得分)		
		C81 有科学可行的消毒常规制度,各种物品按要求消毒,环境卫生清洁	15 分	(1)幼儿园环境、玩教具、餐具等清洁、消毒制度切实可行,责任到人,有评估监测机制,消毒记录规范可信(10 分,1 处不符合要求扣 1 分,无记录不得分) (2)有关人员熟知各项清洁、消毒制度,操作方法正确,并落实到位;已清洁、消毒物品存放科学合理(5 分,1 处不符合要求扣 0.5 分)		
		C82 保持室内空气新鲜流通,光线充足,按规定每天用紫外线灯消毒	10 分	建立寝室、活动室定时通风、消毒制度,有关人员熟知并执行,做好记录(10 分,制度、记录缺失一项扣 1 分)		
		C83 教职工和幼儿个人卫生符合要求	10 分	(1)幼儿一人两巾一杯,按时消毒,每天早上用干毛巾,毛巾有标志,摆放间隔位置合理;被褥专人专用,有标记,定期洗晒(4 分,1 处不合格扣 0.5 分) (2)幼儿养成饭前便后洗手的习惯,洗手方法正确。幼儿指甲、趾甲及时修剪(4 分,1 名幼儿不合格扣 0.5 分) (3)教职工个人卫生符合要求。给幼儿分餐前应洗手,穿戴工作服、工作帽和口罩(2 分,不合格此项不得分)		

续表

一级指标	二级指标	评估要点	分值	评分细则	得分	
					自评	复评
A5 卫生保健 190 分	B23 疾病预防 70 分	C84 定期对幼儿进行生活常规和心理、生理卫生常规教育，培养良好的生活卫生习惯	20 分	(1)幼儿养成餐点后均漱口、擦嘴的习惯(5 分，1 人不合格扣 1 分) (2)不限制幼儿便溺次数，幼儿便后会正确擦拭(5 分，1 人不合格扣 1 分) (3)每天组织幼儿 3～4 次集体喝水，并做到随渴随喝，天热加量(10 分)		
		C85 医务人员定期对保教人员、炊事人员进行卫生保健知识培训，并进行健康教育宣传	5 分	(1)医务人员每月对保育教育、炊事人员进行至少 1 次卫生保健知识培训(3 分) (2)每月通过宣传栏等途径进行健康教育宣传(2 分)		
	B24 膳食管理 50 分	C86 厨房严格执行《食品安全法》和《学校食堂与学生集体用餐卫生管理规定》等有关规定，管理严格规范	20 分	(1)厨房工作人员熟知《食品安全法》《学校食堂与学生集体用餐管理规定》等有关规定，并严格执行(5 分) (2)食品采购、存放管理制度健全，有严格的索证制度，出入库管理、食品存放、月盘点记录科学规范(5 分) (3)严格执行食品留样及生、熟食品分开存放制度，无过期食品(5 分) (4)伙房工作人员工作期间穿工作服，配戴工作帽和口罩(5 分)		

续表

一级指标	二级指标	评估要点	分值	评分细则	得分	
					自评	复评
A5 卫生保健 190分	B24 膳食管理 50分	C87 幼儿园实行两餐两点（农村幼儿园一餐两点）。带量食谱科学合理，并严格执行。每周更换食谱并进行营养评价，食谱达一级膳食标准	30分	(1)实行两餐两点制(农村幼儿园一餐两点)(6分，少一餐扣2分，少一点扣1分) (2)每周绿色蔬菜占蔬菜总量40%以上，一次海产品，两次豆制品；奶、肉、蛋、谷类、蔬果合理搭配(4分) (3)严格按人按量配餐，正餐荤素搭配、干湿搭配，至少一荤一素一汤，主食花样丰富；不吃隔夜剩饭、剩菜，幼儿两餐间隔时间不少于3.5小时(10分) (4)每周进行膳食调整，每季度进行膳食调查。营养评价资料须与食堂原始资料相符(10分，评价方法不规范扣2～3分，膳食等级一次不达标扣1分，不进行膳食评价或评价后无改进、评价与食堂资料不符该项不得分) (不使用带量食谱C87不得分)		
	B25 实验科研 10分	C88 积极参与卫生保健课题研究，并依据科研结果制定干预措施，提高幼儿健康水平	10分	(1)积极参与区(市)级以上卫生保健科研立项课题研究(5分，不参与不得分) (2)研究富有成效，并形成一定成果(5分，近3年国家级论文每篇3分，省级2分，市级1分，累计加分不超过5分)		

附件 1

青岛市示范幼儿园认定申报表

<table>
<tr><td rowspan="5" colspan="2">基本情况</td><td>幼儿园名称</td><td colspan="3"></td><td>园长姓名</td><td colspan="2"></td><td>建成年月</td><td colspan="2"></td></tr>
<tr><td>所在区(市)</td><td colspan="3"></td><td>电话</td><td colspan="2"></td><td>邮编</td><td colspan="2"></td></tr>
<tr><td>机构驻地</td><td colspan="3">主城区/镇区/农村</td><td>通讯地址</td><td colspan="5"></td></tr>
<tr><td>主办单位</td><td colspan="3"></td><td colspan="2">主办单位负责人姓名</td><td colspan="4"></td></tr>
<tr><td>独立法人事业单位</td><td colspan="3">是/否</td><td colspan="2">是否为镇(街道)中心园</td><td colspan="4">是/否</td></tr>
<tr><td rowspan="5" colspan="2">办园条件</td><td>独立建筑群体</td><td colspan="3">是/否</td><td>三室(二室)配套</td><td colspan="2">是/否</td><td colspan="2">餐点情况</td><td></td></tr>
<tr><td>占地面积(m^2)</td><td colspan="2"></td><td colspan="2">建筑面积(m^2)</td><td></td><td colspan="3">户外活动场地(m^2)</td><td></td></tr>
<tr><td colspan="2">钢琴(架)</td><td></td><td>电视机(台)</td><td></td><td>录放机(台)</td><td></td><td colspan="2">计算机(台)</td><td></td></tr>
<tr><td colspan="2">大中型体育器械(件)</td><td></td><td>幼儿图书(册)</td><td></td><td>教师专业用书(种)</td><td></td><td colspan="2">专业杂志(种)</td><td></td></tr>
<tr><td colspan="2">多功能活动室(m^2)</td><td></td><td colspan="2">科学发现室(m^2)</td><td></td><td colspan="2">图书阅览室(m^2)</td><td colspan="2"></td></tr>
<tr><td colspan="2">规模</td><td>总计(班)</td><td></td><td>托班</td><td></td><td>小班</td><td></td><td>中班</td><td></td><td>大班</td><td></td></tr>
<tr><td colspan="2">在园幼儿数</td><td>总计(人)</td><td></td><td>托班</td><td></td><td>小班</td><td></td><td>中班</td><td></td><td>大班</td><td></td></tr>
<tr><td rowspan="4">教职员工情况</td><td rowspan="2">人数</td><td rowspan="2">总计</td><td rowspan="2"></td><td>园长</td><td></td><td>副园长</td><td></td><td>专任教师</td><td></td><td>保育员</td><td></td></tr>
<tr><td>会计</td><td></td><td>医务人员</td><td></td><td>安保人员</td><td></td><td>其他</td><td></td></tr>
<tr><td>持证上岗率</td><td>总计(%)</td><td></td><td>园长</td><td></td><td>副园长</td><td></td><td>专任教师</td><td colspan="3"></td></tr>
<tr><td>专科及以上学历比例</td><td>总计(%)</td><td></td><td>园长</td><td></td><td>副园长</td><td></td><td>专任教师</td><td colspan="3"></td></tr>
</table>

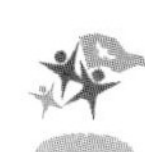

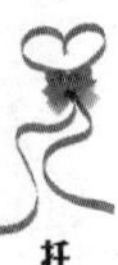

续表

<table>
<tr><td rowspan="2">教研实验科研项目</td><td rowspan="2">总计（个）</td><td rowspan="2"></td><td rowspan="2">名 称</td><td colspan="4"></td></tr>
<tr><td colspan="4"></td></tr>
<tr><td rowspan="2">收费情况（人均）</td><td>保教费</td><td colspan="2"></td><td>住宿费</td><td></td><td>伙食费</td><td></td></tr>
<tr><td>校车接送费</td><td colspan="2"></td><td>意外伤害保险费</td><td></td><td>床上用品费</td><td></td></tr>
<tr><td>幼儿园自查情况</td><td colspan="7">自查报告(3000字以内)：</td></tr>
</table>

续表

<table>
<tr><td></td><td colspan="3">自查分数：A1：　A2：　A3：　A4：　A5：
总分：
（可续页）</td></tr>
<tr><td>主办单位意见</td><td>（公章）
年　月　日</td><td>区（市）教育行政部门意见</td><td>（公章）
年　月　日</td></tr>
</table>

注：此表一式两份，分表报市教育局、区（市）教育（体）局。

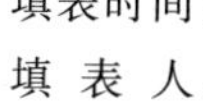

填表时间：

填 表 人：

附件 2

青岛市示范幼儿园认定排序表

区(市)：　　公章　　　　时间：

序号	幼儿园名称	主办单位	自评分	备注

填表时间：

填 表 人：